TRAITÉ

DE

THÉRAPEUTIQUE

ORTHOPÉDIQUE

PAR LE

Docteur C. DUCROQUET

CHARGÉ DU SERVICE D'ORTHOPÉDIE A LA POLYCLINIQUE H. DE ROTHSCHILD,
LICENCIÉ ÈS SCIENCES

PARIS

JULES ROUSSET, ÉDITEUR

1, RUE CASIMIR-DELAVIGNE ET RUE MONSIEUR-LE-PRINCE, 12

—

1907

TRAITÉ

DE THÉRAPEUTIQUE

ORTHOPÉDIQUE

DU MÊME AUTEUR :

Le traitement du mal de Pott. *Thèse de Paris*, 1898, 140 p. 8°.

Les appareils dans le traitement du mal de Pott au début (11 fig. &
3 pl.). *Paris*, 1903, 18 p. 8°.

Les appareils dans le traitement de la coxalgie au début (13 fig. &
3 pl.). *Paris*, 1903, 18 p. 8°.

Le traitement de la luxation congénitale de la hanche en un temps
(19 fig. & 2 pl.). *Paris*, 1903, 40 p. 8°.

Les diverses formes de la luxation congénitale de la hanche (35 fig. &
8 pl.). *Paris*, 1903, 70 p. 8°.

Orthopédie et thérapeutique orthopédique, *in* : « Traité d'hygiène et
de pathologie du nourrisson et des enfants du premier âge, publié
sous la direction du Dr H. de Rothschild (186 fig. & 2 pl.). *Paris*,
1904, 288 p. 8°.

TRAITÉ

DE

THÉRAPEUTIQUE

 ORTHOPÉDIQUE

PAR LE

Docteur C. DUCROQUET

CHARGÉ DU SERVICE D'ORTHOPÉDIE A LA POLYCLINIQUE H. DE ROTHSCHILD,
LICENCIÉ ÈS SCIENCES

PARIS

JULES ROUSSET, ÉDITEUR

1, RUE CASIMIR-DELAVIGNE ET RUE MONSIEUR-LE-PRINCE, 12

1907

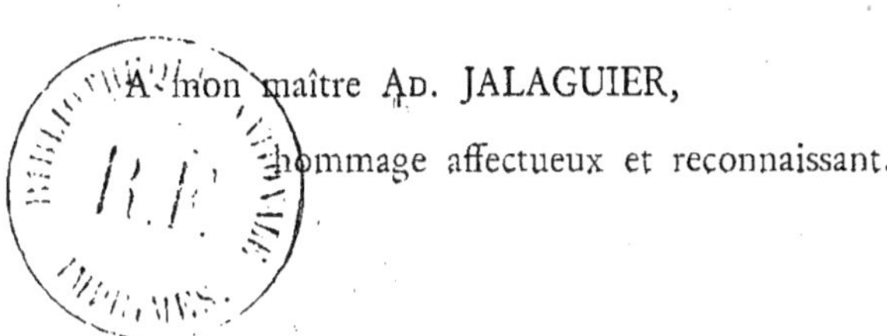

A mon maître Ad. JALAGUIER,

hommage affectueux et reconnaissant.

Ce travail est le fruit de notre pratique, tant à l'hôpital des Enfants-Assistés dans le service de notre maître, M. Jalaguier, à qui nous ne pourrons jamais assez témoigner notre gratitude, qu'à la Polyclinique de la rue Marcadet, où le docteur H. de Rothschild, grâce à sa science et à ses richesses, a su créer un merveilleux centre de travail.

Notre ami, le Dr Paul Meunier, nous a aidé à rédiger tout ce travail et a bien voulu se charger d'en faire la préface. Ce livre est donc son œuvre presque autant que la nôtre.

Les dessins contenus dans ce livre sont dus à MM. Lemaître et Martin et pour la plus grosse part à notre ami Maurice Denis dont le talent nous a été d'un précieux secours.

Enfin nos maîtres de Paris et tout particulièrement, MM. Jalaguier, Broca, Brun, Walther, Tuffier-Monod, L. Faure, Cuneo, Launay, etc., ne nous ont jamais ménagé leurs conseils et leurs encouragements.

C. DUCROQUET.

PRÉFACE

Par le Dr P. Meunier.

Ce livre n'est pas l'œuvre d'un compilateur réunissant en une vue d'ensemble des travaux épars, dus aux divers auteurs de la littérature médicale. Il est l'exposé des conceptions personnelles où une pratique déjà longue et une application constante ont conduit l'auteur dans le domaine de l'orthopédie.

On peut dire que, le premier, il asseoit l'orthopédie sur des bases scientifiques. Son innovation tient en un mot : il asservit les indications orthopédiques aux notions mécaniques et physiologiques. Dans une spécialité comme l'orthopédie, où le but est de lutter contre des déplacements ou des déviations, voici la première fois que strictement les procédés de la mécanique se trouvent appliqués aux notions physiologiques.

Il semble que ce soit là énoncer une vérité évidente : le rapport des notions mécaniques aux applications orthopédiques apparaît si naturel qu'il peut paraître étrange, au premier abord, que son établissement soit qualifié d'innovation. Ce n'est cependant que la stricte vérité.

L'orthopédie jusqu'à ces temps derniers était, on peut dire, la partie la plus informe de la science médicale. Alors que dans tous les domaines, des hommes de haute science et d'activité infatigable s'appliquaient à faire progresser l'art de guérir, l'orthopédie se contentait de marquer le pas sur les données acquises et combien mal acquises ! Le médecin ne daignait s'occuper d'orthopédie que pour rédiger une ordonnance. La conception des appareils, — leur exécution et leur adaptation étaient — et sont encore ! — abandonnées à des manœuvres ou à des industriels parfaitement ignorants de toute connaissance anatomique ou physiologique. Bref, l'orthopédie est abandonnée aux bandagistes. Ceux-ci s'inquiètent peu de savoir si leur œuvre répond réellement aux indications médicales, tandis que le médecin de son côté ne veut pas s'inquiéter de ce qui, selon lui, est l'affaire du bandagiste.

La cause de ce mépris du médecin pour les applications pratiques de l'orthopédie réside uniquement dans un curieux préjugé social. Le médecin, homme de profession libérale, rougirait de devenir cordonnier, corsetier ou mécanicien. Ses principes lui permettent pourtant de se faire marchand de soupe et un maître même ne croit pas déroger en se faisant chef de cuisine et en détaillant avec complaisance les menus de ses clients. Mais c'est parce qu'il veut bien considérer la cuisine comme une branche un peu spéciale de la chimie.

Or, il y a là une anomalie et une absurdité trop évidentes. Le dentiste qui veut faire de la prothèse ne se contente pas d'adresser son client à quelque manouvrier, tandis que le chirurgien qui veut remplacer un membre ou obtenir l'immobilisation rigoureuse d'un pottique, évite avec soin de tremper les mains dans la confection d'un tel appareil. A grand'peine se résigne-t-il à la pose de l'appareil plâtré.

Il est temps que l'on s'aperçoive que la mécanique est à l'orthopédie ce que la chimie est à la médecine générale.

Les bandagistes n'ont apporté aucun progrès dans les applications de l'orthopédie. Ils font encore aujourd'hui les appareils qu'ils faisaient il y a cinquante ans, et ils auraient continué sans autre inquiétude. On ne saurait leur en vouloir : ce sont des manœuvres qui n'ont aucune raison de s'intéresser à ce qu'ils font ; ils se contentent de travailler par tradition, par routine. C'est pourquoi la division du travail n'a amené ici que des résultats lamentables. Il suffit, pour s'en convaincre, de jeter les yeux sur un catalogue quelconque.

Ces spécialistes para-médicaux ne se préoccupent nullement d'applications rationnelles, ils bornent leur effort à entourer par à peu près les segments qu'on leur confie, s'en remettant à la constriction d'une sangle ou d'une courroie pour assurer le bon fonctionnement de l'appareil.

Ce ne sont pas là des paroles en l'air. Il suffit de jeter les yeux sur les appareils les plus courants pour être saisi de stupéfaction.

Voici l'appareil de *Stillmann* destiné à permettre les mouvements de rotation de la jambe. Vous pensez que l'auteur s'est ingénié à respecter les conditions physiologiques de rotation de la jambe? Quelle erreur ! Le centre physiologique de rotation de la circonférence approximative que représente la jambe se trouve à peu près au centre de cette circonférence. Mais il a trouvé beaucoup plus simple d'établir son axe de rotation à la circonférence même de l'appareil. C'est-à-dire que les mouvements de rotation eux-mêmes sont absolument impossibles.

Cette conception absurde des mouvements de rotation a d'ailleurs paru aux bandagistes tellement satisfaisante qu'ils se sont plu à la rééditer pour les diverses articulations.

Citons seulement le corset de Wolfermann pour les mouvements de rotation du torse, préconisé par la plupart des livres d'orthopédie français.

Les minerves de Bouvier, de Charrière, de Doutel, de Richard pour les mouvements de rotation du cou.

Et tant d'autres !...

Signalons encore l'appareil de Hessing pour les mouvements d'abduction de la cuisse : l'axe de rotation des mouvements de l'appareil se trouve éloigné de quelques centimètres de l'axe de rotation des mouvements du membre, et l'auteur espère néanmoins que le membre et l'appareil pourront se déplacer sans détruire leurs rapports !

Et que dire de l'appareil de Raspail que l'on impose encore à l'heure actuelle a tant de malheureux coxalgiques ? Cet appareil prend les deux jambes et remonte franchement jusqu'aux aisselles. Quel encombrement ! Du moins l'immobilisation de l'articulation malade est assurée dans des conditions irréprochables ? Pas du tout : l'articulation coxo-fémorale est absolument libre de se mouvoir ; on a restreint un peu l'amplitude de ses déplacements, on ne les a nullement empêchés.

Je crois inutile de poursuivre cette navrante revue. Les appareils actuels, destinés à tous les usages, ne sont propres à aucun ; faits pour aller à tout le monde, ils ne conviennent à personne. Ils représentent ce qu'ils sont, des tâtonnements approximatifs exécutés par des gens qui ignorent ce qu'ils font. Quelques essais se trouvent bons dans la quantité, comme la ceinture de Hessing, du reste inconnue en France; mais c'est un hasard, on peut dire exceptionnel.

La vérité est qu'on ne procède en orthopédie que par tâtonnements instinctifs. On marche au hasard, et il est bien rare que le hasard soit un guide recommandable.

Les gens de bonne volonté essaient de remédier à l'insuffisance de leurs appareils en en augmentant les dimensions. Ils se disent qu'en prenant le plus de choses possibles, ils auront plus de chances d'arriver au but.

Ce n'est donc pas un mince mérite, parmi ces tâtonnements confus, d'avoir apporté la lumière d'une science exacte. On trouvera dans ce livre les lois précises qui président à la contention des divers segments du corps humain. Ces lois ne sont nullement mystérieuses et grâce à elles, on pourra toujours obtenir l'immobilisation rigoureuse d'un point quelconque du squelette. Grâce à elles, on verra quelles conditions sont indispensables pour qu'un appareil satisfasse à des données déterminées. Grâce à elles, on pourra éliminer logiquement tout ce qui ne serait que superfétatoire et réduire l'appareil au strict minimum d'encombrement.

Ces lois de la contention établies sur des notions géométriques ne sauraient être susceptibles de variations. De nouveaux observateurs pourront découvrir de nouveaux corollaires, mais les lois acquises constituent une base inébranlable que rien ne saurait modifier. Et pour quiconque se sera donné la peine d'étudier ces lois, *il sera facile d'apprécier extemporairement les qualités et les défauts d'un appareil quelconque.*

Sur ces bases de science exacte on trouvera ici établis les principes des divers appareils utilisables en orthopédie.

Enfin, le praticien trouvera dans ce livre une explication complète de la technique personnelle de l'auteur pour l'application des appareils plâtrés. C'est là une innovation qui n'est nullement négligeable. Le Dr Ducroquet a imaginé sous le nom de *retournés* une série de manœuvres fort simples qui permettent à n'importe qui d'appliquer un appareil plâtré dans des conditions remarquables de simplicité, de solidité et d'élégance.

Et, il n'y a aucun doute que cette technique soit infiniment supérieure, à tous égards, à toutes celles pratiquées jusqu'à ce jour.

LIVRE PREMIER

ÉVOLUTION DES TUBERCULOSES OSSEUSES
PRINCIPES GÉNÉRAUX DES APPAREILS
TECHNIQUE GÉNÉRALE DE L'APPAREIL PLATRÉ.

CHAPITRE I

Évolution des tuberculoses articulaires.

I. — LES ÉTAPES DU TRAITEMENT DES TUBERCULOSES OSSEUSES

L'expérience a démontré que les lésions tuberculeuses des articulations ne demandent qu'à guérir si les deux segments qui constituent l'articulation malade sont rigoureusement immobilisés.

Une lésion articulaire ainsi traitée arrive à s'éteindre en un laps de temps variable : la première période de la maladie se trouve franchie.

Nous entrons dans la seconde période, les conditions d'immobilisation peuvent alors devenir moins absolues. Le malade pourra bénéficier d'un certain exercice à la condition toutefois que l'articulation malade ne soit sollicitée à aucun travail. L'articulation malade recommencera à travailler d'une façon discrète, on ne lui permettra encore aucun mouvement, mais elle reprendra peu à peu son rôle de transmission du poids du corps.

Enfin, dans une dernière période qui est le but et la conclusion de tout traitement, le membre récupère peu à peu sa fonction ; si l'articulation est ankylosée, on confectionnera des appareils de plus en plus insuffisants au point de vue de la contention ; si les mouvements articulaires peuvent être récupérés, ils le seront d'une façon très prudente, très progressive, et ce résultat sera atteint dans les meilleures conditions de sécurité, au moyen d'appareils à amplitude de mouvements progressivement réglable et dosable : c'est ce que nous avons appelé la période fonctionnelle.

Cliniquement donc il y a trois périodes dans l'évolution du traitement d'une tuberculose osseuse :

1° Période de repos absolu et d'immobilisation rigoureuse (appareils d'immobilisation);

2° Période d'immobilisation rigoureuse coexistant avec un certain degré d'exercice ;

3° Période de récupération progressive des mouvements (appareils spéciaux et mobilisation progressive).

1° *Période d'immobilisation absolue.*

La suppression de toute fonction articulaire est indispensable ; non seulement l'articulation ne doit faire aucun mouvement, mais elle ne doit supporter aucun poids, transmettre aucune force : le malade est condamné au lit.

On peut toujours pratiquer l'immobilisation d'une articulation par deux procédés :

a) L'extension continue;

b) Les appareils.

a) L'extension continue présente sur la méthode des appareils cet avantage de favoriser le redressement des attitudes vicieuses en même temps qu'elle assure l'immobilisation articulaire. Malheureusement ces deux résultats ne sont pas acquis d'une façon très satisfaisante pour les raisons que nous allons voir.

On peut pratiquer l'extension continue selon deux méthodes qui ne sont pas également recommandables.

La première méthode qui est la plus employée consiste, le malade étant étendu sur un lit, à fixer, par des moyens appropriés, l'un des segments du corps au lit lui-même, tandis que l'autre segment est relié à un poids disposé de telle façon qu'il exerce une traction constante sur ce second segment. Tel est le principe général de l'extension continue applicable à une articulation quelconque.

Or, cette méthode a la prétention de répondre à deux indications très distinctes comme nous l'avons vu : pratiquer le redressement et assurer l'immobilisation.

Elle tendrait au redressement d'une attitude vicieuse. Cette indication est en effet remplie d'une façon assez satisfaisante, et on peut dire que c'est une excellente méthode de redressement (à condition toutefois que les deux segments aient été convenablement fixés chacun de leur côté).

Malheureusement il n'en est pas de même si l'on considère la question de l'immobilisation. Il est bien certain que l'articulation, distendue par le conflit de deux forces tirant en sens inverse, n'est pas dans des conditions de mobilité précisément favorables, mais cela ne veut nullement dire qu'on ait réalisé une immobilisation absolue. Et il est de fait que les malades soumis à ce traitement peuvent toujours effectuer des mouvements de latéralité qui permettent un jeu articulaire plus ou moins considérable. Bref l'immobilisation rigoureuse n'est nullement atteinte.

Nous en dirons autant pour un autre résultat que l'on se plaît à attribuer à cette méthode : selon des partisans trop enthousiastes, elle présenterait par surcroît l'avantage (considérable, dans une question de tuberculose osseuse) d'écarter les surfaces osseuses, l'une de l'autre, de supprimer toute compression. Malheureusement ce n'est là qu'une vue théorique, que l'expérience ne ratifie nullement.

Voyons maintenant en quoi consiste la seconde méthode selon laquelle on peut appliquer l'extension continue : c'est une méthode ambulatoire (École allemande et américaine) ; elle est beaucoup moins pratique que la première et ne présente d'ailleurs pas les mêmes indications. Elle consiste, les deux segments articulaires à déplacer (en même temps qu'à immobiliser), étant rendus solidaires de deux segments d'un appareil, à fixer par une armature les rapports des deux segments de l'appareil, de telle façon que les deux segments articulaires se trouvent en état de tension constante. Les résultats sont ici bien différents : l'immobilisation réalisée peut être très bonne, mais la réduction des attitudes vicieuses ne peut être obtenue.

Or, il est facile de voir que le mécanisme d'action de ces appareils ne relève pas de la méthode de l'extension proprement dite, pour cette raison bien simple qu'ils sont privés de points d'appui extrinsèques. Ou bien ils exerceront sur les deux segments une traction forte, et le résultat sera de déterminer des douleurs intolérables bientôt suivies de points d'escarre ; ou bien la traction qu'ils exerceront sera plus faible et elle sera alors inefficace. Ce qui reste donc de ces appareils, c'est qu'ils sont capables, étant convenablement construits, d'assurer une bonne immobilisation ; mais il faut bien savoir qu'une telle immobilisation est obtenue par des procédés de contention et que l'extension n'a rien à y voir.

b) Par les appareils. — Pour assurer l'immobilisation d'une façon absolue, il ne suffit pas de mettre du plâtre autour du membre malade, il faut connaître les conditions d'une bonne immobilisation, et les appliquer convenablement. Nous avons établi des lois qui permettent d'obtenir l'immobilisation absolue dans tous les cas rencontrés en clinique. Nous avons de plus établi le moyen d'en tirer parti convenablement pour la fabrication des appareils. Nous aborderons en temps voulu ce point de notre étude. Voyons seulement comment on peut utiliser ces données précises.

L'indication capitale de l'immobilisation est d'assurer au membre une position telle que sa fonction se trouve gênée au minimum si l'ankylose survient. On sait quelles sont les positions de choix qui doivent être adoptées pour chaque articulation : le genou sera en extension complète, la hanche également, le coude en demi-flexion, etc. Cette position une fois adoptée, notre soin consiste à ne pas permettre qu'elle soit modifiée pour une raison quelconque. Or, il intervient ici des considérations particulières à chaque cas : il serait par exemple superflu d'empêcher une articulation d'exécuter un mouvement qu'elle n'a aucune tendance à faire. Il faut pour chaque cas considérer exactement quels mouvements précis peuvent entrer en jeu et se conduire de façon à les rendre impossibles. Remarquons toutefois que lorsque nous parlons des mouvements que l'articulation peut exécuter, la question n'est pas aussi simple qu'elle le paraît. Il ne s'agit pas en effet d'une articulation normale, la connaissance exacte de la lésion nous démontre que cette lésion peut déterminer des mouvements anormaux et nos efforts devront être dirigés contre ceux-ci. C'est ainsi que dans l'immobilisation d'un genou en extension, on n'a pas à se préoccuper d'empêcher les mouvements de déplacement qui produisent le genu valgum ou varum ; mais si l'on se trouve en présence d'une lésion du condyle ou du plateau tibial internes, il faudra combiner l'appareil de façon à empêcher la constitution d'un genu-varum. On voit par cet exemple que le diagnostic exact du siège de la lésion tuberculeuse et des conséquences mécaniques qu'elle comporte, a la plus grande importance pour quiconque veut établir un appareil d'immobilisation approprié.

Le problème consiste seulement à savoir utiliser les points convenables. Si la prise pure et simple des deux segments malades devait être toujours suffisante, le problème ne présenterait aucune difficulté. Mais il n'en va pas ainsi : certains segments sont inabordables par eux-mêmes ; ainsi, pour les segments vertébraux ce n'est que par des intermédiaires plus ou moins lointains qu'on arrive à exercer sur eux une action mécanique. Nous verrons d'ailleurs pour chaque articulation quels repères osseux, tant directs qu'indirects, peuvent être utilisés pour s'opposer à tous les déplacements possibles.

2° *Période.* — *La marche est permise.*

On garde une immobilisation rigoureuse de l'articulation avec un certain degré d'exercice et notamment avec récupération progressive du rôle de l'articulation en tant qu'agent de transmission.

Lorsque cela est possible, on a grand avantage, au début de cette période, à ne pas laisser le membre malade prendre contact direct avec le sol. On y arrive au moyen de *l'appareil de décharge.*

Pratiquement l'appareil de décharge est placé par-dessus l'appareil d'immobilisation de façon à pouvoir être mis ou retiré sans que l'articulation ait à souffrir. Cette superposition des deux appareils permet, au moyen d'une bague, de fixer l'appareil de décharge sur l'appareil sous-jacent : la constitution de l'appareil de décharge se trouve ainsi très simplifiée, il emprunte indirectement les mêmes points de support que l'appareil sous-jacent. Il n'y a donc que les points de décharge proprement dits qui se trouvent absolument particuliers à cet appareil.

3° Période ou période fonctionnelle.

L'expérience a démontré qu'une tuberculose osseuse ayant franchi les trois étapes que nous venons d'étudier, c'est-à-dire se trouvant en somme guérie, ne doit pourtant pas être absolument abandonnée à elle-même. De l'immobilisation absolue où elle se trouvait, il ne faut pas la faire passer brusquement à la liberté complète. Une telle méthode n'a en effet pour résultat que de déterminer à brève échéance des entorses articulaires qui sont autant d'amorces pour un réveil de la lésion. Il faut faire des appareils de plus en plus insuffisants au point de vue de la contention et si la mobilité est conservée, ne permettre à l'articulation que des mouvements d'amplitude progressive. Deux procédés permettent d'obtenir ce résultat : les appareils amidonnés, et les appareils à mouvements progressifs.

Les appareils amidonnés ne sont, il faut le dire, qu'un pis aller, ils maintiennent encore l'articulation, mais ils la maintiennent mal, c'est un procédé d'à peu près qui ne présente aucune précision, qui n'offre aucune sécurité. Son seul avantage est d'être d'un prix de revient très minime, c'est pourquoi il est employé dans la pratique hospitalière.

Quant aux appareils à mouvements progressifs, ils donnent toute sécurité et sont d'un réglage extrêmement précis ; ils permettent d'éviter à coup sûr tout accident au cours de la restitution des mouvements.

2. — DES DIVERS MODES DE GUÉRISON DES TUBERCULOSES OSSEUSES

Une tuberculose osseuse peut guérir de trois façons :
a) Par guérison fonctionnelle complète ;

b) Par ankylose partielle ;
c) Par ankylose totale.

a) *Des conditions de la guérison fonctionnelle complète.*

Ces cas heureux ne sont pas une rareté ; quatre facteurs principaux entrent en jeu pour déterminer un résultat aussi enviable :

1° L'âge du malade ;
2° La précocité du traitement ;
3° Les conditions d'application de ce traitement ;
4° Enfin le siège des lésions.

1° *Age du malade.* — Plus l'enfant est avancé en âge et plus sont grandes les chances de guérison par ankylose.

Ce n'est à dire qu'il faille dans ces cas abréger systématiquement la période d'immobilisation. Mobiliser une articulation non encore guérie détermine une recrudescence de la maladie, voire même des abcès. D'ailleurs, l'âge relativement avancé n'est pas dans l'espèce une cause absolument fatale. J'ai vu, guérie avec restitution complète de la fonction de sa hanche, une fillette de 16 ans, atteinte de coxalgie et traitée pendant 15 mois par l'immobilisation complète. En outre, il y a des idiosyncrasies très nettes, c'est-à-dire des tendances personnelles à faire de l'ankylose à propos desquelles nous ne pouvons donner d'autre explication que le « tempérament personnel ».

2° *Précocité du traitement.* — La tuberculose articulaire ne demandant qu'à guérir sous la seule influence de l'immobilisation, le résultat sera d'autant plus rapide que le traitement aura été institué de meilleure heure ; aussi faut-il d'emblée pratiquer l'immobilisation dans toute sa rigueur ; souvent elle suffit à arrêter l'évolution de la maladie initiale. Si le membre est abandonné à lui-même, les lésions augmentent de jour en jour et compromettent ainsi la guérison fonctionnelle.

3° *Les conditions d'application du traitement.* — La valeur du résultat est fonction de la valeur de l'appareil ; telle lésion qui traîne indéfiniment dans un appareil par trop approximatif entre en voie de guérison dès que l'immobilisation est pratiquée d'une façon sérieuse.

Si l'immobilisation est insuffisante, la durée du traitement rendue plus longue donnera le plus souvent lieu, à une ankylose.

L'écueil n'est pas seulement dans la défectuosité des appareils d'immobilisation, mais surtout dans *l'absence de tout appareil* de convalescence pour les raisons que nous développerons plus loin.

4° *Siège de la lésion.* — Il est des cas nombreux où les lésions sont uniquement périarticulaires. Dans ces cas, la fonction peut être récupérée complètement. La nécessité d'un traitement minutieux ne s'en impose pas moins, car une lésion périarticulaire négligée évolue et peut fuser dans l'article.

Le point principal qui peut servir à éclairer le pronostic relativement au siège de la lésion, est de déterminer si celle-ci peut prêter ou non à des phénomènes d'ulcération compressive. Quand celle-ci n'est pas à redouter, le pronostic apparaît beaucoup plus favorable.

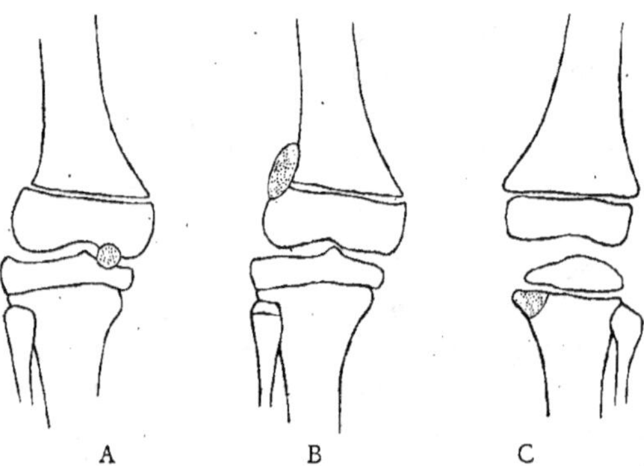

Fig. 1.

A. Lésion articulaire prêtant à l'ulcération compressive.
B. Lésion articulaire ne prêtant pas à l'ulcération compressive.
C. Lésion extra-articulaire ne prêtant pas à l'ulcération compressive.

C'est ainsi que nous donnons trois décalques radiographiques du genou, où l'on trouvera des exemples très nets de l'importance du siège de la lésion.

Dans le premier cas (fig. 1-A), la lésion initiale siège sur le plateau tibial même, en pleine surface articulaire sous la pression directe du condyle correspondant. Grâce à cette pression, le condyle correspondant est bientôt atteint à son tour, et la guérison ne saurait être obtenue qu'au prix d'une ankylose totale.

Dans le second cas, la lésion (fig. 1-B) siège sur le tibia en un point situé au-dessous de l'épiphyse. Nous sommes encore en pleine surface articulaire, mais ce point spécial ne subissant aucune pression, ne prêtant nullement à l'ulcération compressive, la guérison peut être obtenue dans des conditions beaucoup plus favorables; en tout cas l'ankylose n'est nullement une issue inévitable. Le sujet auquel a été empruntée cette radiographie a d'ailleurs guéri dans d'excellentes conditions fonctionnelles.

Nous en dirons autant du troisième cas (fig. 1-C) où la lésion siège à la partie supérieure et externe du condyle externe, c'est ici une lésion nettement péri-articulaire et les chances d'ankylose se trouvent notablement réduites.

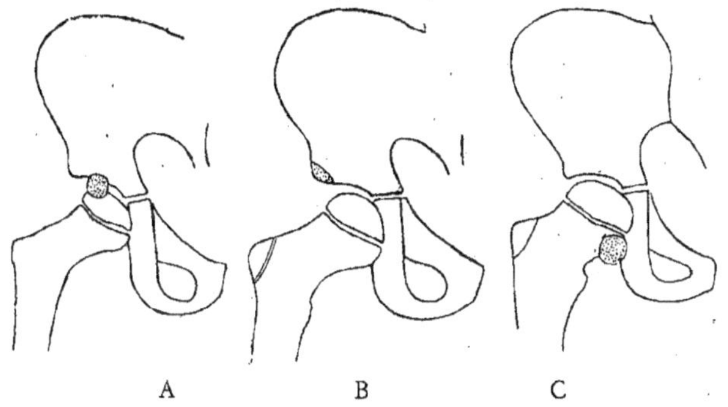

A   B   C

Fig. 2.

A. Lésion prêtant à l'ulcération compressive.
B et C. Lésions ne prêtant pas à l'ulcération compressive.

Nous donnons de même trois décalques radiographiques, destinés à faire la même démonstration pour l'articulation de la hanche (fig. 2).

Dans le premier (A), la lésion siège sur la tête fémorale, en pleine surface articulaire, sous la pression même de la cavité cotyloïde. D'où ulcération compressive et fatalité de l'ankylose.

Dans le second (B), la lésion siège sur l'os coxal au niveau de l'épine iliaque antéro-inférieure. Pas d'ulcération compressive. Chances d'ankylose notablement réduites.

De même pour le troisième cas (C), où la lésion siège au col anatomique du fémur en dehors de la surface articulaire et à l'abri de toute pression. Les sujets auxquels ces deux dernières radiographies ont été empruntées ont, du reste, guéri dans d'excellentes conditions fonctionnelles.

b) *Guérison par ankylose partielle.*

Il n'est pas au pouvoir du chirurgien d'obtenir dans tous les cas une guérison complète ; il est très fréquent au contraire que le traitement le mieux conduit aboutisse à une ankylose soit totale, soit partielle. D'ailleurs l'ankylose partielle, si vraiment elle limite par trop le jeu de l'articulation, est un résultat moins favorable que l'ankylose complète. Le faible jeu articulaire détermine en effet des tiraillements, des entorses successives, avec réveil possible des lésions et poussées congestives d'origine traumatique, qui sont tout à fait défavorables. Dans ces conditions, lorsqu'on se trouve en présence d'une guérison avec ankylose limitée, il y a lieu de choisir suivant le cas, entre deux solutions possibles : chercher à établir une ankylose complète ou bien une mobilisation progressive.

Deux éléments nous serviront à prendre notre décision, à savoir l'âge du malade et l'amplitude du mouvement ; si l'amplitude du mouvement est vraiment trop restreinte, pour éviter les entorses successives, on a avantage à s'orienter franchement vers l'ankylose complète ; dans le cas contraire on fait usage d'un appareil approprié qui permet d'utiliser les mouvements articulaires sans risque d'entorse. Le principe de cet appareil, qui doit être conservé très longtemps, est de ne permettre à l'articulation que des mouvements d'une amplitude inférieure à celle que lui laisserait l'ankylose abandonnée à elle-même.

La laxité des ligaments étant beaucoup plus grande avant 20 ans qu'après, le jeune âge du sujet permettra d'espérer que progressivement l'ankylose diminuera, tandis que, passé cet âge, il n'y a rien de tel à escompter. C'est pourquoi chez l'adulte, on s'orientera de préférence vers l'ankylose totale ; c'est la solution la plus sûre.

J'ai eu l'occasion de soigner un homme de 40 ans atteint d'ankylose fibreuse incomplète du genou depuis l'âge de 15 ans. Le peu de mobilité de son articulation était pour lui l'occasion fréquente de petites entorses qui entretenaient la douleur dans son genou ; la marche n'était possible qu'avec le secours d'une genouillère rigide restreignant la mobilité même de son ankylose ; chaque poussée douloureuse n'était soulagée qu'à la condition de restreindre encore plus les mouvements de l'articulation.

Autre exemple : une jeune fille de 20 ans, de constitution robuste, atteinte d'une arthrite tuberculeuse du genou avec ankylose incomplète, était obligée depuis dix ans de subir des périodes d'immobilisation plus ou moins longues, dès qu'elle essayait de marcher. Ayant à la soigner, je pratiquai une immobilisation complète du genou. Au bout d'un mois de repos absolu, les douleurs cessèrent complètement, l'appareil d'immobilisation resta en place et, au bout de trois mois, une ankylose fut établie. Dès lors la malade put reprendre une vie ordinaire, en toute sécurité (gardant toutefois pendant quelque temps encore son appareil d'immobilisation).

L'indication est encore plus sévère pour la hanche, articulation beaucoup plus mobile et par conséquent plus susceptible, toute réaction douloureuse de cette articulation entraînant une attitude vicieuse soit en rotation interne, soit en adduction ; en effet, le pied tombe par son propre poids en rotation externe ; la capsule articulaire de la hanche se rétracte à sa partie postérieure et fixe ainsi cette position vicieuse qui, au point de vue de la hanche, est tout ce qu'il y a de plus déplorable. Au lieu de cette rotation, on peut encore observer un relâchement de la partie supérieure de la capsule insuffisamment ankylosée et par conséquent une chute du bassin du côté opposé pendant la marche, le moyen fessier étant atrophié. De là la nécessité de placer cette partie supérieure de la capsule en relâchement pour favoriser sa rétraction, la constitution d'une ankylose serrée étant d'autant plus nécessaire que le malade est d'un poids plus considérable.

Aussi dans les processus inflammatoires très lents faut-il quelquefois jusque trois à cinq années d'immobilisation chez un enfant; chez l'adulte, assez souvent une année suffit. Il ne faut pas oublier que toute entorse, toute poussée inflammatoire sont une amorce de récidive à la tuberculose articulaire et commandent par conséquent les plus grandes précautions.

c) Guérison par ankylose complète.

La plupart des tuberculoses osseuses guérissent avec ankylose fibreuse, plus rarement osseuse.

L'issue par ankylose complète peut être prévue jusqu'à un certain point par la connaissance des facteurs qui y concourent; ceux-ci sont au nombre de trois : 1° l'âge du malade; 2° la gravité et le siège de la lésion ; 3° la valeur du traitement.

1° *Age du malade*. — Nous venons de voir que la seule immobilisation ne suffit à donner une ankylose définitive et totale que chez des sujets avancés en âge. Il y a, à l'apparition de l'ankylose, une autre raison qu'on pourrait appeler l'idiosyncrasie fibreuse : les sujets maigres fabriquant du tissu fibreux beaucoup plus facilement que les gras.

Par contre, certaines classes de sujets que l'on pourrait nommer « détendus ligamentaires » sont très peu susceptibles de s'ankyloser. Les détendus ligamentaires ont des articulations très lâches en général, ce sont eux qui renversent leurs pouces presque jusqu'à toucher le radius et qui font facilement du genu recurvatum. Bref, ce sont des sujets dont le tissu ligamentaire n'a que fort peu de vitalité.

Toute proportion gardée, jusqu'à 10 ou 15 ans, l'ankylose fibreuse due à la seule immobilisation est vite mobilisée.

2° *Gravité et siège de la lésion*. — C'est le point le plus important de cette série de causes. Lorsque la lésion siège en un point de l'articulation tel qu'elle subit une pression ; c'est-à-dire qu'elle est soumise à l'ulcération compressive, l'ankylose totale est une issue qu'on ne peut éviter. La lésion tuberculeuse de l'articulation peut guérir en laissant libre le jeu de l'articulation ou bien en déterminant une ankylose plus ou moins serrée.

Or lorsque cette ankylose partielle ne laisse pas à l'articulation un jeu suffisant (35° au genou par exemple), l'utilisation du membre amènera fatalement des entorses avec arthrites traumatiques qui, elles-mêmes, tendront à resserrer de plus en plus l'ankylose. Une ankylose imparfaite est donc un résultat beaucoup moins favorable qu'une ankylose fibreuse, avec laquelle nous n'avons pas à redouter de réveil de vieux foyers, puisque toute entorse est à peu près impossible.

Ajoutons en effet que l'arthrite traumatique résultant de l'entorse peut fort bien, en outre du processus ankylosant, déterminer un réveil du foyer tuberculeux proprement dit, c'est-à-dire une menace très grave puisqu'on risquerait ainsi de tout remettre en question.

D'ailleurs l'âge du malade intervient encore ici pour aggraver l'activité ankylosante de ces arthrites traumatiques.

3° *Valeur du traitement. Mauvaise immobilisation.* — L'immobilisation absolue étant la condition indispensable de guérison d'une tuberculose osseuse, toute immobilisation insuffisante entretient le processus tuberculeux qui, nous l'avons vu, est la cause principale de l'ankylose. Une immobilisation insuffisante est donc la meilleure condition pour réaliser l'ankylose définitive, tout en retardant la guérison et en favorisant la formation des abcès. L'extension continue avec son immobilisation insuffisante n'est susceptible de donner de bons résultats que dans des cas particulièrement favorables; un appareil rigoureux doit toujours lui être préféré.

En résumé jusqu'à l'adolescence, c'est la *maladie* et non l'*immobilisation* qui détermine l'ankylose, celle-ci relève donc des trois causes énumérées plus haut.

3. — INFLUENCE DE L'IMMOBILISATION SUR LES MUSCLES, LES OS ET LES LIGAMENTS D'UNE ARTICULATION SAINE.

On sait que nous sommes parfois obligés d'immobiliser une articulation saine pour des raisons de voisinage, immobilisation du genou par exemple dans le cas de coxalgie. Cette immobilisation, nécessitée par des raisons thérapeutiques, ne va pas sans inconvénients.

Au bout d'un laps de deux mois, on commence à constater l'existence d'un processus atrophique sur *les muscles, les os et les ligaments*, processus d'autant plus actif que le sujet est plus avancé en âge.

Muscles. — Cliniquement, l'atrophie musculaire se traduit de deux façons différentes : tantôt, à la levée de l'appareil, on constate que le membre est totalement émacié, n'ayant pour ainsi dire que la peau collée sur le squelette, mais cette forme n'est pas la plus fréquente ; tantôt l'aspect extérieur du membre n'a pour ainsi dire pas changé, mais le tissu musculaire n'en est pas moins considérablement diminué. On constate alors, en pinçant en masse tout le tégument situé au-dessus de l'aponévrose, que l'aspect extérieur n'est pas dû à autre chose qu'à une hypertrophie du pannicule adipeux sous-cutané. Cette hypertrophie est un tissu lardacé, sans souplesse, d'une vitalité très médiocre. Il suffit d'être prévenu de cette particularité pour ne pas méconnaître l'atrophie musculaire réelle.

Mais en outre de la diminution de volume des tissus musculaires, il faut noter, au point de vue fonctionnel, un défaut d'élasticité qui empêche le muscle de se prêter, comme auparavant, à des manœuvres d'extension ; c'est là une cause de limitation des mouvements qui a bien son importance ; beaucoup d'attitudes vicieuses relèvent en grande partie de cette cause.

Os. — La réaction du tissu osseux immobilisé consiste en une fragilité souvent excessive. J'ai vu des os qui avaient pu subir des traumatismes considérables avant toute immobilisation se casser comme verre au moindre effort, dès qu'on les sortait de l'appareil. La cause de cette fragilité n'est autre qu'un trouble de nutrition dû à l'immobilisation elle-même.

J'avais opéré et réduit par la méthode non sanglante une luxation de la hanche de forme postérieure chez une fillette de 8 ans. La réduction avait été extrêmement laborieuse, et avait nécessité une dépense de force considérable, les manœuvres de réduction avaient duré plus d'une demi-heure. Le fémur avait parfaitement résisté à ces manœuvres. Les fractures, pendant la réduction des luxations congénitales, sont extrêmement rares du reste; on opère des enfants jeunes, et il n'y a aucune raison pour que leur squelette soit moins résistant que celui d'un enfant normal. La réduction obtenue, le traitement avait évolué d'une façon très régulière. Au bout de six mois, la tête fémorale se trouvant bien en place dans le cotyle et la jambe ramenée à la position droite, on enlève le dernier appareil plâtré. La mère quitte l'hôpital en tenant sa fillette par la main ; quelques minutes après elle nous ramène son enfant qui venait de se faire une fracture du fémur à la partie moyenne en descendant du trottoir sur la chaussée. Il n'y avait eu ni chute ni faux-pas. On voit par cet exemple la fragilité qu'avait acquis un tissu osseux sain à la suite de l'immobilisation.

La conclusion pratique de ces faits, c'est que la notion de l'immobilisation préalable a la plus grande importance au point de vue des manœuvres de force que l'on peut être amené à pratiquer. Un coxalgique immobilisé depuis longtemps a beaucoup de chance de faire une fracture, tandis que le même coxalgique à qui la marche a été permise depuis de longs mois peut subir sans inconvénients des traumatismes très violents. La fragilité dépend de l'élément immobilisation et non de l'élément pathologique.

Ligaments. — Tout ligament relâché se rétracte, tout ligament distendu se relâche. Cette qualité du tissu fibreux, variable d'ailleurs suivant les sujets, doit être utilisée par la thérapeutique. C'est pourquoi, dans l'immobilisation d'une coxalgie, il est avantageux de placer l'articulation en abduction ; on se prépare ainsi sur le toit de l'articulation un ligament qui sera capable de suppléer, jusqu'à un certain point, à l'action insuffisante du moyen fessier, c'est-à-dire d'empêcher la bascule du bassin du côté malade pendant la marche. Cette rétraction entre en ligne de compte pour la mobilisation progressive de l'articulation sortant de l'appareil; il n'y a que chez l'adulte où l'immobilisation puisse produire de telles modifications ligamenteuses que l'ankylose en soit la conséquence.

Il résulte de tout ceci que l'immobilisation à elle seule ne peut déterminer l'ankylose que chez les adultes : encore faut-il qu'elle soit suffisamment prolongée. Mais, en réalité, d'autres causes président à l'apparition de l'ankylose dans les articulations malades.

4. — REDRESSEMENT DES MEMBRES.

Le redressement des positions vicieuses se présente dans deux cas distincts qui relèvent de thérapeutiques légèrement différentes.

1° Positions vicieuses *récentes*. Celles-ci sont dues à des contractions de défense musculaire qui immobilisent l'articulation de façon à restreindre les phénomènes douloureux.

2° Positions vicieuses de *la période d'état*. Le malade est en cours de traitement.

3° Attitudes vicieuses *anciennes*, qui reconnaissent pour cause des ankyloses soit osseuses, soit fibreuses (totales ou partielles).

1° *Positions vicieuses récentes.*

Malheureusement l'immobilisation réalisée par les muscles n'est pas du tout celle qu'il y a lieu de désirer dans intérêt du malade ; la contracture musculaire s'oppose surtout à la douleur, tandis que le but du thérapeute est de donner à l'articulation une position telle que le membre puisse être utilisé au cas toujours possible d'ankylose. En fait, la position la plus favorable aux diminutions de la douleur est presque toujours détestable au point de vue fonctionnel : les muscles font de la mauvaise thérapeutique. Exemple : le coxalgique immobilise son articulation en flexion et en rotation externe, ce qui diminue assurément les douleurs de la période aiguë, mais ce qui, non moins assurément, prépare une ankylose en flexion et rotation externe avec laquelle la marche devient très difficile.

Le point principal qui nous préoccupera dans tout redressement de position vicieuse sera de donner au membre une position telle que la fonction se fasse dans les meilleures conditions possibles, au cas où l'ankylose éterniserait cette position. Pour atteindre ce but, nous avons deux méthodes :

a) La méthode lente ;

b) La méthode rapide.

a) Méthode lente. — Cette méthode relève de l'*extension continue*. Elle a l'avantage de ne nécessiter aucun outillage spécial, elle abolit par la fatigue la contracture musculaire en même temps que par l'immobilisation où elle condamne le membre, elle donne, en outre du redressement, une suppression complète de la douleur. Pour être exécutée régulièrement, l'extension doit être continue, c'est-à-dire continuée jour et nuit sans un moment de répit, toute interruption risquant de faire perdre le bénéfice de ce qui a été obtenu. En pratique, cette condition spéciale nécessite une surveillance soigneuse qui rend parfois la méthode difficilement applicable.

De plus, il ne faut pas oublier qu'à moins d'être pratiquée dans des conditions tout à fait spéciales, cette méthode ne donne rien autre chose que de l'extension ; que si la position vicieuse consiste non pas en une flexion mais en une rotation (comme cela a lieu dans certains cas pour la hanche, etc.,), l'extension continue ne change absolument rien à la position vicieuse.

b) Méthode rapide. — Dans l'espace d'une séance, au moyen de quelques gouttes de chloroforme, la méthode rapide permet d'arriver au but. La narcose déterminant une résolution musculaire complète, il n'y a qu'à appliquer l'appareil sur les membres remis en bonne position. « Cette bonne position » varie d'ailleurs avec l'articulation malade ; au pied, par exemple, ce sera l'angle droit ; au genou, au contraire, l'extension complète devra être préférée. La plupart du temps, la résolution musculaire due au chloroforme suffit à rendre au membre une position convenable ; il est pourtant des cas où un début de réaction articulaire, ayant déjà déterminé des rétractions fibreuses, il devient nécessaire de faire quelques efforts pour redresser le membre. En tout cas, un effort convenablement gradué permettra d'obtenir sans à coup *ni brutalité*, le redressement désiré. C'est grâce à cette prudence dans la graduation de l'effort que l'on évitera le réveil du foyer endormi, aussi bien que les réactions du côté des méninges.

Voilà en quoi consistent la méthode rapide, d'une part, et la méthode lente, d'autre part. Choisir entre ces deux méthodes est une décision qui dépend de données assez complexes. La méthode rapide par l'emploi de l'anesthésique ne serait pas exempte de dangers. D'autre part, cette même méthode s'impose d'une façon formelle lorsqu'on ne peut exercer auprès du malade la surveillance de longue durée nécessitée par la méthode lente.

2° *Positions vicieuses de la période d'état.*

Ces attitudes vicieuses relèvent d'une méthode générale imaginée par *J. Wolf* et qu'il a dénommée *redressement par étapes.*

L'extension continue ne donne guère de résultats dans les cas où l'attitude vicieuse est solidement fixée par une rétraction fibreuse. Le segment articulaire sur lequel on tire entraînant l'autre segment (qui n'est pas fixé) dans sa direction, on n'obtient aucun redressement. La fragilité des os (créée par l'immobilisation) est un obstacle au redressement rapide en une séance. C'est pourquoi la méthode par étapes est la méthode de choix applicable à cette période de la maladie. Les segments articulaires sont solidement fixés l'un par rapport à l'autre, les parties fibreuses placées en position de tension constante se laissent distendre peu à peu.

Avec *l'appareil plâtré* on fixe l'articulation dans la position de redressement qu'il est possible d'obtenir sans chloroforme. Au bout de 15 jours, l'appareil est enlevé et remplacé par un autre avec lequel on essaie de fixer le membre en une position de redressement plus grande encore. On arrive ainsi très laborieusement, par une série d'étapes, au redressement.

Avec *l'appareil orthopédique*, c'est chose beaucoup plus simple. Cette méthode, actuellement très délaissée, fut très employée avant le chloroforme et l'extension continue. En réalité, l'appareil reste une méthode de choix, mais à condition qu'il soit soigneusement construit, minutieusement étudié, ce qui nécessite un long travail et, par conséquent, détermine un prix de revient assez grand. Le principe des appareils que nous avons construits pour cet usage est la présence d'un cran d'arrêt, permettant de réduire la position vicieuse d'une façon progressive. Bien entendu, un cran d'arrêt spécial s'applique à la direction de chacun des mouvements qui sont susceptibles de vicier la position du membre.

3° *Positions vicieuses anciennes.*

Avant de songer à pratiquer un redressement quelconque, il faut établir si l'on se trouve en face d'une ankylose osseuse ou seulement d'une ankylose fibreuse ; le diagnostic n'est pas toujours aisé ; certaines ankyloses fibreuses donnent une immobilisation identique à celle des ankyloses osseuses. Dans ce cas, la radiographie tranchera la question, elle nous montrera au lieu de l'interligne articulaire des travées osseuses, le continuant d'un segment à l'autre. Si donc l'ankylose est osseuse, l'opération relève du chirurgien ; si l'ankylose est seulement fibreuse, qu'elle soit partielle ou totale, la mobilisation en est toujours facile.

Pour apprécier le degré d'ankylose partielle ou totale, il faut juger quel mouvement reste possible à l'articulation : cette recherche même ne va pas sans difficultés. On évitera de prendre pour des mouvements articulaires un déplacement en masse de l'un des segments. Il est évident que, seule une immobilisation complète de l'un des segments d'une articulation permet de se rendre compte si l'autre segment est mobile, et dans quelle limite il l'est. Il y a de plus quelques sources de renseignements qu'il ne faut pas négliger ; ainsi la présence d'une luxation, d'un déplacement articulaire quelconque, coexistant avec une ankylose permet d'affirmer à peu près à coup sûr que cette ankylose est fibreuse. De même, si nous avons affaire à une lésion ne datant pas de trois ans ou bien si notre malade (quelle que soit l'ancienneté de sa lésion), n'a pas dépassé l'âge de 15 ans, il y a forte présomption en faveur d'une ankylose fibreuse.

L'ankylose étant reconnue fibreuse, comment pratiquerons-nous le redressement du membre ?

L'attitude vicieuse étant maintenue par la rétraction des muscles, et par la rétraction des ligaments, nous nous attaquerons aux muscles en premier lieu, aux ligaments ensuite.

La méthode rapide est la seule méthode susceptible de donner des résultats dans les ankyloses tant soit peu sérieuses. Le malade étant endormi, notre intervention se fait en deux temps : réduction des muscles et réduction des ligaments.

Réduction des muscles. — Avant toute autre chose, il faut nous débarrasser successivement des muscles raccourcis qui sont un obstacle insurmontable. Deux méthodes s'offrent à nous : la ténotomie sous-cutanée, opération de chirurgie courante qui a l'inconvénient d'ouvrir à l'infection une porte dans une région qui va être violemment traumatisée ; et le myorrhexis ou déchirement des insertions musculaires sans solution de continuité à la peau. Cette dernière manœuvre, qui a été introduite par les Allemands dans la technique orthopédique des luxations congénitales, à tort du reste, peut être généralisée. Elle consiste à arracher l'une après l'autre les fibres musculaires près de leur insertion en appliquant sur les muscles violemment tendus une pression très localisée au moyen de la partie dorsale de l'articulation de la seconde avec la troisième phalange, le poing étant fermé.

On facilitera cette manœuvre en opérant avec le poing des mouvements de va-et-vient dans une direction perpendiculaire à celle du muscle, de façon à ce que les fibres musculaires se trouvent tiraillées par une pression latérale autant que par une pression en profondeur.

On se débarrassera ainsi successivement des muscles qui empêchent la mobilisation articulaire. Par la pratique du myorrhexis, nous sommes arrivés à ténotomiser un tendon d'Achille très résistant, c'est dire que cette méthode peut s'appliquer à tous les muscles. Il se produit généralement à la suite de ces manœuvres de légères éraillures de la peau, parfois un épanchement sanguin à l'intérieur de celle-ci.

De simples précautions d'asepsie ont raison de ces inconvénients.

Débarrassés des muscles, nous devons nous occuper des ligaments.

Ligaments. — La mobilisation ligamentaire est obtenue par la mobilisation articulaire. Il convient donc, fixant l'un des segments de l'articulation le plus près possible de l'interligne, de pratiquer des efforts appropriés pour mobiliser l'autre segment. Nous n'oublions pas que, concurremment à l'atrophie musculaire, qui accompagne les vieilles ankyloses, le tissu osseux lui-même subit un processus atrophique qui le rend très fragile ; l'expérience nous a démontré qu'en pratiquant des *tractions très fortes suivant la direction longitudinale* de l'os, on peut effectuer des efforts très sérieux de mobilisation articulaire proprement dite sans avoir à redouter de fracture. Quelle que soit l'explication mécanique de ce phénomène, c'est un fait d'expérience que nous avons eu maintes fois l'occasion d'observer; nous ne pratiquons jamais dans de telles conditions la mobilisation d'un segment articulaire sans effectuer en même temps des tractions très fortes dans le sens longitudinal de ce segment.

Ajoutons qu'il est des cas difficiles où les ligaments ne se laissent pas volontiers forcer; on a parfois avantage à pratiquer la réduction en plusieurs étapes. Un appareil approprié permet de fixer les résultats acquis, et quelques semaines d'intervalle suffisent pour permettre aux ligaments de se relâcher d'une façon convenable, facilitant ainsi le résultat de la manœuvre.

CHAPITRE II

Notions mécaniques et principes des appareils.

I. — DE LA SITUATION DES AXES DANS LES APPAREILS ORTHOPÉDIQUES

Les charnières artificielles dont on se sert dans les appareils orthopédiques ne doivent pas entraver le jeu physiologique des articulations auxquelles elles sont adaptées.

Le corps humain pris en totalité comprend :

A. Les articulations du membre intérieur ;

B. Les articulations du membre supérieur ;

C. Les articulations du rachis dont nous nous occuperons dans le chapitre du mal de Pott.

A. — LES ARTICULATIONS DU MEMBRE INFÉRIEUR

Trois grandes articulations vont retenir notre attention : 1° le pied ; 2° le genou ; 3° la hanche.

1° *Articulation du pied.*

Parmi les multiples articulations du pied, seules la tibiotarsienne et les métatarso-phalangiennes doivent être envisagées individuellement pour l'orthopédiste.

L'extrémité antérieure de chaque métatarsien présente la forme d'une tête aplatie tranversalement, sa surface articulaire s'étend plus du côté de la flexion (côté plantaire) que du côté dorsal.

Les mouvements articulaires se réduisent à la flexion et à l'extension ; le mouvement de flexion est très limité ; par contre, l'extension est beaucoup plus étendue, c'est grâce à ce mouvement que le déroulement du pied est possible.

L'axe de flexion-extension des articulations métatarso-phalangiennes pris sur une ligne C D (fig. 3) allant du centre de la tête du premier métatarsien au centre de la tête du cinquième, n'est pas très exact, car les différentes articulations métatarsiennes ne sont pas sur une même ligne. Les trois articulations médianes sont en avant de la ligne que nous venons de déterminer, de telle sorte que pour corriger en partie l'erreur qui en découlerait, on se fixe comme axe, non pas une ligne partant du centre des têtes articulaires phalangiennes extrêmes, mais de leur extrémité antérieure. Pratiquement on se contente d'un à peu près plus

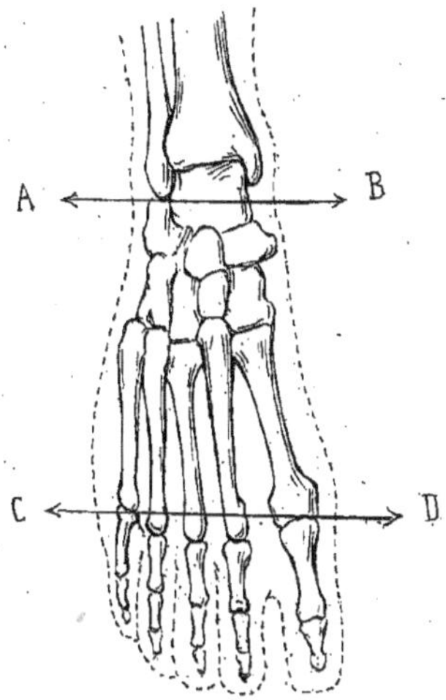

Fig. 3.

A-B. Axe de l'articulation tibio-tarsienne.
C-D. Axe des articulations métatarso-phalangiennes.

grand encore. Au lieu de fixer une charnière à l'extrémité de cet axe on divise tout simplement à ce niveau la partie podale des appareils que l'on réunit au reste du pied par une languette de cuir par un caoutchouc ou par un ressort métallique. Cette partie podale antérieure devenue mobile sur la partie postérieure permet au pied de se dérouler. L'axe de l'appareil étant au-dessous de l'axe véritable pendant les mouvements, il y a un peu de glissement des doigts du pied sur la partie de l'appareil qui le recouvre.

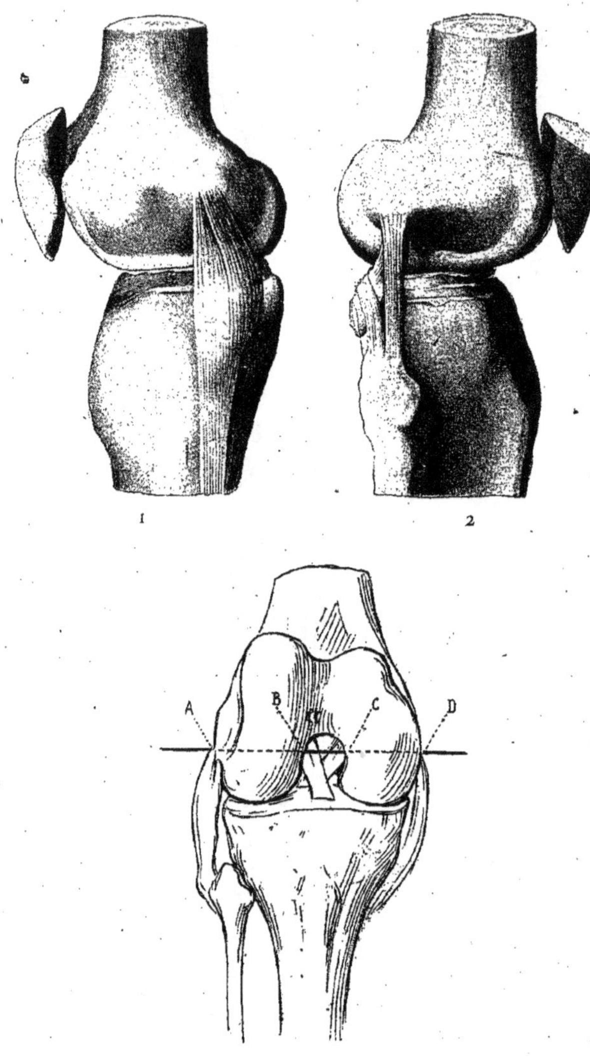

Fig. 4.

1 et 2 montrent la position des ligaments latéraux.

3, on voit en A et D les ligaments latéraux ; en B et C les ligaments croisés.
La broche A D rencontre tous ces ligaments à leur insertion supérieure.

L'articulation tibio-tarsienne est le siège de deux mouvements principaux, la flexion et l'extension. C'est une articulation très serrée qui a de puissants moyens d'union. La poulie astragalienne roule dans la mortaise tibio-péronière. L'étendue des mouvements est de 70 à 90°.

L'axe de la poulie astragalienne n'est pas dans un plan frontal, mais oblique en dehors et en arrière. Si l'on passe une broche dans l'extrémité de la malléole externe, et qu'on la fasse ressortir horizontalement dans le prolongement de la partie médiane de la malléole interne, on a déterminé l'axe de l'articulation tibio-tarsienne (A B, fig. 3).

2° *Articulation du genou.*

Les mouvements de l'articulation du genou sont bien connus depuis les travaux des Weber. Ils sont complexes comme nous allons le voir et ne peuvent nullement être comparés à la rotation pure et simple autour d'une charnière. Malheureusement les orthopédistes semblent ne s'être nullement souciés de la physiologie du genou et continuent encore à l'heure actuelle à doter les appareils destinés au genou d'une simple charnière. Il est vrai que, d'après les travaux de F. Martin [1], on a placé cette charnière en un point correspondant à la réunion des 3/4 antérieurs avec le quart postérieur des condyles (vus latéralement). Cette situation du pivot articulaire aux 3/4 postérieurs est en effet physiologique, elle répond à l'insertion condylienne des deux ligaments latéraux, et Martin a démontré que les ligaments croisés B et C viennent s'insérer sur une ligne virtuelle A D qui réunirait les deux points d'insertion supérieurs des ligaments latéraux externe et interne A et D (fig. 4). Il a d'ailleurs effectué cette démonstration d'une manière très simple : en enfonçant une broche au travers des condyles, et réalisant ainsi d'une façon effective la ligne de réunion de l'insertion supérieure des deux ligaments latéraux, il se trouve que cette broche rencontre en effet sur son passage l'insertion supérieure des deux ligaments croisés.

1. F. MARTIN. *Essai sur les appareils prothétiques.* Paris, 1850.

Or une telle conception de la mécanique articulaire du genou est complètement insuffisante, et nous allons le démontrer. Rappelons que d'après les travaux des frères Weber le mouvement de flexion-extension du tibia sur le fémur se trouve en réalité être un mouvement de *roulement* et de *glissement simultané* des surfaces articulaires l'une sur l'autre. Il ne nous importe pas, à nous orthopédistes, d'analyser les mouvements qui se passent dans l'articulation fémoro-méniscale et ceux qui se passent dans l'articulation ménisco-tibiale : nous n'avons qu'à envisager le résultat total et à voir comment le fémur se déplace relativement au tibia, la cuisse relativement à la jambe. Or si nous considérons un tibia en extension sur un fémur et que nous fassions exécuter au fémur un mouvement de flexion, nous voyons que la surface articulaire en contact du côté du tibia se trouve rapprochée de la face antérieure du tibia, c'est-à-dire que, dans ce mouvement de flexion, le fémur a subi un mouvement de glissement qui transporte d'arrière en avant la partie du fémur qui est en contact avec le tibia. Si nous supposons le tibia immobile, il faut donc admettre qu'indépendamment de son mouvement de rotation, le fémur a subi un mouvement de glissement d'arrière en avant.

H. Meyer a démontré que la courbe de l'extrémité articulaire du fémur était formée de deux arcs de cercle B C et C D de rayon et de centre différents O et O' (fig. 5). L'insertion des ligaments latéraux se fait assez exactement sur le centre O de la petite circonférence postérieure, c'est-à-dire de celle du plus petit rayon. Supposons un mouvement de flexion du fémur sur le tibia. Au début de la flexion, les divers points de l'arc C D les plus rapprochés de C se déplacent circulairement autour du centre O, de telle sorte qu'on se trouve en présence d'un mouvement de *rotation pure et simple*[1]. Pendant ce mouvement, où le fémur tourne sur place, ces points abandonnent le tibia et se portent en haut.

Tant que l'amplitude du mouvement ne dépasse pas 15 à 20°, le mouvement ne change pas d'espèce et il n'en changerait jamais si le ligament latéral E O restait toujours tendu (fig. 5.) Mais

1. Tillaux (anatomie topographique).

lorsque l'amplitude augmente, le *ligament se relâche*; car les points de B en D etc., arrivés au contact du tibia, abaissent le centre O, lieu d'insertion des ligaments latéraux. Ceux-ci ayant perdu leur ten-

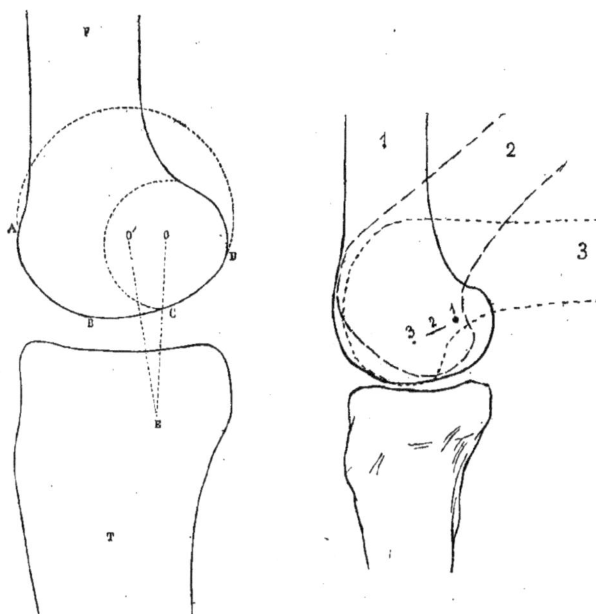

Fig. 5. — EO. Ligament latéral. EO', sa position après flexion du genou.

Fig. 6. — Positions du fémur et déplacements correspondant du centre articulaire.

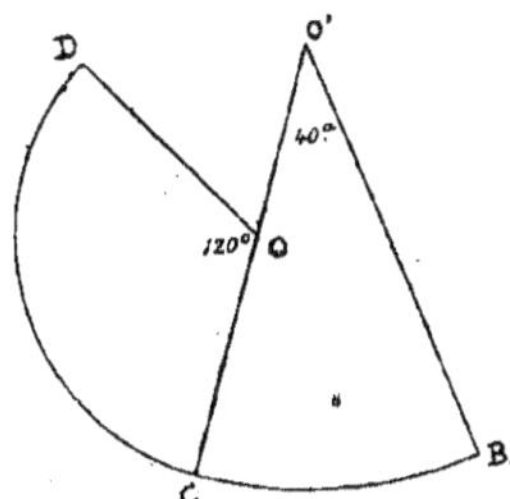

Fig. 7. — CD courbe du fémur à sa partie postérieure. CB courbe du fémur à sa partie moyenne.

sion, l'action de la pesanteur tend à pousser le condyle en avant et il se produit alors *un mouvement de glissement* qui ne se trouve arrêté que lorsque le ligament latéral a pris une nouvelle position E O' qui le tend à nouveau et s'oppose à toute propulsion ultérieure. Le centre O se trouve donc immobilisé en O' et le mouvement de rotation pure et simple réapparaît autour de O'. Le mouvement de flexion du genou peut donc se décomposer ainsi : au début rotation et glissement, et rotation pure dans la flexion extrême. Dans le mouvement de flexion, au fur et à mesure que les points de contact du fémur vont de B en D, il y a un mouvement continuel d'abaissement et de translation en avant du centre 1, 2 et 3 centre final autour duquel se meut le fémur (fig. 6) et correspondant aux positions 1, 2 et 3 du fémur.

En somme et pour nous en tenir au point de vue qui nous intéresse, le mouvement de glissement du fémur combiné à son mouvement de rotation a pour résultat de déplacer au fur et à mesure de la rotation du fémur le centre mécanique de rotation. Le tibia ne décrit pas autour du point condylien d'insertion des ligaments une circonférence ; la courbe qu'il décrit est en réalité beaucoup plus complexe, puisqu'elle est constituée par des portions de circonférences dont le centre se trouve de plus en plus rapproché de la partie antérieure du condyle fémoral, à mesure que la flexion du fémur s'accentue.

Il est facile de faire une démonstration expérimentale de la réalité de ces considérations un peu complexes. Sur une articulation préparée dont on n'a gardé que les ligaments, fixons à la partie externe du tibia et du fémur une tige métallique parallèle au grand axe de ces os, et dont la partie libre vienne se terminer au point condylien d'insertion des ligaments latéraux, mais sans que rien fixe la tige en ce point (fig. 8, [1]). Comme on le voit, nous avons ainsi réalisé l'articulation employée par les orthopédistes. Si donc cette articulation est convenable, nous devrons pouvoir faire exécuter au fémur un mouvement complet de flexion, sans que la partie supérieure de notre tige ait la moindre tendance à quitter le point condylien auquel nous l'avons affecté. Or il n'en est rien, et cette expérience démontre l'imperfection d'une telle conception mécanique.

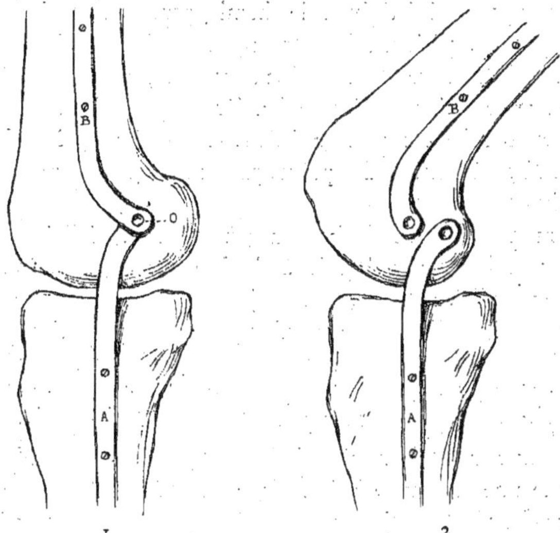

Fig. 8. — Montre que dans la flexion du genou les points de réunion des deux attelles latérales ne correspondent plus.

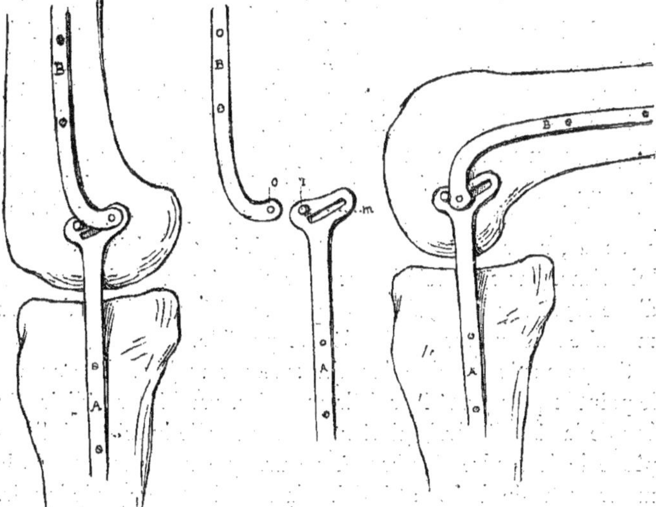

Fig. 9. — Le centre O de l'articulation suit pendant les mouvements de flexion du genou la mortaise *m* qui correspond aux divers points décrits par l'attache supérieure du ligament latéral.

Que se passe-t-il ? Suivons le chemin parcouru sur le condyle par la partie supérieure de notre tige solidaire du fémur. Nous voyons qu'à mesure que la flexion s'accentue, la partie supérieure du centre de la tige se déplace d'arrière (fig. 8, ²) en avant, suivant une courbe complexe qui dans la réalité peut être dénommée le *lieu géométrique* des points parcourus par le centre articulaire du genou.

Le mouvement de flexion du genou est en réalité extrêmement complexe, et prêterait à de longues considérations qui n'entrent nullement dans notre sujet.

Il nous suffit d'avoir établi qu'au point de vue pratique *la seule articulation dont puisse être muni un appareil de genou est représenté par un pivot solidaire du tibia et susceptible de tourner non pas sur un centre unique situé sur le condyle, mais sur une série de centres qui sont situés sur une courbe spéciale à la partie latérale du condyle.* En pratique une telle articulation (fig. 9) est réalisée par une mortaise *m* dans laquelle le pivot solidaire du tibia exécute mécaniquement le déplacement nécessaire et suffisant pour que la flexion du membre s'accomplisse suivant des conditions physiologiques.

Les conditions mécaniques que nous venons d'exposer rendent possible le mouvement de déplacement d'arrière en avant de l'axe de rotation, il faut de plus que nous le rendions mécaniquement fatal. Pour arriver à ce résultat nous donnons à la tige métallique B (fig. 9) solidaire du fémur une forme spéciale. Rectiligne jusqu'au moment où elle arrive à la hauteur du centre de rotation elle se recourbe alors pour aller rejoindre celui-ci. Sa partie inférieure a donc une forme de crochet. Or, au niveau de ce coude, nous fixons un butoir *t* qui, lui, est solidaire du fémur lui-même. Sur ce butoir le bec de la tige fémorale vient presser d'une façon constante, de sorte que la position de l'axe dans sa mortaise soit toujours le plus déclive possible.

Supposons le membre dans l'extension complète, l'axe occupe le point le plus postérieur de la mortaise, par l'intermédiaire du bec de la tige fémorale il vient presser sur le butoir qui l'empêche de descendre plus bas. A mesure que nous accentuons le mouvement de flexion articulaire, la tige vient heurter le butoir, en un point de sa courbe de plus en plus rapproché de l'extrémité inférieure, c'est-à-dire de l'axe. Or la courbe de la tige est calculée de façon à ce que l'axe occupe dans la mortaise le point le plus antérieur, le plus déclive lorsque la jambe est en flexion complète. Il est facile de voir que la position de l'axe est nécessairement correcte dans les deux positions extrêmes de flexion-extension, et non moins nécessairement dans toutes les positions intermédiaires.

La solution de ce problème est uniquement affaire de détermination convenable de la courbe de la tige.

Je veux répondre dès maintenant à une objection qui viendra de suite à l'esprit : les appareils que l'on trouve dans le commerce munis de l'articulation défectueuse que nous avons condamnée permettent cependant les mouvements de flexion pour lesquels ils sont construits. Cela est hors de doute. Mais si de tels appareils fonctionnent en effet, ils ne le doivent qu'à leur propre imperfection. Je m'explique. C'est uniquement parce que ces appareils ne sont que très vaguement réunis aux condyles fémoraux d'une part et aux plateaux tibiaux d'autre part, que la flexion peut être accomplie.

Mais si l'on veut construire des appareils sérieux et réguliers, si, par exemple, nous faisons d'une part un cuissart étroitement solidaire des condyles fémoraux, d'autre part une partie jambière étroitement solidaire des plateaux tibiaux, et que nous réunissions ces deux parties indépendantes par une articulation fixe, une charnière à la manière de Martin, nous constatons immédiatement que les mouvements de flexion se trouvent rapidement entravés et ne peuvent être exécutés qu'avec une grosse gêne. La raison de cette limitation de mouvements est due à la butée de la partie antérieure du fémur contre l'appareil. Le fémur en effet tend à exécuter son mouvement de déplacement en avant, physiologique, tandis que l'appareil ne permettant pas le déplacement nécessaire de l'axe de rotation, s'oppose lui-même à ce déplacement du fémur. C'est là d'ailleurs une constatation expérimentale qui suffirait par elle-même à emporter la conviction.

3° *Articulation coxo-fémorale.*

« La tête du fémur, selon Bertin, est un globe qui tourne sur lui-même, et le corps du fémur est une manivelle dont les muscles se servent pour faire tourner le globe osseux sur le centre de la cavité cotyloïde ; ce centre est aussi celui du mouvement ».

Notre but étant de rechercher quelles conditions doivent présider à la construction d'un appareil orthopédique qui n'entrave le jeu de l'articulation que juste dans la mesure où nous le désirons, nous allons étudier successivement les trois sortes de mouvements que peut effectuer l'articulation de la hanche.

1° Le mouvement de flexion-extension qui se passe dans un plan parallèle au plan sagittal du corps.

2° Le mouvement d'abduction-adduction qui se passe dans le plan frontal du corps.

3° Le mouvement de rotation du membre sur lui-même.

Nous étudierons ce dernier, le membre étant supposé en extension modérée, c'est-à-dire dans le prolongement de l'axe longitudinal du corps.

1° *Mouvement de flexion-extension.* — Si le mouvement de la flexion de la cuisse sur le bassin s'exécute tout entier dans un plan parallèle au plan sagittal du corps, c'est-à-dire sans aucune combinaison d'abduction ni de rotation, on admet que l'axe de mouvement est un axe transversal figuré par une ligne qui passe dans le milieu de la tête de chacun des fémurs, le prolongement de cet axe vient aboutir à la partie supérieure du trochanter (fig. 10). Si nous enveloppons le bassin dans une ceinture pelvienne et, d'autre part, si le fémur est fixé dans un cuissard modelé sur lui, une articulation métallique située à la hauteur du trochanter dans le prolongement de l'axe réel de la hanche permettra exactement tous les mouvements de flexion. En effet, l'appareil ne saurait apporter aucune entrave dans de telles conditions ; considérons deux points quelconques juxtaposés, l'un appartenant à l'appareil, l'autre à la cuisse : il est facile de voir que l'arc de cercle qu'ils décriront ayant même longueur de rayon, ils ne cesseront à aucun moment de garder leurs positions respectives.

Un appareil muni d'une articulation dont l'axe se trouve sur la ligne que nous venons de déterminer sera donc parfaitement construit pour permettre tous les mouvements de flexion et d'extension du membre.

2° *Mouvement d'abduction-adduction.* — Ici l'axe autour duquel se meut le fémur se trouve dans un plan perpendiculaire au plan frontal du corps.

Il est évident que nous pourrions résoudre le problème d'une façon très simple, en plaçant notre articulation sur le prolongement de l'axe articulaire, comme nous l'avons fait pour les mouvements de la flexion. Mais nous devons tout de suite éliminer cette solution si nous voulons conserver les mouvements de flexion.

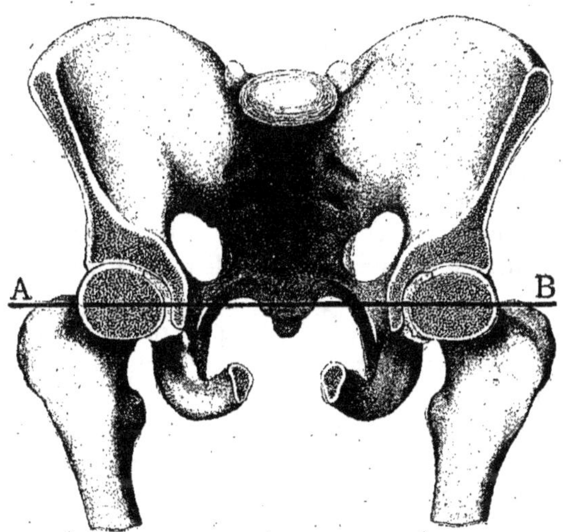

Fig. 10. — A B. Axe de la flexion de l'articulation
coxo-fémorale (Weber).

C'est pourquoi, dans tous les appareils construits jusqu'ici, on se contente de juxtaposer à l'articulation de flexion déjà fixée à la partie externe de la ceinture pelvienne une articulation se mouvant dans un plan perpendiculaire et susceptible de permettre l'abduction-adduction (fig. 11 et 12). Mais on voit tout de suite que cet appareil ne saurait remplir la même fonction que l'appareil de flexion ; nous ne nous trouvons plus ici sur le prolongement de l'axe des mouvements ; nous sommes en présence de cette situation absurde : le membre évolue autour d'un axe et l'appareil évolue autour d'un autre ; les deux circonférences décrites autour des centres différents ne sauraient donc coïncider, c'est-à-dire que l'appareil ne peut absolument pas suivre les mouvements du membre.

Pour résoudre cette difficulté, nous avons construit un appareil consistant en un tube d'acier percé d'une longue mortaise et solidaire du cuissard ; ce tube creux reçoit une tige mâle solidaire de la ceinture pelvienne, et ainsi tout mouvement d'abduction ou d'adduction se traduit par un enfoncement ou un retrait de la tige mâle dans la tige femelle : d'ailleurs, il nous est facile, au moyen d'un tenon, de limiter à notre gré les mouvements d'abduction ou d'adduction.

3° *Mouvement de rotation.* — Les appareils construits jusqu'ici dans ce but portent un axe situé à la partie externe de la hanche, c'est un non-sens. Les mouvements de rotation de la cuisse ont lieu en effet avec, pour axe, l'axe longitudinal de la cuisse elle-même, tandis qu'une charnière placée à l'extérieur de la cuisse ne permettrait que des mouvements de rotation avec, pour axe, le point de la circonférence où la charnière se trouve fixée. Le mouvement de rotation (fig. 13 et 14) permis par un tel appareil aboutirait à excentrer totalement le cuissard de la ceinture pelvienne.

Or, il est fréquent que, soit pour la coxalgie, soit pour la luxation congénitale, on se trouve appelé à fixer le membre dans une position de rotation déterminée. Voici comment nous avons résolu la question. Une tige solidaire de la ceinture pelvienne descend au-devant du cuissard et croise sur celui-ci une circonférence métallique percée de trous qui peuvent s'articuler avec cette même tige, créant ainsi une fixation absolue que l'on peut arrêter au point de rotation voulu. Dans ces conditions, c'est bien à l'axe même de rotation du membre que nous avons fait appel.

Discordance des axes. — Dans tous les appareils dont nous venons d'examiner le principe, il importe au plus haut point que l'axe de l'appareil ne soit pas placé par à peu près. En fait, cette observation se réduit d'ailleurs à l'articulation de flexion, la seule qui soit représentée par une simple charnière. Il est facile de voir que si, par exemple, l'axe de flexion de l'appareil se trouve situé un centimètre plus bas que l'axe de flexion du

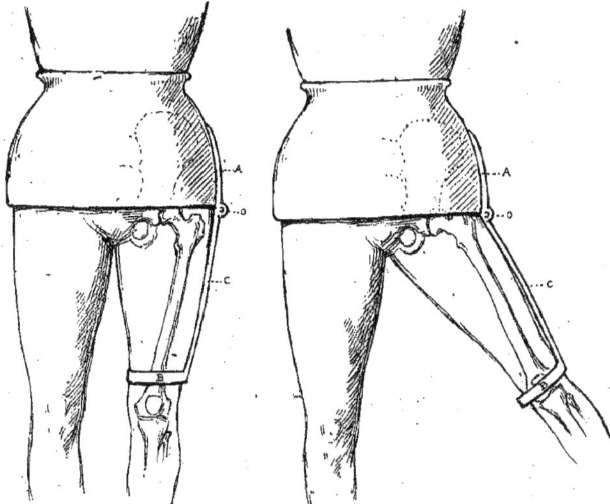

Fig. 11. — Axe d'abduction mal compris.

Fig. 12. — Montrant que dans l'abduction avec un tel axe, un point quelconque de l'appareil subit un mouvement de descente sur la cuisse.

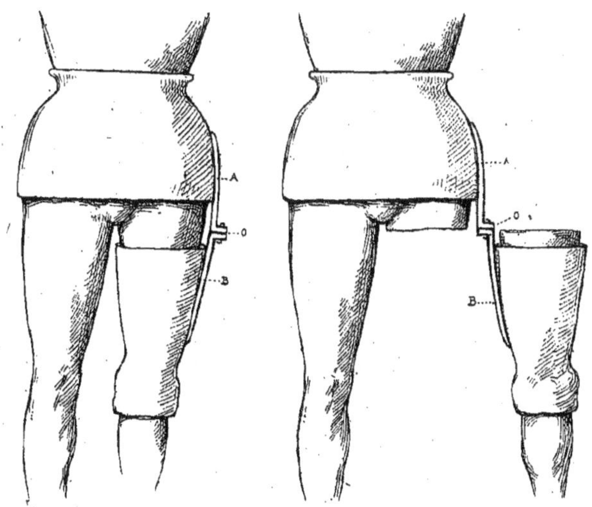

Fig. 13. — Axe d'abduction mal compris.

Fig. 14. — Montrant le seul mouvement que rend possible un tel axe.

fémur, le mouvement de flexion ne pourra s'effectuer sans déterminer entre deux points quelconques primitivement en contact (l'un du membre, l'autre de l'appareil), un écart d'autant plus grand que les deux axes seront plus éloignés.

Deux circonférences n'ayant pas le même rayon ne sauraient avoir plus d'un point de contact.

Le plus grand soin doit donc être apporté à ce que l'axe de flexion de l'appareil se trouve exactement dans le prolongement de l'axe de flexion de la jambe.

B. — LES ARTICULATIONS DU MEMBRE SUPÉRIEUR

Les lésions tuberculeuses des articulations du membre supérieur sont beaucoup moins fréquentes que celles du membre inférieur. Le membre supérieur possède trois grosses articulations : l'épaule, le coude et le poignet. Mais au point de vue thérapeutique qui nous occupe, seule l'articulation du coude doit être retenue, les deux autres ne nécessitant en aucun cas la confection d'un appareil articulé à la façon dont nous le comprenons.

L'articulation du coude n'existe pour l'orthopédiste que comme possédant des mouvements de flexion et d'extension, c'est-à-dire que seule l'articulation huméro-cubitale mérite de nous occuper. On sait que cette flexion extension ne s'exécute pas à la façon d'une charnière. En effet, l'avant-bras étendu n'est pas dans le prolongement exact du bras, il fait avec celui-ci un angle très obtus ouvert en dehors. Au contraire, lorsque l'avant-bras est en flexion complète sur le bras, il adopte une direction exactement parallèle à celui-ci ; tout se passe donc mécaniquement, comme si la partie interne de la charnière du coude se trouvait en un point plus bas que sa partie externe. Il est nécessaire de tenir compte de cette circonstance pour l'établissement d'une articulation artificielle. L'interligne articulaire sera donc considéré comme partant d'un point situé à 1/2 cent. au-dessus de l'extrémité inférieure du condyle et se dirigeant en ligne droite jusqu'à un point situé à 1/2 cent. au-dessus de l'extrémité inférieure de la trochlée, laquelle se trouve en un point plus déclive que l'extrémité du condyle.

2. — DES DIVERSES SORTES D'APPAREILS UTILISÉS DANS LE TRAITEMENT DES TUBERCULOSES OSSEUSES.

Nous avons vu que le traitement de la tuberculose articulaire pouvait être divisé, au point de vue thérapeutique, en trois grandes périodes. Nous allons étudier les principes des divers appareils que comporte chacune de ces périodes.

A la première correspondent les appareils d'immobilisation.

A la seconde correspondent les appareils de décharge.

A la troisième correspondent les appareils de mobilisation progressive.

Enfin aux complications sous formes d'attitudes vicieuses correspondent les appareils de redressement.

Pour construire un appareil quelconque, il faut s'attacher à respecter plusieurs sortes de repères qui ont chacun leur rôle spécial : ce sont les points d'*appui*, de *fixation* et de *décharge*.

L'appareil est destiné à empêcher ou à limiter un mouvement déterminé, et pour cela il est nécessaire de fixer certains points osseux convenablement choisis ; nous appelons ces points *les points d'appui*.

L'appareil doit rester solidaire du membre ou du segment de membre auquel il est appliqué ; cette solidarité est obtenue par le choix judicieux des *points de fixation*.

Enfin dans les cas où le malade n'est condamné qu'à l'immobilisation d'une articulation, mais peut continuer à marcher grâce à certains artifices, l'appareil doit pouvoir transmettre le poids du corps à des points osseux mécaniquement aptes à ce rôle. Ces points qui permettent ainsi de suppléer l'articulation malade et de respecter l'immobilisation en rendant la marche possible sont les *points de décharge*.

Les points de fixation.

Un appareil, quel qu'il soit et quel que soit le but pour lequel il a été confectionné, doit rester solidaire du membre ou du segment de membre auquel il est appliqué ; cette solidarité est obtenue par le choix judicieux des points de fixation. Grâce à eux, l'appareil assure un rapport constant entre un point déterminé du membre et la partie de l'appareil qui y correspond :

Les points de fixation sont de trois ordres :

a) Ils fixent l'appareil de bas en haut et l'empêchent de descendre et de tomber sous l'influence de la pesanteur ; ce sont véritablement *les points de support* de l'appareil.

b) Ils fixent l'appareil de bas en haut et l'empêchent de remonter et cela grâce aux *points de contre-ascension*.

c) Ils empêchent l'appareil de tourner par les *points de contre-rotation*.

Les points de supports seront donc généralement représentés par une surface conique à grande base inférieure ; en remontant de bas en haut nous trouvons (fig. 13) :

La face dorsale du pied ;

La partie supérieure des condyles fémoraux ;

Le dôme des hanches ;

La partie supérieure des épaules.

Les points de contre-ascension s'opposant à toute élévation seront représentés par une surface plane ou une surface conique ayant sa grande base dirigée vers le haut ; en remontant de bas en haut nous trouvons (fig. 14) :

La plante du pied ;

Les plateaux tibiaux, cône à grande base supérieure ;

L'ischion, surface plane ;

La base du crâne, occiput et maxillaire.

Grâce à ces deux sortes de points, l'énucléation de l'appareil du segment du membre qu'il recouvre est rendu impossible.

Dans une genouillère, par exemple, le modelage par l'appareil de la partie supérieure des condyles agrafe pour ainsi dire l'appareil sur la jambe et empêche sa descente, c'est là le *point de support* de l'appareil. Le modelage de la partie inférieure des plateaux tibiaux qui donne à la partie supérieure de la jambe une forme conique à grande base supérieure empêche l'appareil de remonter, c'est là son point de contre-ascension.

Les points de contre-rotation qui empêchent l'appareil de tourner sont trouvés dans la forme même du segment à envelopper.

L'irrégularité d'une région crée le point de contre-rotation. Prenons le genou pour exemple ; une coupe passant par le milieu de la rotule et les condyles fémoraux nous donne une section

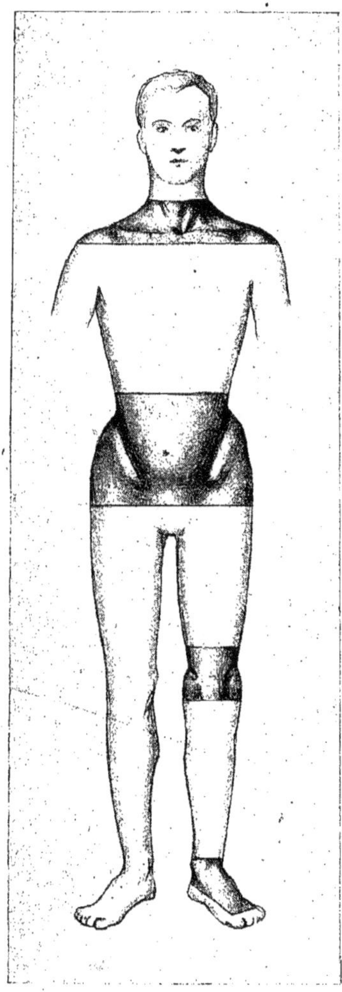

Fig. 13.— Destinée à montrer les régions utilisées comme points de support.

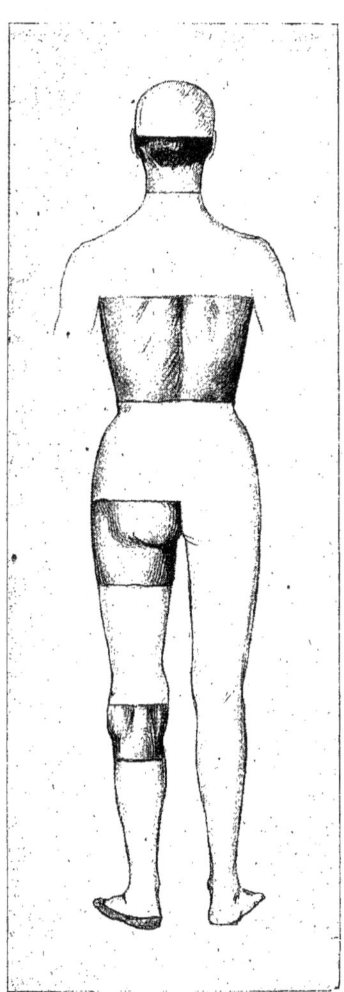

Fig. 14. — Destinée à montrer les régions utilisées comme points de contre-ascension.

triangulaire ; si ces parties osseuses sont moulées par l'appareil elles l'empêchent de tourner autour du membre.

On comprend que deux triangles concentriques et apposés ne peuvent tourner l'un sur l'autre.

Il en est de même pour le bassin et les épaules à cela près que la coupe de ces régions osseuses est plus ou moins trapézoïde.

Dans d'autres cas, on trouve dans les rapports des segments articulaires un obstacle à la rotation, il en est ainsi pour une botte qui englobe le pied ; les deux segments, pied et jambe, formant entre eux un angle droit.

On trouve facilement pour chaque articulation ces trois points de fixation. Dans certains cas, un ou plusieurs de ces points sont insuffisants et pour assurer une bonne fixation de l'appareil, on est alors obligé d'utiliser un point de fixation correspondant dans une articulation voisine.

Pour une genouillère destinée à un jeune enfant dont le pannicule adipeux est très développé, le modelage de la partie supérieure des condyles fémoraux n'est pas un point de support suffisant, il est nécessaire d'utiliser comme point de support indirect, soit le dos du pied, soit le dôme des hanches.

Nous appelons *points de fixation directs* les points osseux qui appartiennent au segment même qu'il s'agit d'immobiliser. Nous appelons *points indirects* les points empruntés à des segments voisins du squelette, lorsque le segment intéressé ne peut nous en fournir de satisfaisants.

Grâce à ces trois sortes de repères il est toujours possible d'empêcher un mouvement quelconque de l'appareil sur l'articulation qu'il enveloppe.

1° APPAREILS D'IMMOBILISATION

Leur constitution comporte le choix préalable :
1° Des points d'appui ;
2° Des points de fixation.

1° *Points d'appui.* — Les points d'appui varient nécessairement suivant le mouvement auquel on veut s'opposer ; supposons, par exemple, que nous voulions empêcher la flexion du genou ; sur une attelle postérieure comprenant la jambe et la cuisse, nous pouvons fixer toute la jambe par simple pression sur la rotule. Dans ce cas particulier, il est visible que la rotule est un point d'appui osseux direct et qui s'impose d'une façon absolue. Du côté postérieur nous voyons le calcanéum entrer en contact direct avec l'attelle, c'est un excellent point d'appui (fig. 16).

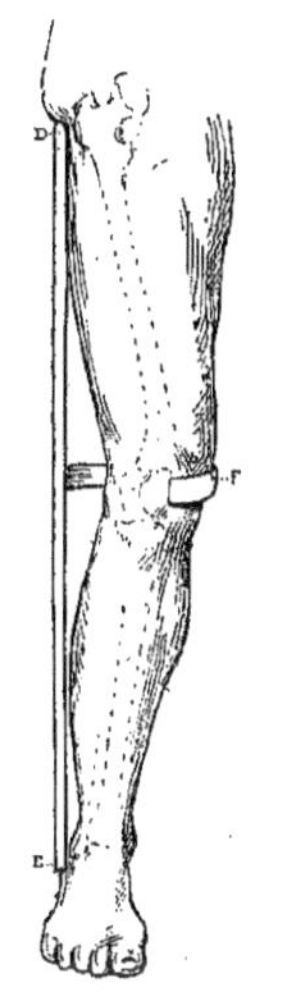

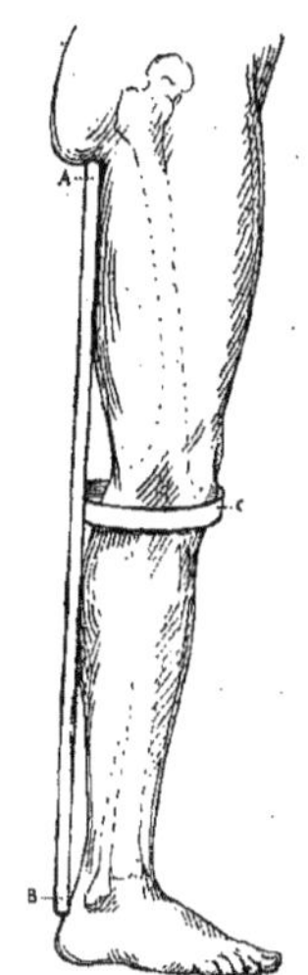

Fig. 15. — L'attelle A B placée à la partie postérieure de la jambe et l'arc C empêchant la flexion de la jambe.

Fig. 16. — Montrant qu'il est nécessaire d'avoir recours à d'autres points d'appui pour empêcher la déviation en dehors.

A la partie supérieure, au contraire, le point d'appui constitué par le corps du fémur entouré de parties molles dépressibles ne fournit pas toute la précision désirable. Néanmoins, au point de vue pratique, nous considérons comme points d'appui contre la flexion du genou :

a) La rotule ;

b) Le calcanéum à sa *partie postérieure* ;

c) Le corps du fémur à sa partie postérieure.

Voulons-nous mettre obstacle à l'établissement d'un genu-valgum, nous utiliserons non plus une attelle postérieure, mais une attelle latérale (fig. 15) qui prendra point d'appui en haut sur le trochanter, en bas sur la partie latérale du calcanéum, et à sa partie moyenne un crochet fixera le condyle interne contre l'attelle (fig. 15). Nous avons comme points d'appui :

a) Le condyle interne du fémur ;

b) Le calcanéum à sa *partie latérale* ;

c) La face externe du grand trochanter.

Nous verrons pour chaque mouvement les trois points d'appui nécessaires et suffisants à utiliser pour obtenir une immobilisation satisfaisante.

2° *Points de fixation*. — Nous venons de voir qu'un appareil prenant contact avec certains points *déterminés* d'un membre mettait obstacle à un mouvement déterminé. Mais pour que ce mouvement reste impossible, il est nécessaire que les points d'appui du membre sur l'appareil ne puissent pas varier ; on y arrive en utilisant d'autres éléments que nous connaissons, *les points de fixation*.

2° LES APPAREILS DE DÉCHARGE

L'appareil de décharge est utilisé dans le traitement des tuberculoses du membre inférieur en voie de guérison. Il soustrait pendant la marche l'articulation malade à la pression du poids du corps.

L'*appareil de décharge* n'est pas un appareil de traitement : son but est de faire bénéficier le malade d'un certain degré d'exercice sans compromettre la guérison de sa lésion, assurée par ailleurs par l'appareil d'immobilisation lui-même, *C'est donc un appareil surajoute qui peut être mis en place ou retiré*, sans que jamais l'appareil d'immobilisation proprement dite ait besoin d'être touché.

Cette indépendance de l'appareil de décharge présente ce gros avantage de n'imposer à l'appareil d'immobilisation et par suite à l'articulation malade aucune des pressions ni aucun des mouvements qui sont inévitables lorsqu'on veut (ainsi qu'on le fait)

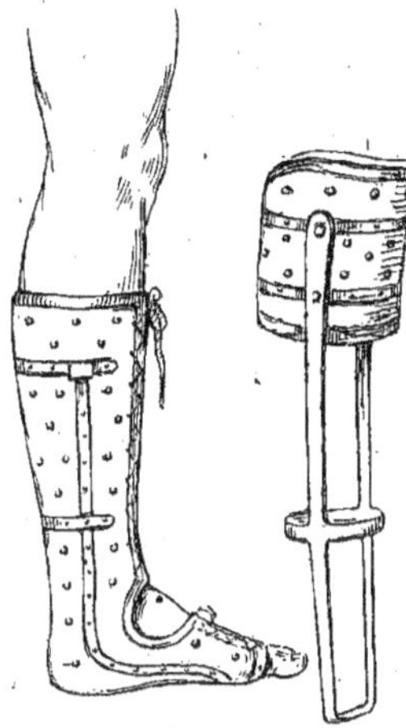

Fig. 17.— Appareil de décharge et d'immobilisation vu isolément.

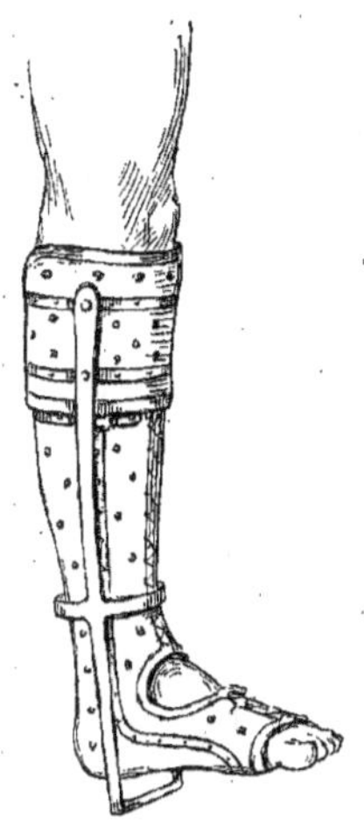

Fig. 18. — Appareil de décharge appliqué, il emprunte les points de support et de contre-rotation de l'apparcil d'immobilisation.

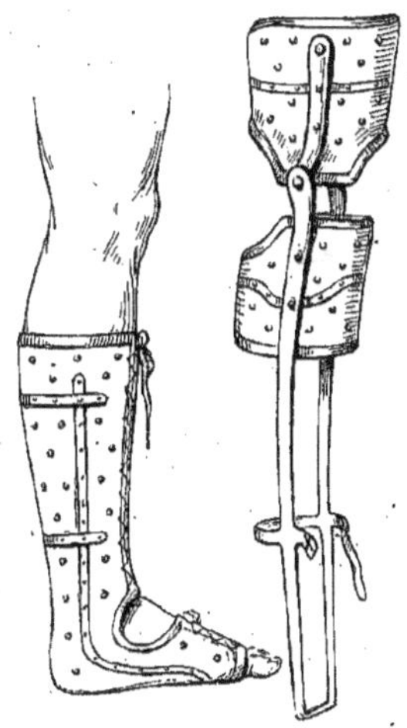

Fig. 19. — Appareil de décharge et d'immobilisation vu isolément.

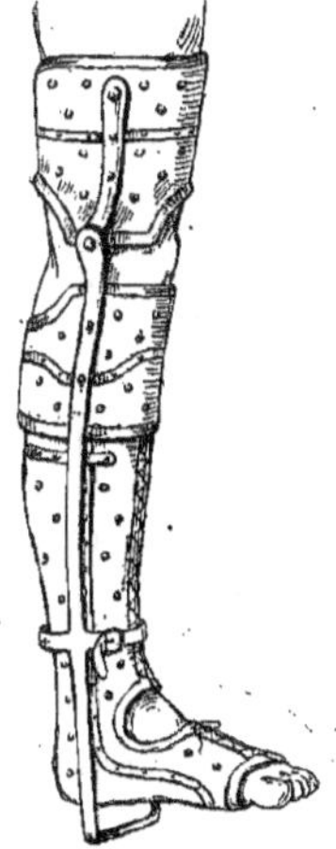

Fig. 20. — L'appareil de décharge est tout à fait indépendant de l'appareil d'immobilisation.

utiliser l'appareil d'immobilisation lui-même comme appareil de décharge.

Les appareils de décharge étant destinés à transmettre au sol le poids du corps dont ils *déchargent* l'articulation malade, un des points principaux de leur étude est le choix d'un point de *décharge*, c'est-à-dire d'un point situé plus haut que le segment malade et par lequel le poids du corps s'appuie sur le sol par l'intermédiaire de l'appareil. Ce point d'appui joue ainsi le rôle dévolu à la plante des pieds chez l'homme sain.

Il faut donc rechercher dans le squelette une surface osseuse apte à servir de butoir, à supporter une forte pression de bas en haut. C'est dire que les points de décharge nous sont fournis naturellement par une surface osseuse horizontale ou conique à la condition que la grande base du cône soit tournée vers le haut.

En remontant de bas en haut la série des points de décharge, nous trouvons les plateaux tibiaux (cône à grande base supérieure) et l'ischion.

L'appareil de décharge doit obéir aux lois générales de tout appareil, c'est dire qu'il doit présenter trois points de fixation.

Le point de décharge étant en même temps un point de contre-ascension est utilisé comme tel ; reste à trouver les points de support et de contre-rotation.

On utilise ordinairement les points correspondants de l'appareil d'immobilisation qui limitent la descente et la rotation de l'appareil de décharge (fig. 17 et 18).

Si cette façon d'agir avait un inconvénient, on confectionnerait un appareil tout à fait indépendant qui utiliserait le point de support et de contre-rotation de l'articulation placée au-dessus de l'articulation malade (fig. 19 et 20).

En fait, on est rarement obligé de recourir à ce mode opératoire. L'appareil de décharge ainsi compris peut être utilisé dans une foule de cas. Il supplée à une articulation qui est douloureuse et qui, par cela même, rend la marche impossible (arthrite sèche, pseudarthrose, fracture avec consolidation vicieuse, etc.).

3° APPAREILS A MOBILISATION PROGRESSIVE

Ils entravent en les limitant les mouvements de l'articulation. Ils consistent simplement en un appareil articulé composé de deux parties dont chacune est solidaire d'un des segments de l'articulation. Leur articulation elle-même est comprise de telle façon que les divers mouvements sont réglés par des butoirs mobiles et que toute entorse venue d'un tiraillement excessif des ligaments est rendue impossible. Il est bon d'ajouter à ces appareils des muscles artificiels sous forme de caoutchoucs convenablement placés, de façon à suppléer dans une certaine mesure à l'impotence des muscles atrophiés par la longue immobilisation. Nous verrons d'ailleurs, à propos de chaque articulation en particulier, comment doivent être construits ces appareils.

4° APPAREILS DE REDRESSEMENT.

Les appareils de redressement des attitudes vicieuses sont basés sur ce fait bien connu : tout ligament distendu se relâche, tout ligament relâché se rétracte.

Pour redresser une articulation quelconque ankylosée en attitude vicieuse, il faut d'abord confectionner un appareil en deux parties, modelées sur chacun des segments de l'articulation. Ces deux parties devront être réunies par une articulation appropriée ; nous avons étudié la constitution de ces articulations qui permettent d'obtenir un mouvement physiologique.

Dans de telles conditions, deux méthodes s'offrent à nous.

Dans la première on réduit à la main l'attitude vicieuse en poussant la réduction aussi loin que possible, puis, au moyen de crans d'arrêt disposés sur l'articulation artificielle, on fixe le résultat ainsi obtenu. Supposons que nous réduisions une flexion vicieuse du genou : nous écartons autant que possible les deux branches du compas représenté par la cuisse et la jambe, nous fixons les crans d'arrêt de façon que le membre ne peut plus augmenter sa flexion. Nos ligaments postérieurs se trouvent distendus au maximum ; au bout d'un temps plus ou moins long, ils seront redevenus susceptibles de se prêter à une nouvelle élongation. Nous arriverons ainsi de proche en proche au résultat définitif.

Cette méthode peut être rendue un peu plus rapide par une légère complication mécanique. Toutes choses étant en l'état que nous venons de dire, au lieu de nous contenter d'empêcher la flexion du membre, nous imposons un nouvel effort d'extension qui agit d'une façon continue par l'intermédiaire de leviers et de ressorts. Il suffit en effet que nous disposions une tige métallique faisant ressort et exerçant une traction continue d'arrière en avant sur la cuisse et sur la jambe, en même temps qu'une tige articulée sur ce ressort vient repousser la face antérieure du genou d'avant en arrière. Cette méthode est en effet beaucoup plus rapide.

Le détail des appareils varie du reste avec chaque articulation et avec chaque mouvement.

3. — LES POINTS D'APPUI DU BASSIN, LEUR UTILISATION

Que l'on ait. à faire un appareil consistant en un corset ou intéressant un membre inférieur, le bassin, région intermédiaire, nous sert toujours de point d'appui dans un cas comme dans l'autre. On peut dire que le bassin est le centre des opérations de l'orthopédiste ; aussi, croyons-nous utile de fixer dès maintenant les principes généraux que nous mettrons en œuvre à propos de chaque appareil en particulier.

Les points qui doivent nous servir pour assurer la solidarisation de l'appareil avec le bassin doivent être des éminences osseuses importantes et facilement accessibles sous la peau.

Disons tout de suite que le bassin nous présente dix points intéressants au point de vue qui nous occupe. Ces dix points représentent les points de fixation directe du bassin. Ce sont :

a) Trois points antérieurs : les deux épines iliaques postéro-supérieures et la symphyse pubienne ;

b) Trois points postérieurs : les deux épines iliaques postéro-supérieures et l'angle saillant du sacrum ;

c) Deux points supérieurs : les deux crêtes iliaques ;

d) Deux points inférieurs : les deux ischions.

a et b) Points antérieurs et postérieurs. — Leur rôle comme point d'appui est assez inégal. Seules les deux épines iliaques antéro-supérieures peuvent être modelées suivant trois de leurs faces, encapsulées par l'appareil. Ce détail confère une solidité qu'on ne retrouve en nul autre point. En effet, la symphyse pubienne peut être recouverte seulement par deux de ses faces, la face antérieure et la supérieure, celle-ci d'une façon d'autant plus complète qu'on a affaire à un sujet plus maigre. Mais les trois points postérieurs nous offrent un appui beaucoup moins complet, il ne s'agit ici que d'une simple apposition. Les trois points en question sont les seuls où l'on puisse, à la partie postérieure du bassin, prendre contact avec le squelette. Encore, ces points de contact sont-ils réduits à de simples éminences osseuses et ne nous offrent pas de larges surfaces planes comme celle de la symphyse pubienne par exemple (fig. 21, 22, 23 et 24).

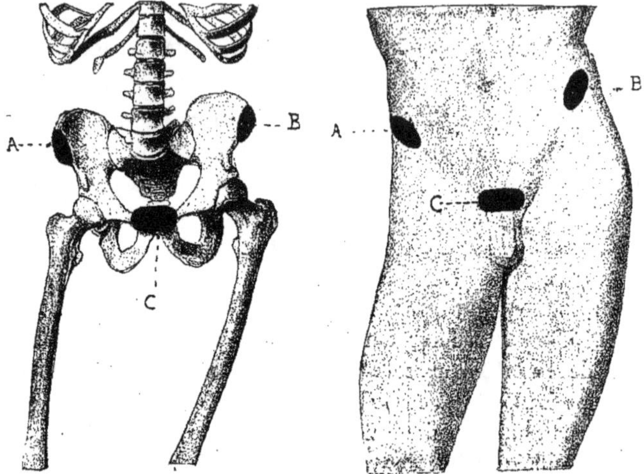

Fig. 21.   Fig. 22.

Les points d'appui du bassin à la face antérieure. *A* et *B*
épines iliaques antérieures. *C*. Pubis.

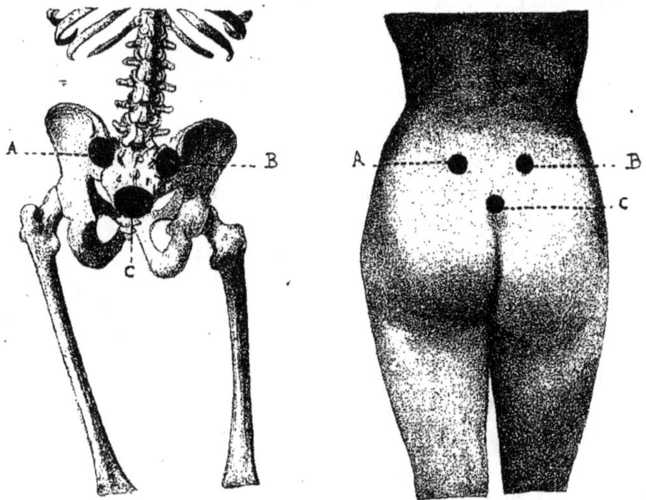

Fig. 23.   Fig. 24.

Les points d'appui du bassin à la face postérieure. *A B* épines
iliaques postéro-supérieures. *C* angle sacré.

Rappelons, en effet, que nous ne pouvons prendre point d'appui sur le sacrum lui-même : le sacrum n'est accessible qu'au niveau de l'angle saillant qui correspond à la réunion de ses deux tiers supérieurs avec le tiers inférieur. Plus bas, le sacrum s'enfonce dans des parties molles ; plus haut, le corps du sacrum, recouvert de masses musculaires, s'enfonce également dans la profondeur constituant le fond d'un petit canal triangulaire d'une profondeur de 1 à 2 centimètres. Nous avons accès uniquement sur les épines iliaques postéro-supérieures qui constituent des rebords saillants de chaque côté de la partie supérieure du sacrum. Or, ces épines iliaques postéro-supérieures ne s'offrent à nous que comme des éminences osseuses de très faible surface, aussi le point d'appui que nous prenons sur elles est-il souvent l'origine d'une compression assez forte, d'où apparition de bourses séreuses ou de simple pigmentation de la peau. Il est vrai que les masses musculaires qui recouvrent l'aile iliaque et le sacrum représentent une sorte de sommier élastique qui transmet la pression à la surface osseuse et décharge d'autant la compression des épines iliaques postérieures et supérieures.

Sur le sujet nu, les épines iliaques postérieures et supérieures apparaissent en général sous la forme de deux fossettes symétriques où la pression fait reconnaître la présence des éminences osseuses ; il n'en est pas de même pour le point culminant de l'angle sacré qui se trouve un peu plus bas sur la ligne médiane.

A la partie antérieure comme à la partie postérieure, les trois points d'appui sont disposés en forme de triangle.

Si nous regardons le corps d'un sujet placé de profil, nous pouvons nous rendre compte des rapports existant entre les points d'appui antérieurs et les points d'appui postérieurs (fig. 25). Leur réunion forme une sorte de trapèze ABCD. Cette vue latérale des points d'appui antérieurs et postérieurs est de la plus grande importance. Nous verrons, en les utilisant, les moyens d'empêcher toute bascule d'un appareil entourant le bassin, soit en avant, soit en arrière.

c) *Deux points supérieurs : les deux crêtes iliaques.* — Ces points d'appui sont beaucoup plus étendus que ceux dont nous nous sommes occupés jusqu'à présent. Ils sont formés (fig. 27 et 28) par les deux crêtes iliaques, depuis le sacrum jusqu'à l'épine iliaque antérieure et supérieure. Ce sont ces deux points d'appui qui forment le dôme des hanches. Ils sont plus ou moins accentués et cela varie avec l'âge et le sexe du sujet. Ils sont peu visibles chez le jeune enfant et mieux dessinés chez la femme que chez l'homme. Mais avec le modelage il est toujours extrêmement facile de les mettre en valeur. Ils ont grande importance; c'est sur eux que se trouve assis tout appareil entourant le bassin.

d) Deux points inférieurs : les deux ischions. — Ils se trouvent situés à la partie inférieure du bassin (fig. 27 et 28), et recouverts par un coussinet adipeux très épais. Ils sont rarement utilisés dans la confection des appareils, et c'est un tort. C'est un point d'appui très fidèle qui rend les plus grands services lorsqu'on sait s'en servir. Il n'est pas visible au simple examen ; il doit être recherché et modelé pour être mis en valeur.

Le système formé par les crêtes iliaques et les ischions est utilisé comme point d'appui servant à la fixation d'un appareil de bas en haut et de haut en bas, comme nous le verrons.

Mais à côté de ces points d'appui *directs*, empruntés au bassin lui-même, nous disposons de points d'appui *indirects* empruntés au squelette environnant. Ces points d'appui indirects sont le grand trochanter et le gril costal, latéralement. La région dorsale en arrière, la région thoracique antérieure en avant.

Nous allons préciser le rôle de ces divers points dans la fixation de l'appareil sur le bassin en procédant par voie uniquement logique. Disons tout de suite, d'ailleurs, que la thérapeutique nous a donné et nous donne à chaque instant une démonstration éclatante de la justesse de nos conclusions. En effet, tout point qui joue un rôle actif dans la contention d'un appareil se manifeste tantôt par la formation d'une escarre si l'appareil est défectueux, tantôt par la formation d'un callus ou d'une bourse séreuse.

Les mouvements que peut prendre l'appareil sur le bassin sont les suivants :

a) Mouvements d'élévation ;

b) Mouvements d'abaissement ;

c) Mouvements de bascule en avant ou en arrière ;

d) Mouvements de rotation.

Il nous faut empêcher ces diverses sortes de mouvements.

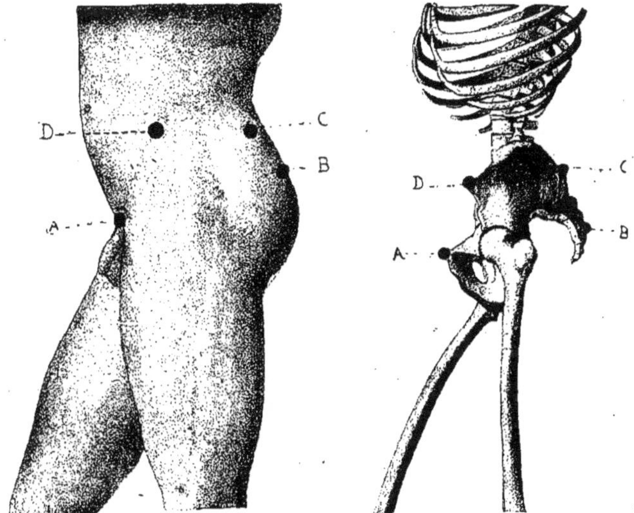

Fig. 25.   Fig. 26.

Les points d'appui antérieurs et postérieurs du bassin en vue latérale.

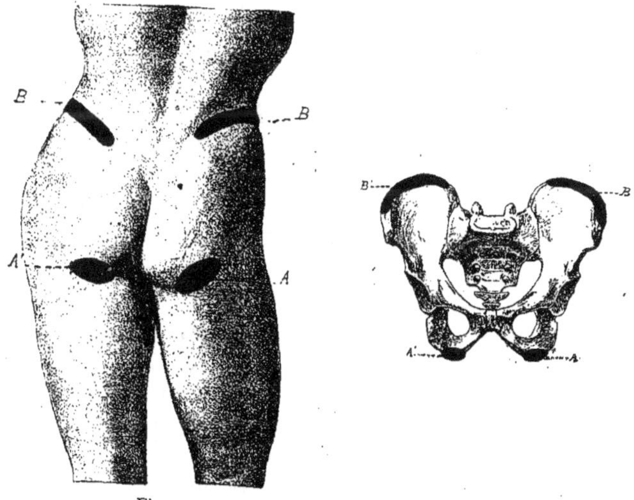

Fig. 27.   Fig. 28.

Points d'appui du bassin servant à la fixation de l'appareil de bas en haut et
de haut en bas. *A A'* points ischiatiques. *BB'* crêtes iliaques.

a) Mouvements d'élévation.

Ce mouvement peut être une élévation en masse, c'est alors une véritable énucléation; il peut aussi ne consister qu'en l'élévation d'un seul côté de l'appareil.

L'énucléation en masse de l'appareil est favorisée par la forme du dôme des hanches coiffé par l'appareil qui ne s'y maintiendrait que par son propre poids.

Que l'appareil se soulève en masse ou que, par un mouvement de bascule autour d'un axe antéro-postérieur, il se soulève d'un côté pendant qu'il s'abaisse de l'autre, le procédé de contention que nous emploierons sera le même, à cela près que, bilatéral dans le premier cas, il sera unilatéral dans le second.

Nous nous opposerons à ce mouvement d'élévation par des points d'appui directs et par des points d'appui indirects.

Points d'appui directs.

1° *Modelage de l'épine iliaque antéro-supérieure.* — Le premier procédé qui permettrait d'obvier à ce déplacement en masse consisterait à encapsuler étroitement les épines iliaques antérosupérieures, de telle façon que le modelage de la partie inférieure viendrait buter contre l'épine iliaque même dans toute tentative d'ascension. Mais, c'est là un procédé un peu théorique ; en réalité, la plus grande partie des sujets présente un développement de tissu adipeux qui ne permet pas un tel modelage dans des conditions utiles.

2° *Le procédé du sous-cuisse.* — Il consiste à faire passer une sangle qui vient s'attacher en avant et en arrière à la partie pelvienne de l'appareil et passe sur l'ischion du côté dont on veut empêcher l'élévation (fig. 29). Il est facile de voir que si l'on veut faire basculer l'appareil en le soulevant de ce côté, la sangle vient immédiatement buter contre l'ischion et s'oppose absolument à tout mouvement de ce genre. On voit (fig. 30) la sangle ischiatique rompue et la possibilité de cette bascule.

Moyens indirects.

1° *Le procédé de la plaque thoracique.* — Pratiquons le même mouvement d'élévation sur le même appareil dénué de sangle ischiatique. L'appareil pivotant sur l'aile iliaque du côté opposé, viendra déprimer les parties molles sus-jacentes à l'aile iliaque du côté où l'on pratique l'élévation (fig. 31). Si donc, nous prolongeons la partie supérieure de notre appareil de telle façon qu'elle vienne buter contre un plan résistant non susceptible de se déprimer, nous avons réalisé, par un mécanisme différent, l'empêchement de toute bascule autour d'un axe antéro-postérieur. C'est le procédé de la plaque thoracique que, de même que la sangle sous-ischiatique, on placera d'un côté ou de l'autre ou des deux à la fois, suivant les circonstances (fig. 32).

2° *Procédé de l'aileron trochantérien.* — Un troisième procédé, assez analogue à celui de la plaque thoracique, est le procédé de l'aileron trochantérien. Supposons, en effet, un appareil dénué de plaque thoracique et de sous-cuisses, s'il s'arrête plus haut que le trochanter, on verra que les mouvements d'élévation de l'appareil du côté opposé deviennent possibles (fig. 31); en effet, le bord inférieur de l'appareil vient s'enfoncer dans les parties molles jusqu'à ce qu'il soit arrêté par son contact avec l'aile iliaque. L'aileron latéral prolongeant l'appareil par en bas, que nous dénommerons ailerons trochantériens, devra être appliqué du côté opposé à celui dont on veut empêcher l'élévation (fig. 33). Ce procédé, un peu spécial, ne saurait être considéré, pas plus d'ailleurs que le procédé de la plaque thoracique, comme ayant la même valeur que le procédé des sous-cuisses. Seul ce dernier moyen s'oppose en réalité, d'une façon rigoureuse, à toute énucléation en masse de l'appareil. Le procédé de la plaque thoracique s'oppose merveilleusement à tout mouvement de bascule autour d'un axe antéro-postérieur. Il en est de même pour le procédé des ailerons trochantériens, mais ceux-ci ayant le gros inconvénient de provoquer une compression de la cavité cotyloïde, doivent être écartés toutes les fois qu'on se trouve en présence d'une coxalgie.

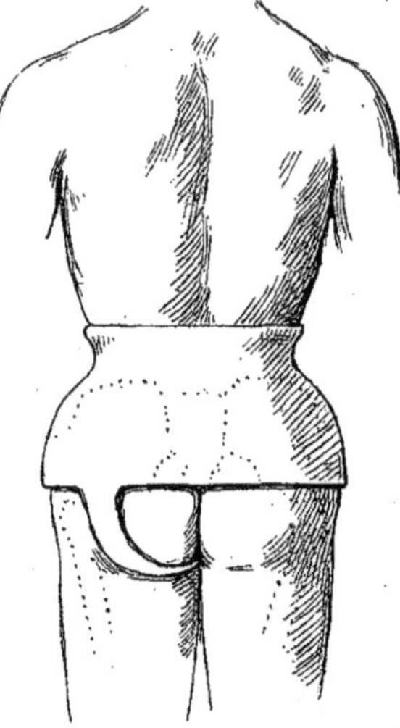

Fig. 29.

Le même appareil complété par
une bande ischiatique. Le côté
droit ne peut plus se soulever.

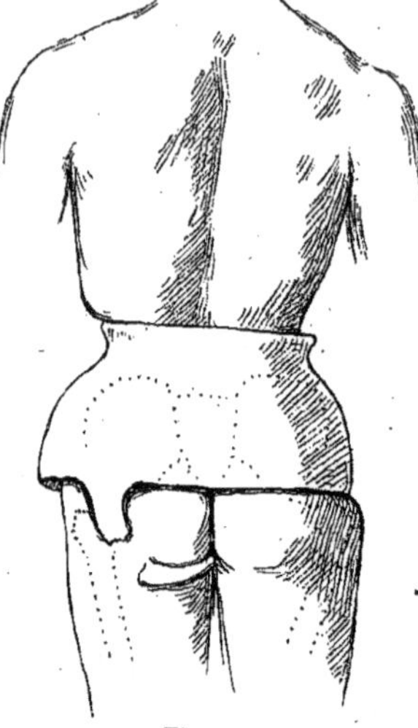

Fig. 30.

Rupture de la bande ischiatique.
Le côté droit de l'appareil
peut de nouveau se soulever.

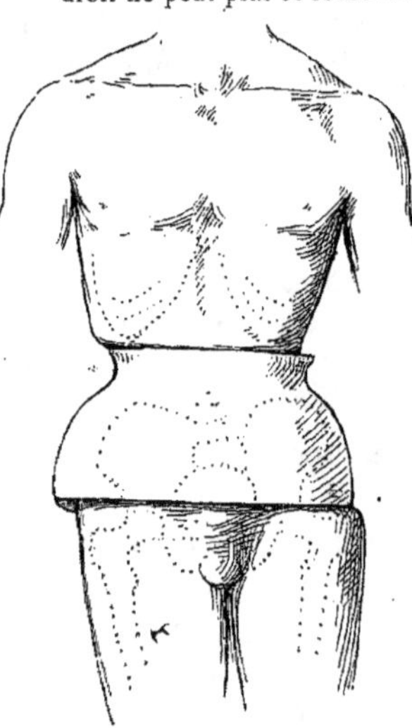

Fig. 31.

Fixation d'un appareil sur la ceinture pelvienne. L'appareil insuffisant conserve des mouvements de bascule latérale.

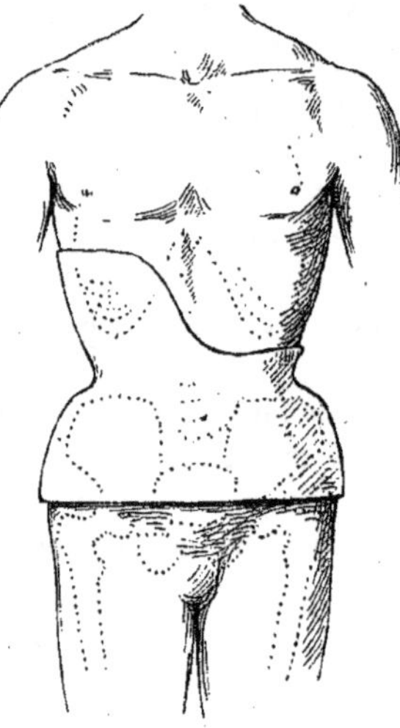

Fig. 32.

Le même appareil complété par
une plaque thoracique. Le
côté droit ne peut plus se
soulever.

b) Mouvements d'abaissement.

Le modelage des deux ailes iliaques constitue le butoir naturel de l'appareil sur le bassin ; il n'est d'ailleurs pas nécessaire de déprimer les parties molles au point de constituer une gêne pour le patient, l'aile iliaque, naturellement modelable et proéminente, s'accommode du modelage de nos appareils avec une facilité, on peut dire, aussi grande qu'elle s'accommode chez la femme du port d'un corset quelconque.

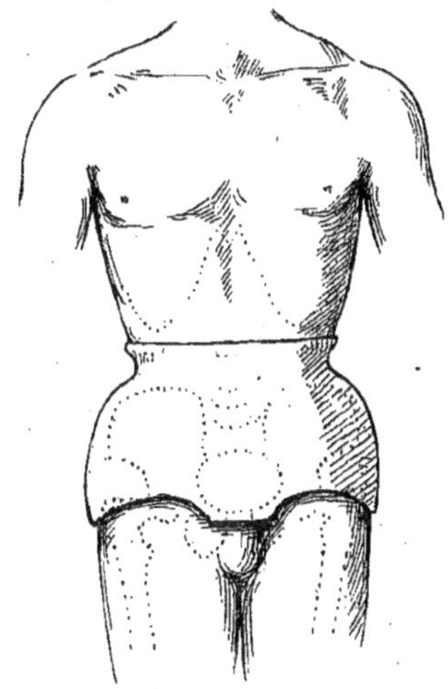

Fig. 33.

Le même appareil complété par des ailerons trochantériens.
Les mouvements de bascule latérale sont devenus impossibles.

c) Mouvements de bascule autour d'un axe bi-trochantérien.

Moyens directs.

Un appareil insuffisamment fixé sur le bassin peut basculer relativement à celui-ci, de telle façon que sa partie supérieure est projetée en avant tandis que sa partie inférieure s'en va en arrière. Ce mouvement de bascule peut aussi se présenter en sens inverse, la contention efficace diffère selon que l'on se trouve en présence d'une bascule en avant ou d'une bascule en arrière.

Pour la bascule en avant, considérons le profil du bassin au point de vue des saillies osseuses intéressantes. On voit que ces points (épine iliaque antéro-supérieure et symphyse pubienne en avant, épine iliaque postéro-supérieure et point saillant du sacrum en arrière) constituent pour une vue de profil une sorte de quadrilatère irrégulier. Si un appareil entourant le bassin bascule autour de ce quadrilatère inextensible, il sera arrêté par ces angles mêmes dès que la paroi de l'appareil viendra buter contre eux. Ce qui se produira après un mouvement d'une amplitude plus ou moins grande, suivant que l'appareil est plus ou moins bien fait (fig. 34, 35 et 36). Il est clair que si notre appareil bascule en avant autour du bassin supposé immobile, son mouvement sera arrêté par la butée de ses parois contre l'angle supérieur et postérieur d'une part, antérieur et inférieur d'autre part, tandis que si la bascule de l'appareil a lieu en arrière, le mouvement sera arrêté par la rencontre des parois de l'appareil avec l'angle supérieur et antérieur d'une part, inférieur et postérieur d'autre part. Or, nous savons ce que sont ces points et quelles conditions physiologiques comporte la constatation que nous venons de faire : si l'appareil bascule en avant, son mouvement est limité par la butée de la symphyse pubienne d'une part, et des épines iliaques postérieures et supérieures d'autre part; si l'appareil bascule en arrière, son mouvement est limité par la butée de l'épine iliaque antéro-supérieure d'une part, et du point sacré d'autre part (fig. 35).

Dans un cas comme dans l'autre, on voit que lorsque l'appareil est arrivé à la limite du mouvement possible, le bassin se trouve pour ainsi dire coincé entre les faces opposées de l'appareil.

Donc, la symphyse pubienne et les épines iliaques postéro-supérieures limitent le mouvement de bascule en avant de l'appareil sur le bassin, et c'est par le modelage exact de ces points que l'on s'opposera à toute bascule en avant.

Les épines iliaques antéro-supérieures et le point saillant du

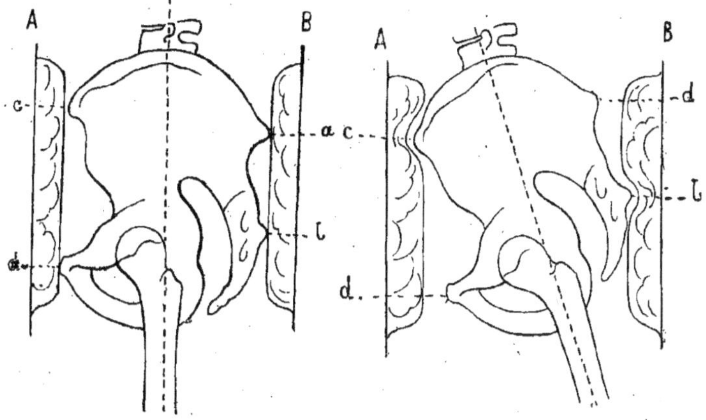

Fig. 34.

Le bassin est fixé entre un plan
antérieur *A* rembourré avec
de l'ouate et un plan postérieur
B également rembourré.

Fig. 35.

Le bassin bascule en avant en
déprimant l'ouate et sa bascule
n'est arrêtée que par la butée
de l'épine iliaque contre le
plan *A* et du sacrum contre le
plan *B*.

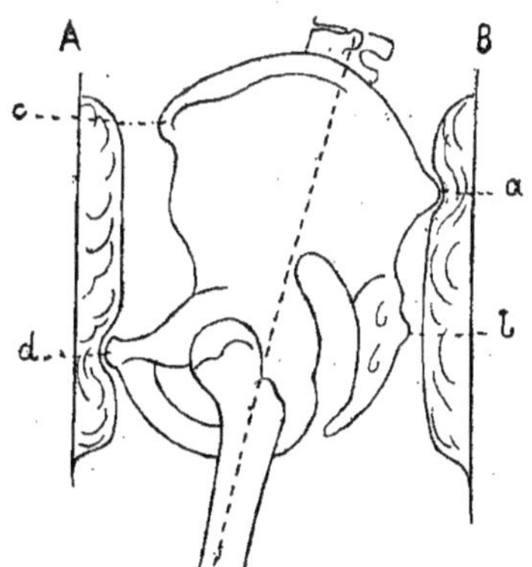

Fig. 36.

Si le bassin bascule en arrière, il déprime également l'ouate jusqu'au
moment où il est arrêté en avant par la butée du pubis contre le
plan *A*, en arrière par la butée des épines iliaques postérieures
contre le plan *B*.

sacrum limitent de même tout mouvement de bascule de l'appareil en arrière et c'est par le modelage exact de ces points que l'on s'opposera efficacement à tout mouvement de ce genre.

Nous avons envisagé ces mouvements comme consistant en un déplacement de l'appareil sur le bassin ; dans la réalité, il s'agit plutôt d'un déplacement du bassin sur l'appareil, mais le mécanisme du mouvement et les conclusions pratiques n'en restent pas moins identiques.

Moyens indirects.

Le gril costal nous fournit un point d'appui indirect susceptible de s'opposer aux mouvements de bascule d'avant en arrière ou d'arrière en avant.

1° Pour empêcher la bascule d'arrière en avant, on peut prolonger l'appareil en une *plaque dorsale* qui prenant un point d'appui sérieux sur le rachis et la partie postérieure des côtes, arrête forcément tout mouvement de l'appareil dans ce sens. C'est là un procédé qui comporte un encombrement plus grand que l'emploi des points d'appui directs et qui par conséquent ne doit être utilisé que lorsqu'on ne peut faire mieux.

2° Pour empêcher la bascule d'avant en arrière, le gril costal peut encore être utilisé au moyen d'une *plaque sternale*. Mais cette plaque sternale ne saurait être recommandée au même titre que la plaque dorsale. Elle est inefficace et nuisible. Inefficace, parce qu'elle prend point d'appui sur des côtes cartilagineuses, mobiles, n'offrant nullement la fixité désirable. Nuisible, parce que comprimant la cage thoracique, elle apporte un obstacle aux fonctions respiratoires et peut déterminer une déformation de la région. Nous ne citons ce procédé que pour le proscrire.

d) *Mouvements autour d'un axe vertical passant par le centre du bassin.*

Nous ne pouvons utiliser contre cette sorte de mouvements que des points d'appui *directs*.

La coupe horizontale du bassin nous présente un aspect ellipsoïdal, les deux épines iliaques antéro-supérieures se trouvant à l'extrémité du grand diamètre.

La pratique thérapeutique nous a démontré d'une façon indiscutable que, dans les efforts de rotation de l'appareil sur le bassin, c'est au niveau de la partie de l'aile iliaque immédiatement postérieure à l'épine iliaque antérieure et supérieure que se produit la résistance. C'est donc immédiatement en ce point qu'il faudra réserver un modelage approprié à la résistance qui doit s'y produire. La rotation de la ceinture pelvienne contre laquelle nous cherchons à lutter est produite par l'attitude en rotation d'un des membres inférieurs. Si le membre inférieur droit veut revenir en rotation externe, par exemple, c'est au niveau de la partie postéro-externe de l'épine iliaque gauche que se produira toute la résistance ; si, au contraire, le membre inférieur droit veut entrer en rotation interne, c'est à la région correspondante de l'épine iliaque du côté droit que la résistance se manifestera. C'est donc en ce point que nous interposerons, soit un carré de gaze, soit une bande de feutre pour éviter toute escarre dans les cas où nous avons à lutter contre une tendance à la rotation de la partie pelvienne de l'appareil sur.le bassin.

Nous avons ainsi précisé quels points d'appui sont nécessaires et suffisants pour s'opposer à un mouvement déterminé. Il est évident qu'en pratique il faut d'abord savoir à quels mouvements on veut s'opposer, afin de choisir en conséquence les points d'appui de l'appareil. Il est rare, en effet, de se trouver en présence d'un cas qui nécessite une immobilisation à tous les points de vue, et il est au moins inutile de compliquer la fabrication de l'appareil.

La ceinture pelvienne nous offre un ensemble de points d'appui vraiment remarquables, elle permet de fixer sur elle-même un appareil dont elle est solidaire.

Des divers moyens de réaliser la ceinture pelvienne.

Il existe deux sortes d'appareil de fixation du bassin : 1° l'appareil plâtré ; 2° l'appareil orthopédique.

1° *L'appareil plâtré* ne permet pas d'utiliser en général d'une façon satisfaisante les points de fixation directs de bas en haut ; on est obligé de recourir aux moyens indirects soit de la plaque thoracique, soit de l'aileron trochantérien. Les points de support et tous les autres points d'appui peuvent être utilisés.

2° *L'appareil orthopédique* permet au contraire d'utiliser tous les points d'appui directs. La fixation de bas en haut qui a une si grande importance est réalisée par la prise des ischions.

Nous utilisons deux ceintures pelviennes différentes suivant qu'il s'agit de construire un appareil d'immobilisation parfaite ou un appareil de convalescence.

L'appareil d'immobilisation complète ne peut prendre aucun jeu sur le bassin qu'il entoure. Il est soigneusement modelé sur ce segment osseux. En avant, nous y trouvons le modelage du dôme des hanches, des épines illiaques et du pubis. En arrière, la ceinture pelvienne épouse en haut toute la crête iliaque, en bas deux bandes solides passent sous les ischions et vont rejoindre la partie antérieure de la ceinture au niveau de la partie pubienne. Ces bandes assurent une fixation sérieuse de bas en haut, qui s'oppose à toute élévation de l'appareil (fig. 37-38).

Un autre moyen consiste en l'utilisation de la bague de Hessing[1]. Elle est constituée par une tige droite à peu près verticale, montant de la pointe du sacrum jusqu'à l'épine iliaque postérieure et supérieure ; à ce niveau elle se courbe à angle droit, et décrit une courbe qui vient épouser très exactement la forme de l'aile iliaque et redescend à la partie antérieure jusqu'au-dessous de l'épine iliaque. On peut considérer ces deux tiges (droite et gauche) comme assises sur le dôme des hanches ; elles sont réunies entre elles à leur partie postérieure par deux petites barettes métalliques.

De l'extrémité antérieure de ces tiges au-dessous de l'épine iliaque part une tige qui croise à peu près horizontalement la face externe du bassin et vient rejoindre la partie verticale qui borde le sacrum. Une tige verticale partant de cette dernière branche est ajustée sur l'ischion qu'elle emboîte dans sa descente ;

1. Hessing, célèbre rebouteur allemand établi dans un petit village voisin de Augsbourg (Gögingen).

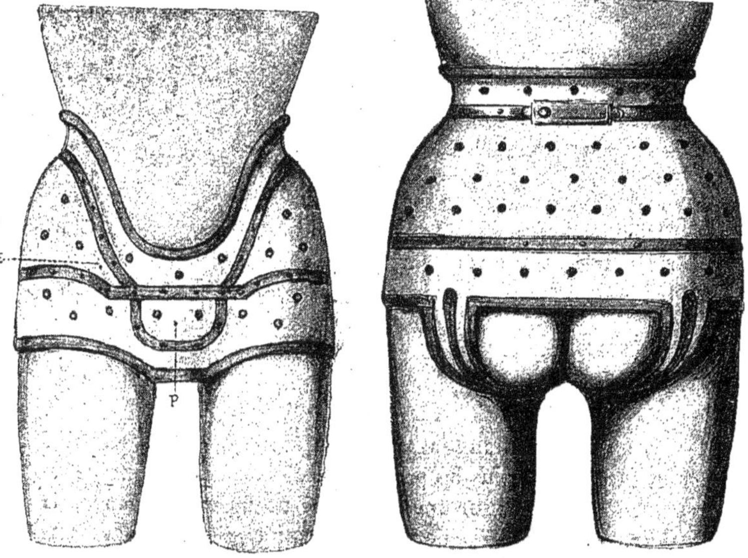

Fig. 37-38. — Ceinture pelvienne avec fixation ischiatique.

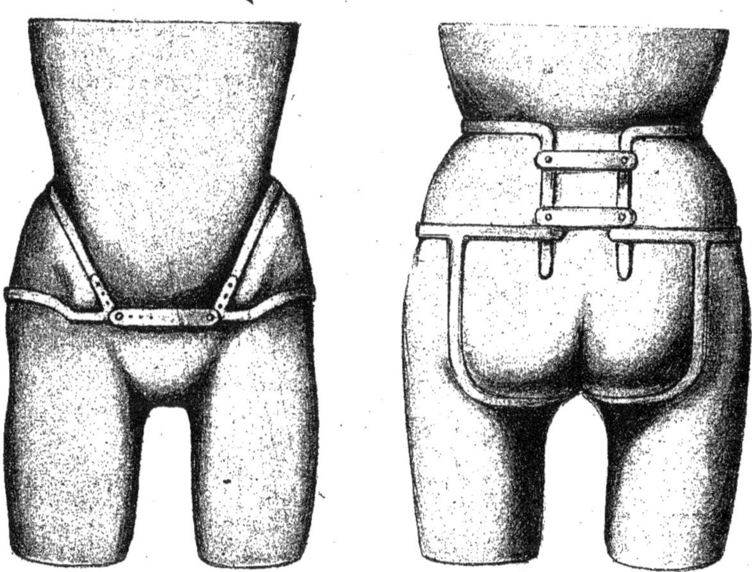

Fig. 39-40. — Bague de Hessing, vues antérieure et postérieure.

elle se termine par une sangle qui vient s'attacher en avant à l'angle des deux branches qui contournent et englobent l'épine iliaque antéro-supérieure. Une lanière horizontale réunit l'extrémité de l'angle formé par les branches antérieures à l'angle qui lui est symétrique au côté opposé.

Qu'on utilise la ceinture pleine ou la bague de Hessing, on confectionnera un corset si on continue l'appareil à sa partie supérieure, et un appareil pour le membre inférieur si on continue la partie inférieure de l'appareil.

La ceinture pleine que nous confectionnons en celluloïd est inamovible, du moins en ce qui regarde le malade ; les bords au niveau de leur section sont réunis par un système d'agrafes spéciales qui ne permettent aucun jeu de ces bords l'un sur l'autre; de plus, les parties latérales sont pleines.

En avant au contraire la bague de Hessing est fermée par une simple sangle, de plus les parties latérales du bassin sont dégagées, l'appui se fait sur une surface beaucoup moins grande, la pression sur l'épine iliaque antérieure est très limitée, de sorte qu'on réalise avec elle une fixation beaucoup moins efficace qu'avec la ceinture en celluloïd, aussi ne l'utilisons-nous que dans les appareils de convalescence et dans ceux qui ne réclament pas une fixation rigoureuse du bassin, tels les appareils de prothèse de cuisse où la bague de Hessing sert simplement de point de support à l'appareil (fig. 39-40).

CHAPITRE III

Technique générale de l'appareil platré.

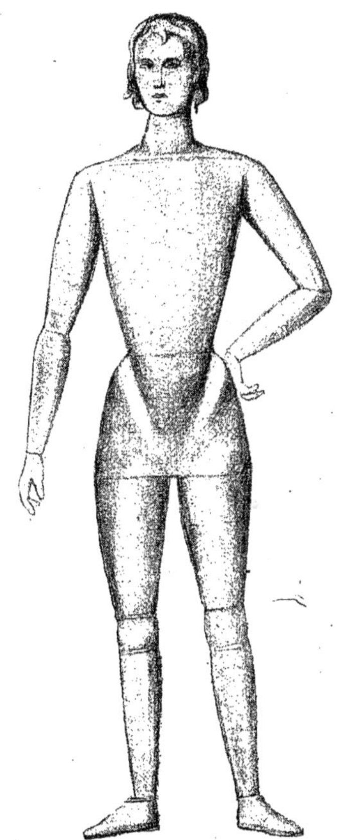

Fig. 41. — Destinée à montrer la constitution du corps humain
en segments coniques ou unités orthopédiques.

I. — PRÉPARATION DE LA BANDE PLATRÉE

La tarlatane la plus favorable à la préparation des bandes plâtrées est celle dont les mailles sont le plus serrées (100 mailles
par centimètre carré) et dont l'empesage assez léger ne supprime
pas la souplesse. On la trouve dans le commerce par coupons
d'un mètre de largeur et 10 à 30 mètres de longueur. La première manipulation consiste à préparer la bande elle-même en
déchirant la tarlatane en rubans de 5 mètres de long sur 6, 8 et
12 centimètres de largeur, suivant les besoins particuliers à la
région sur laquelle on opère. La longueur de la bande n'est pas
indifférente, et le chiffre de 5 mètres peut même être diminué
dans certains cas : plus la bande est étroite, moins elle doit être
longue : c'est une condition qui la rend plus maniable et évite le
déroulement en entonnoir préjudiciable à son application. Sous
peine de ne pouvoir la dérouler qu'avec de grosses difficultés, il
faut éviter d'effilocher les bords, ce qui sera d'autant plus facile
que les mailles seront plus serrées.

La bande est alors roulée serrée comme une bande ordinaire,
puis on la prend par son chef libre que l'on pose sur un lit de plâtre,
de telle façon que le plâtre se trouve immédiatement sous la
bande et la déborde largement de chaque côté (fig. 42). On commence alors à enrouler de nouveau en répartissant le plâtre à la
partie supérieure de la bande. Pour cela, au fur et à mesure de
l'enroulement, la main pose une poignée de plâtre sur la bande,
puis avec son bord cubital le répartit d'une façon égale sur toute
sa surface. De cette façon, les mailles de la tarlatane sont impré-
gnées de plâtre tant par la face inférieure qui se déroule sur le lit
de plâtre que par la face supérieure où la main vient directement
le poser et l'égaliser (fig. 43).

Il est important que le plâtre soit distribué d'une façon aussi
égale que possible afin d'éviter la production de grumeaux qui
ne peuvent être que gênants. D'autre part, une tarlatane à
mailles trop larges, en outre de l'effilochage plus facile, présente
le gros inconvénient de laisser filtrer la plus grande partie du
plâtre qu'on lui a confié.

L'enroulement de la bande doit aussi être fait avec précaution.

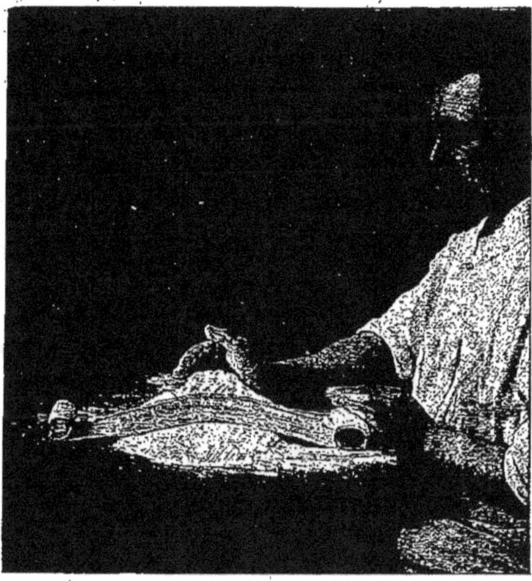

Fig. 42.
Le plâtre est pris pour être poussé sur la bande.

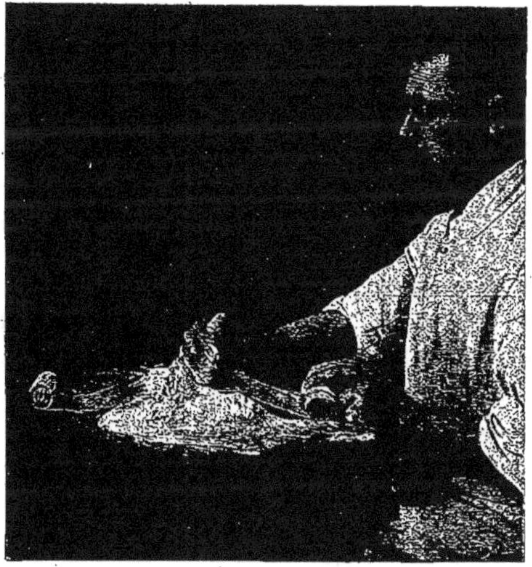

Fig. 43.
La main égalise le plâtre posé sur la bande.

Trop serrée, la bande ne s'imbibera de liquide que dans sa partie superficielle et son noyau restera à sec, inconvénient qui se produit également si la bande est trop chargée de plâtre ; trop lâche, au contraire, elle tendra, dès sa sortie de l'eau, à énucléer son noyau et à se dérouler en spirale, surtout si l'appareil que l'on veut appliquer est disposé verticalement. J'ai construit ces temps derniers un petit appareil destiné à faire les bandes plâtrées. Il permet de gagner un temps énorme étant donnée la rapidité avec laquelle il confectionne la bande. Cet appareil est constitué par un bâti de machine à coudre avec ses pédales et sa grande roue motrice, qui transmet les mouvements à l'axe d'un petit appareil fixé sur l'établi de la machine. Un système de roues dentées actionne deux axes dont l'un enroule la bande que l'autre pousse.

Manipulation de la bande plâtrée. — La bande plâtrée, telle que nous l'avons préparée, doit être conservée dans un endroit sec en attendant son utilisation, qui doit être faite dans la huitaine, sous peine d'avoir un plâtre défectueux. Quel que soit l'état de siccité des pièces où l'on conserve ces bandes, il se produit toujours une hydratation plus ou moins considérable du plâtre qui le rend défectueux, sinon impropre à tout usage.

Au moment de la préparation d'un appareil, on place la bande plâtrée dans l'eau, de façon qu'elle soit entièrement immergée. L'eau sera tiède de préférence pour éviter au malade une sensation de froid ; on n'y ajoutera du sel marin que dans les cas où l'on veut faire un appareil a prise rapide, soit que les circonstances ne permettent pas d'attendre une solidification lente, soit que l'on n'ait pour but que de prendre un simple moulage. L'addition du sel marin est en effet défavorable à la solidité de l'appareil, et l'on est obligé de lui donner une épaisseur considérable, si on ne veut pas le voir, au bout de quelque temps, s'effriter et casser.

La bande immergée dans sa totalité laisse échapper des bulles d'air pendant un certain temps ; quand cet échappement est terminé, on peut considérer la bande comme suffisamment imbibée de liquide ; un séjour par trop prolongé dans l'eau présente d'ailleurs l'inconvénient de retarder la prise du plâtre lors de son application, ou bien de faire durcir le plâtre à même l'eau où il

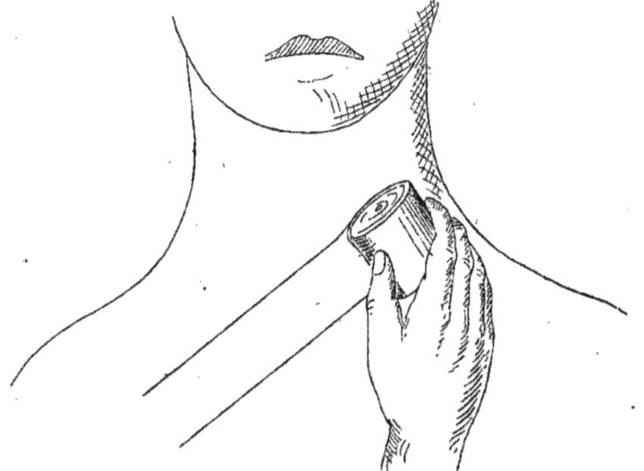

Fig. 44.
Globe déroulé à l'endroit.

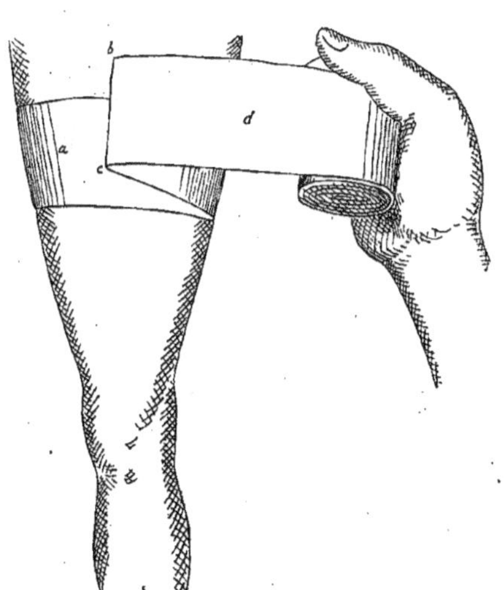

Fig. 45.
Globe déroulé à revers.

se trouve. Pour éviter ces ennuis, il est bon de n'immerger que deux bandes à la fois ; chaque fois qu'une bande est retirée, une autre vient prendre sa place, et le temps nécessaire pour dérouler deux bandes représente un temps d'immersion parfaitement suffisant.

Pour retirer la bande de l'eau, il faut la prendre à plat et non de champ ; à plat encore elle est serrée modérément entre les deux paumes pour expulser l'excès du liquide ; la manœuvre qui consiste à la tordre à la façon du linge qu'expriment les lessiveuses est tout à fait défectueuse, parce qu'elle crée des irrégularités qui ne pourront être que gênantes lorsqu'on lissera la bande au moment de son application.

Il ne reste plus qu'à mettre la bande en place, à la dérouler pour constituer l'appareil. Ce déroulement s'effectue presque toujours à l'endroit, c'est-à-dire le globe étant supérieur relativement à la partie déroulée (fig. 44); ce n'est qu'*exceptionnellement* et lorsque *des conditions spéciales y contraignent* que l'on pratique le déroulement à revers (fig. 45), c'est-à-dire le globe étant inférieur à la partie déroulée.

Ces deux modes de déroulement se pratiquent suivant deux techniques différentes. Si, ce qui est le cas le plus fréquent et le plus commode, on pratique le déroulement à l'endroit, le globe est tenu par sa partie cylindrique entre le pouce, d'une part, et, d'autre part, les quatre doigts de la main droite, pendant le premier temps de l'application de la bande ; le chef initial prend ainsi position pendant que la main gauche le lisse en sens inverse de son application. Ce point de départ établi, on commence le déroulement proprement dit et, cette fois, la main droite ne tient plus le globe, mais le déroule en le poussant au moyen de la paume à la façon d'un rouleau de pâtisserie.

Nous supposons, ce qui est le cas le plus habituel, que l'application de la bande se fasse sur une partie cylindrique ; il est évident que la paume de la main droite ne peut pousser le globe que durant une demi-circonférence (fig. 46); il faut donc, lorsque le rouleau est arrivé à l'autre extrémité du grand diamètre d'où est parti le chef initial, que la main gauche vienne suppléer la droite (fig. 47). A ce moment, la droite pratique le lissage de cette demi-circonférence de bande récemment enroulée en repas-

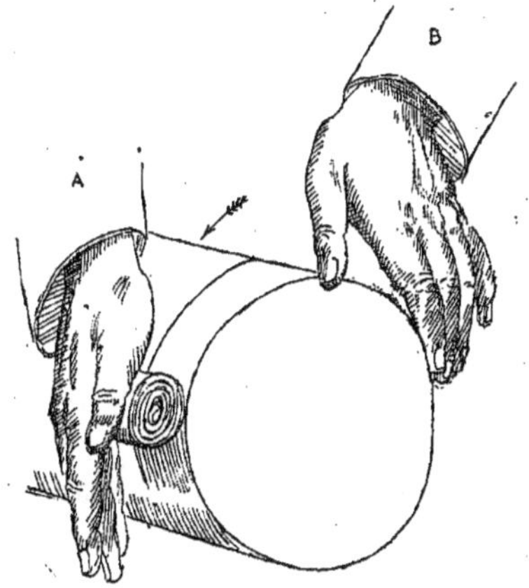

Fig. 46.

La main *A* déroule le globe comme si elle roulàit un rouleau
de pâtisserie : la main *B* lisse.

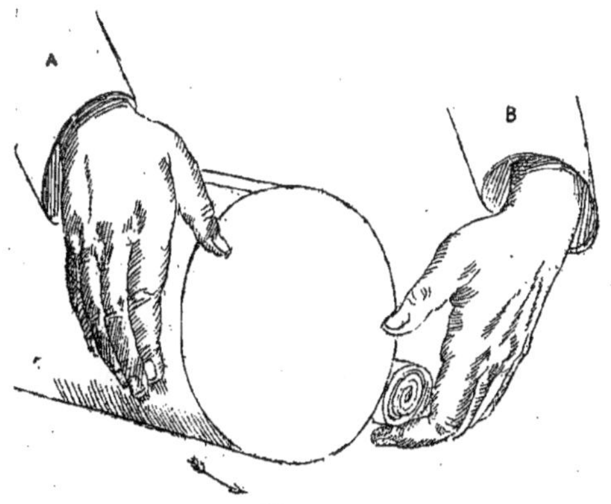

Fig. 47.

La main *B* déroule le globe ; la main *A* lisse la bande déroulée.

sant avec insistance dans le sens même du déroulement. La main
gauche ramène alors le globe en le déroulant d'une façon symétrique jusqu'à ce qu'elle l'ait ramené au point où la main droite
pourra le reprendre utilement ; à ce moment, la main gauche
abandonne le globe à la droite et pratique à son tour le lissage
dans les mêmes conditions, c'est-à-dire toujours dans le même
sens de déroulement ; on voit donc qu'à partir du moment où
le chef initial a pris position, la bande n'est plus tenue entre le
pouce et les autres doigts, mais seulement appliquée et déroulée
par la face palmaire des doigts.

Pour le déroulement *à revers* de la bande, le globe se trouvant
placé entre la partie à recouvrir et le chef initial de la bande, on ne
peut plus le dérouler en le poussant simplement à la façon du rouleau de pâtisserie, il faut, au contraire, tenir entre le pouce et les
autres doigts le globe éloigné de la surface à recouvrir (fig. 45) et
pratiquer le déroulement au fur et à mesure par des mouvements
actifs des quatre doigts, le pouce servant en quelque sorte de
point d'appui et de modérateur. Pour la seconde moitié de la
circonférence qui nécessite le changement de la main déroulante, les rôles se trouvent renversés, les quatre doigts faisant
cette fois office de point d'appui et le pouce déroulant activement
le globe. Ce déroulement à revers est d'ailleurs une manœuvre
d'exception qu'on n'emploie que dans des cas particuliers, quand
on veut faire une attelle de renforcement, ou appliquer des
bandes récurrentes, manœuvres que nous étudierons tout au
long en temps et lieu.

2. — TECHNIQUE GÉNÉRALE DE LA BANDE PLATRÉE

Pour dérouler régulièrement une bande il faut, nous l'avons
vu, le chef initial ayant été appliqué, se laisser diriger par la
bande elle-même, toute direction qu'on voudrait lui imposer
créant des conditions défectueuses dans son application. En pratique, la forme cylindrique est celle qui se prête le mieux à ces
applications. Si nous plaçons notre chef initial perpendiculairement à l'axe du cylindre, nous pouvons dérouler notre bande
en une série de circulaires qui se superposent (fig. 48); plaçons-

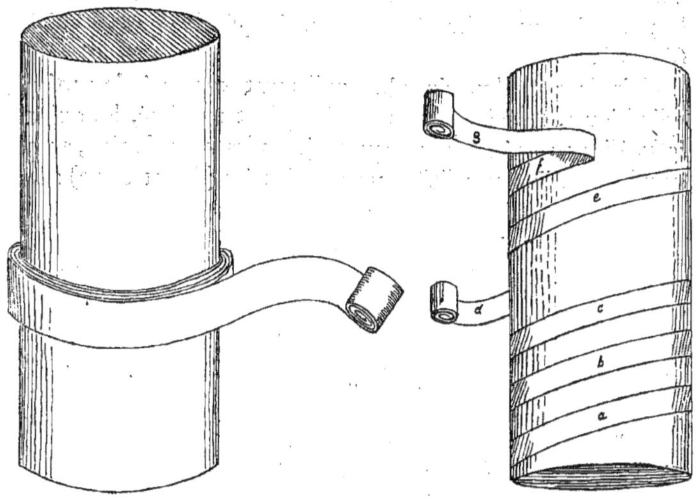

Fig. 48.
La bande déroulée perpendiculairement à l'axe du cylindre est toujours recouvrante.

Fig. 49.
La bande déroulée obliquement par rapport à l'axe du cylindre forme une série de doloires *a*, *b*, *c*, parallèles entre elles.

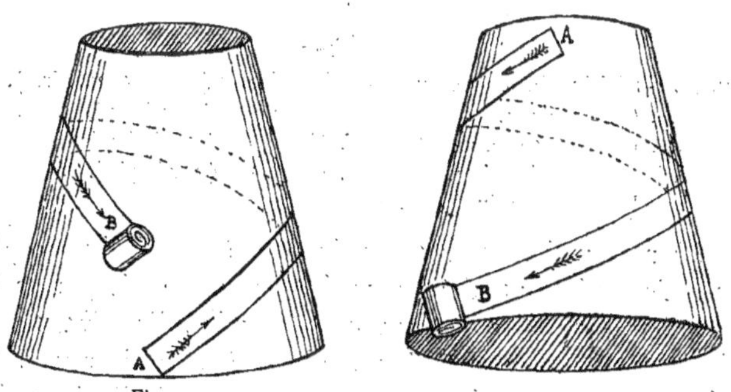

Fig. 50.

Fig. 51.

Enroulement de la bande plâtrée sur une partie conique : la bande se trouve toujours ramenée vers la grande base du cône.

nous notre chef initial d'une façon oblique, notre bande se déroulera en spires parallèles régulièrement jusqu'à l'autre extrémité (fig. 49).

Mais le corps humain n'est nullement composé de parties cylindriques. Les divers segments dont il est constitué, les *unités orthopédiques*, représentent presque toujours des troncs de cône, avec grande et petite bases différemment orientées (fig. 41 et 52) : la

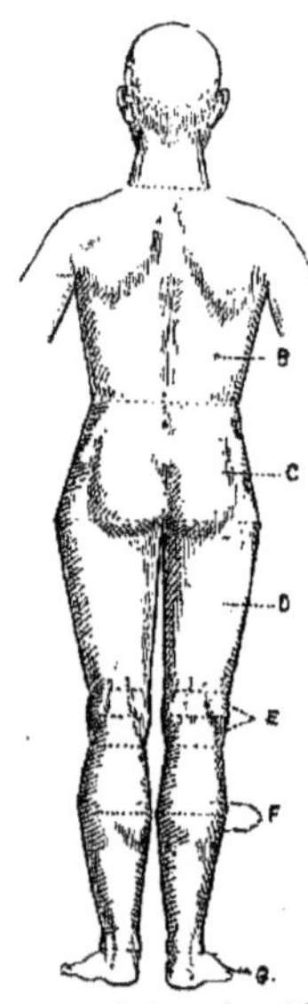

Fig. 52.— Division du corps en unités orthopédiques (cônes et cylindres).

A. Cône du cou.
B. Cône du torse.
C. Cône des hanches.
E. Double cône du genou.
D. Cône formé par la cuisse.
F. Cône formé par la jambe.
G. Cône formé par le pied.

cuisse, par exemple, est un tronc de cône à grande base supérieure. L'enroulement d'un tronc de cône ne se fait pas de la même façon que l'enroulement d'un cylindre. En effet toute bande appliquée sur celui-ci a tendance à se diriger vers la grande base d'autant plus promptement que l'inclinaison du cône est plus forte. Supposons, en effet, que sur la petite base du tronc de cône nous déroulions une bande, il est évident que, si nous voulons lui faire suivre une direction perpendiculaire à l'axe du cône, le bord de la bande qui est plus près de la petite

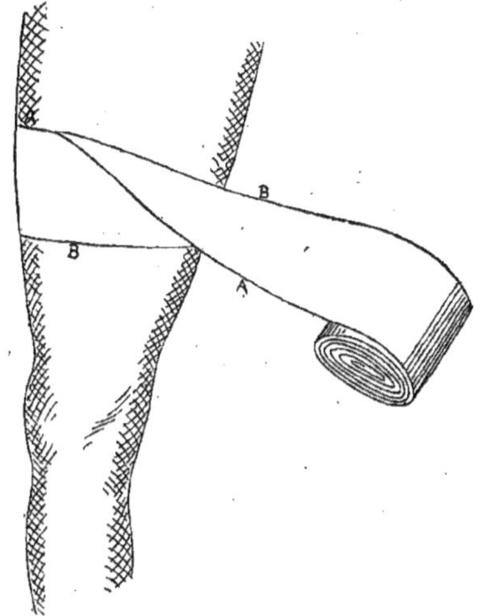

Fig. 53.
Renversé ordinaire fait avec la bande de toile.

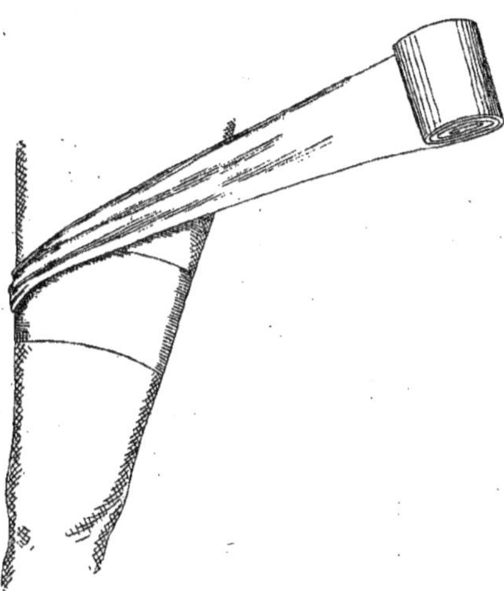

Fig. 54.
La bande de plâtre changée de direction pendant son déroulement se plisse
sur elle-même et forme cordage.

base n'ayant sous lui qu'une circonférence beaucoup plus petite, déterminera une série de godets qui, dans la bande mouillée, deviennent des plis ; d'ailleurs si l'on cherche à faire adapter la bande exactement, ces plis tendront à s'effacer, c'est-à-dire la bande inclinera sa direction du côté opposé au bord de bande le plus large.

La bande s'éloignera donc du bord susceptible de faire des plis, lequel, nous venons de le voir, est précisément celui qui est tourné vers la petite base du cône (fig. 50 et 51).

Toute bande déroulée sur un tronc de cône est donc invariablement ramenée plus ou moins vite vers la grande base de ce cône.

Néanmoins la pratique exigeant la plupart du temps que l'on puisse imposer à la bande une direction donnée, il y a des procédés qui permettent de concilier les deux choses : conditions de déroulement de la bande et direction appropriée. Nous allons étudier ces procédés sous le nom de *retournés*.

Retournés. — *Le renversé* pratiqué dans la chirurgie courante avec la bande de toile en faisant exécuter obliquement, à l'aide du pouce, à la face externe de la bande, un pli sur elle-même, de manière que son bord supérieur devienne inférieur et que sa face interne devienne face externe (fig. 53), ne peut nous être d'aucune utilité pour nos bandes plâtrées. Le seul résultat qu'il procurerait serait de déterminer des plis longitudinaux et de transformer notre bande souple en un cordage plus ou moins irrégulier. Nous ne parlerons que pour le proscrire du procédé qui consiste, comme on a coutume de le faire ordinairement, à changer purement et simplement la direction de la bande en la plissant sur elle-même (fig. 54). Cette façon de transformer ainsi la bande en une sorte de corde est des plus néfastes. Les plis et saillies que forme cette bande se répercutent à l'intérieur de l'appareil et sont souvent l'occasion de graves ennuis (escharre).

Le renversé des chirurgiens, pratiqué avec la bande de toile, n'a aucune utilité pour celui qui manie la bande plâtrée, laquelle ne présente aucune rigidité. Nous avons imaginé, pour obtenir les changements de direction, une manœuvre appropriée à la matière souple qu'il s'agit de diriger. Cette manœuvre consiste d'une façon générale à faire revenir la bande en retour du chemin qu'elle vient de parcourir. C'est le retourné. Pour répondre aux conditions diverses qui se présentent dans la pratique, nous avons quatre façons différentes de pratiquer le retourné. Chacun de ces retournés a ses indications très nettes ; l'ensemble des quatre retournés permet de résoudre toutes les difficultés qui peuvent se présenter au cours de la fabrication d'un appareil plâtré quelconque :

1° Le retourné simple ;

2° Le double retourné en deux temps ;

3° Le retourné à la volée ou de main libre ;

4° Le double retourné en un temps.

Ces divers retournés ne sont pas employés indifféremment : il y a des indications tirées de la position du membre à recouvrir, c'est ainsi que le retourné de main libre n'est utilisable que sur un membre horizontal ; elles peuvent ressortir d'autres motifs, tels que le déplacement spécial à obtenir. Mais de toutes façons, au moyen de ces quatre procédés, on peut répondre à toutes les indications. Examinons-les séparément.

1° *Retourné simple. Son utilité.*

Si nous arrêtons brusquement par un pli le déroulement d'une bande et que, changeant le globe de main, nous continuions à le dérouler à revers, revenant ainsi sur son chemin, nous avons fait un retourné simple. Le lissement de la bande ainsi déroulée se fait de tel sens que la main se dirige vers le pli de façon à l'appliquer sur les bandes sous-jacentes, tandis que, par une manœuvre inverse, on risquerait fort de le décoller (fig. 56).

Ce retourné est utilisable dans deux circonstances :

a) Lorsque l'on veut faire une attelle plâtrée au moyen d'une seule bande (retournés alternatifs aux extrémités de l'attelle) ; on construit ainsi aussi solide que l'on veut.

b) Lorsqu'on veut recouvrir des régions où les circulaires sont impossibles, comme la région thoracique (fig. 57), la région occipitale. Une condition de solidité de ce retourné est qu'il puisse adhérer sur une assise de bande plâtrée. Par exemple, à la figure qui représente une attelle construite par ce procédé dans la région dorsale supérieure, nous voyons les retournés qui constituent l'attelle établis sur des bandes verticales qui leur servent d'assises.

2° *Double retourné en deux temps.*

Ce n'est pas autre chose qu'une bande récurrente dont les retournés sont très voisins l'un de l'autre.

Après être retournée en arrière (fig. 58), la bande reprend sa direction principale, modifiée toutefois (fig. 59). Suivant qu'on ramène la bande en haut ou en bas, on peut en effet faire le second pli plus ou moins oblique dans le sens correspondant. La technique est donc exactement la même que pour un retourné simple exécuté deux fois.

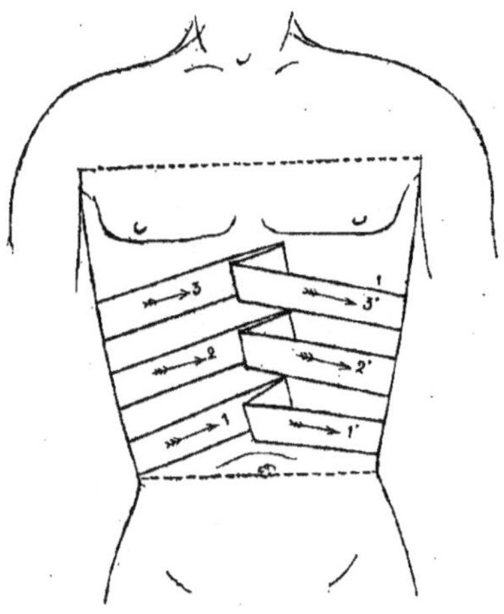

Fig. 55.

Série de doubles retournés en deux temps servant à recouvrir le torse.

Pratiquement, ce retourné sert à recouvrir un cône à base supérieure placé en position verticale; nous savons qu'il faut alors lutter contre la tendance de la bande à remonter vers la base. Il n'y a que le torse qui se trouve dans cette condition, car il est des cas où l'appareil doit être fait le sujet se trouvant placé en position verticale (fig. 55).

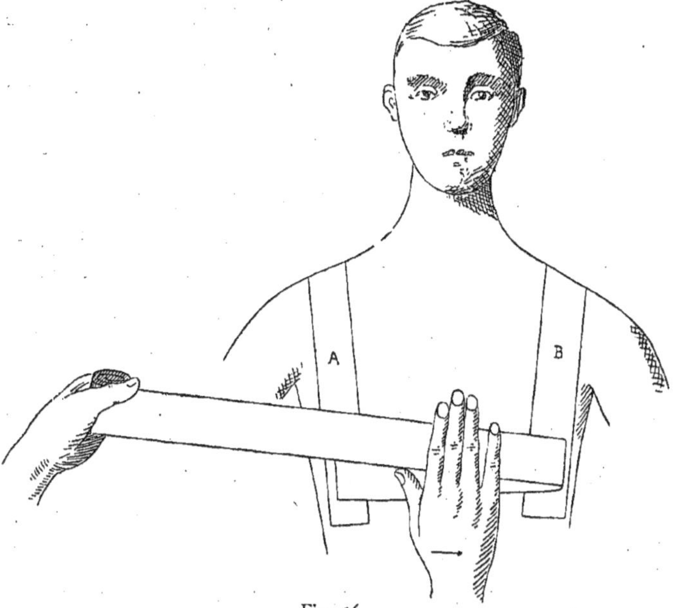

Fig. 56.

Technique du retourné, simple bande déroulée à revers.

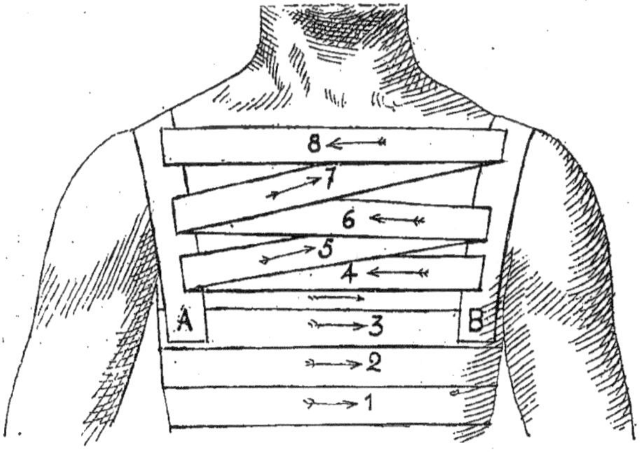

Fig. 57.

Bandes récurrentes 4, 5, 6, 7, 8 formées d'une série de retournés
simples, faits alternativement sur les assises *A* et *B*.

La cuisse, qui est dans la même position de cône à grande base supérieure, peut être le plus souvent amenée à l'horizontalité, et au retourné à deux temps on peut suppléer par un double retourné en un temps, comme nous le verrons tout à l'heure. Pour la facilité opératoire, il est préférable d'envelopper la cuisse en position horizontale, car la pesanteur de la bande nous aide au lieu qu'elle nous nuit en position verticale ; si nous sommes obligé de recourir à cette dernière, nous prenons la précaution de porter des assises en enroulant au préalable quelques tours de bande autour du thorax, de façon à ce que nos retournés, prenant point d'appui mi-partie sur le plâtre, mi-partie sur le jersey, ne soient pas susceptibles de se décoller, comme cela est fatal lorsqu'on veut les pratiquer sur le simple jersey. A la vérité, on pourrait, au moyen de simples tours de spires, arriver au même résultat, mais la nécessité de couper la bande une fois arrivé à la base et de recommencer un certain nombre de fois cette opération, ferait de ce procédé une manœuvre beaucoup trop longue et de tout point inférieure à celle du double retourné.

Pour recouvrir un cône placé horizontalement, le double retourné pourra être utilisé ; mais avec quelque habitude de la méthode on aura beaucoup plus vite fait alors de pratiquer le retourné de main libre.

En résumé, le double retourné en deux temps est la méthode la plus longue (puisqu'elle exige un changement de main du globe pour déterminer un changement de direction du globe). On n'y aura recours que lorsque les autres procédés ne pourront être appliqués : sur un cône placé horizontalement, il sera toujours possible de pratiquer le double retourné de main libre ; quant aux cônes placés verticalement, ceux dont la petite base est supérieure permettent l'emploi de retournés en un temps ; il ne reste donc en définitive que les cônes verticaux à grande base supérieure où l'on se verra obligé d'avoir recours au double retourné en deux temps.

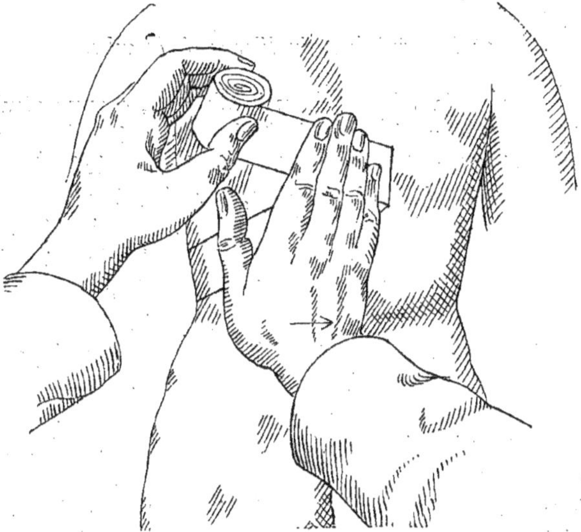

Fig. 58.
Premier retourné simple. Les bandes qui servent d'assises
ne sont pas figurées.

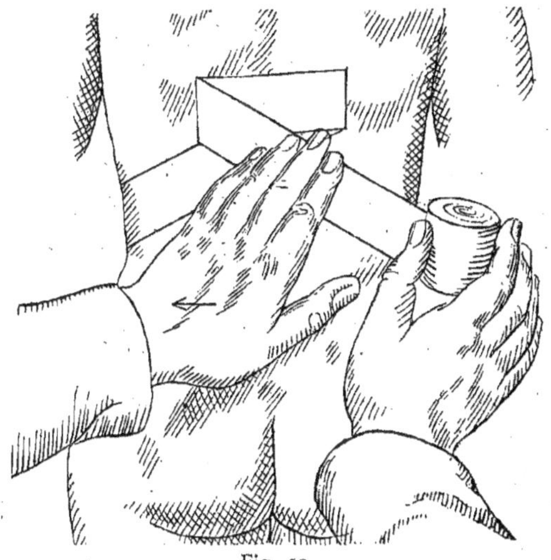

Fig. 59.
Deuxième retourné simple.

    C. DUCROQUET

3° *Retourné de main libre ou à la volée.*

Le retourné à la volée ou de main libre est, comme résultat, exactement la même chose que le double retourné en deux temps. Nous ne lui avons fait une place à part qu'à cause de la différence de manuel opératoire. Ici, en effet, la main déroulante, saisissant le globe entre le pouce et les quatre autres doigts (fig. 60), le soulève en même temps qu'elle dirige la bande d'une façon rétrograde (fig. 61), décollant ainsi la partie de bande déroulée en dernier lieu (c'est, si l'on veut, le premier temps d'un retourné simple sans que le globe change de main); puis revenant au sens direct (fig. 62 et 63), le globe est rapproché de l'appareil, laissant ainsi tomber la bande qui a effectué un second pli que la main glissante vient coller sur les couches sous-jacentes.

Cette manœuvre donne un bénéfice notable au point de vue rapidité, c'est simplement un coup de main à acquérir.

Comme le poids de la bande entre en jeu dans cette manœuvre, on comprend qu'elle ne puisse être appliquée que sur une partie horizontale, mais dans ce cas, c'est celle qui devra être préférée. Les appareils pour le membre inférieur sont donc ceux qui bénéficieront le plus de cette technique.

Notons que pour pratiquer le retourné de main libre il est nécessaire que l'opérateur domine complètement le malade, c'est-à-dire que la table où se trouve l'opéré doit être peu élevée, de façon à faciliter la manœuvre d'élévation et d'abaissement de la bande qui font partie de la technique du retourné.

4° *Double retourné en un temps.*

D'après ce que nous venons de voir, sur un cône placé verticalement nous sommes obligé de recourir au double retourné en deux temps qui est un peu long, mais lorsque ce même cône vertical se trouve avoir sa grande base inférieure, nous pouvons recourir au double retourné en un temps. Nous savons que, en roulant notre bande autour d'un cône vertical à grande base

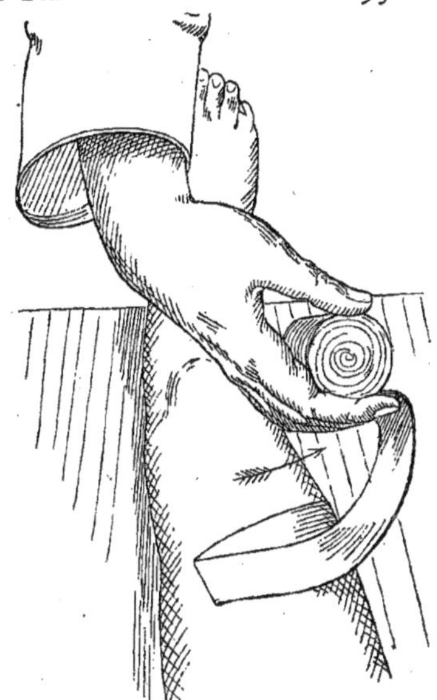

Fig. 60.
Bande tenue à pleine main.

Fig. 61.
Premier retourné à la volée.

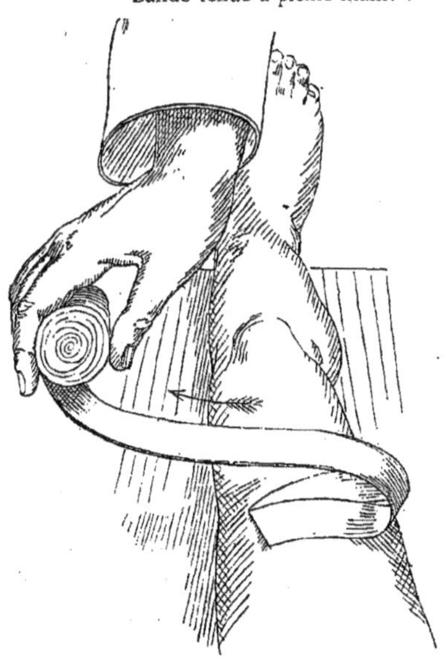

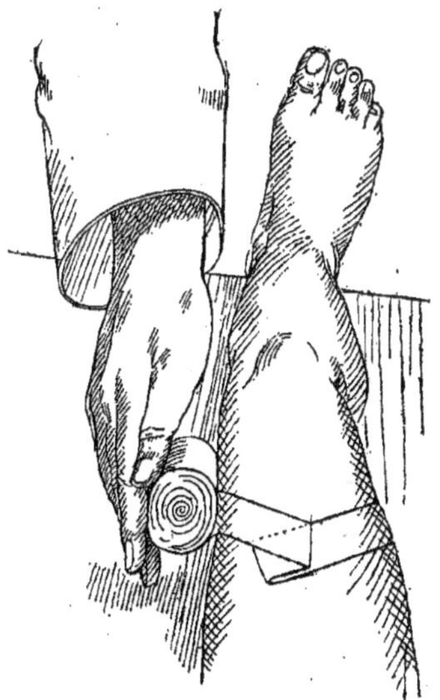

Fig. 62.
Deuxième retourné à la volée.

Fg. 63.
La bande va enrouler la cuisse.

inférieure, le bord supérieur de la bande se trouve trop long. Avec l'index de la main gauche (fig. 66, 67 et 68), décollons ce bord supérieur faisant un pli plus ou moins considérable, rabattons-le ensuite en bas sur le côté gauche en le lissant avec la main dans la direction inverse du déroulement de la bande. Nous avons, de la sorte, facilité notre changement de direction sans que la main déroulante ait lâché le globe. C'est le double retourné en un temps. Ce retourné spécial ne peut donner de bons résultats qu'à la condition de prendre un contact total avec une bande plâtrée sous-jacente (fig. 64 et 65).

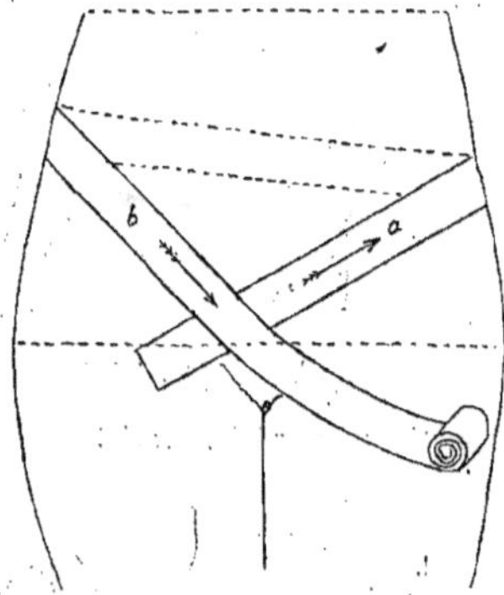

Fig. 64.

Bande déroulée sur le tronc de cône des hanches à grande base supérieure, partie de *a* elle est ramenée en *b*.

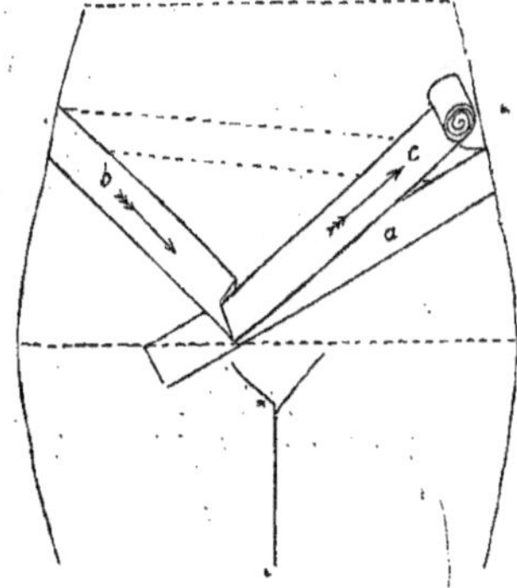

Fig. 65.

Le double retourné changeant la direction de la bande est pratiqué sur une bande sous-jacente *a*.

Il ne peut cependant être utilisé que dans les cas d'un cône à grande base inférieure. On comprend que si le cône a sa grande base supérieure, le pli devra être effectué sur le bord inférieur de la bande; or, c'est une manœuvre que l'index gauche ne pourrait faire que d'une façon très maladroite et en pratiquant un pli d'une obliquité beaucoup trop considérable et qui tendrait à faire faire corde à la bande.

Notons ici que, à quelque retourné que l'on ait recours, le changement de direction imposé à la bande ne doit jamais dépasser certaines limites; il se traduit par une obliquité plus considé-

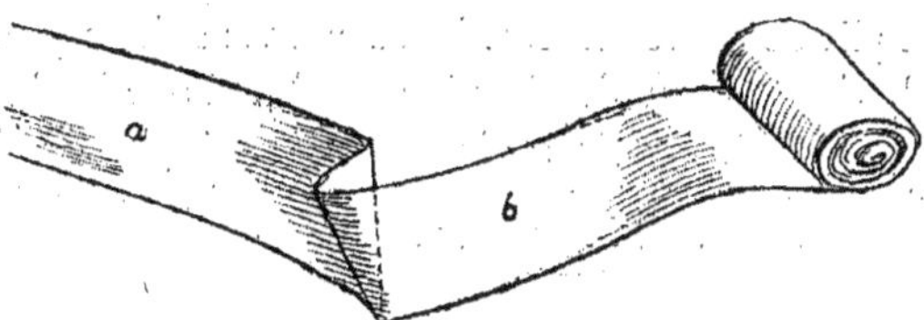

Fig. 66. — Double retourné en un temps. La bande qui avait la direction *a* a pris, grâce au double retourné, la direction *b*, formant ainsi un angle ouvert en haut.

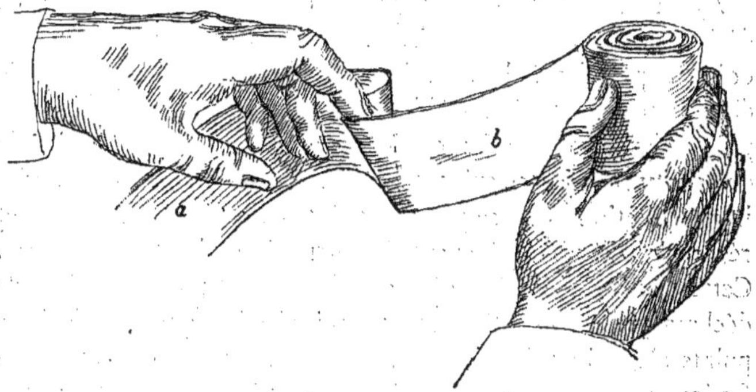

Fig. 67. — La main libre pratique avec l'index le double retourné en décollant et attirant à elle le bord supérieur de la bande déroulée.

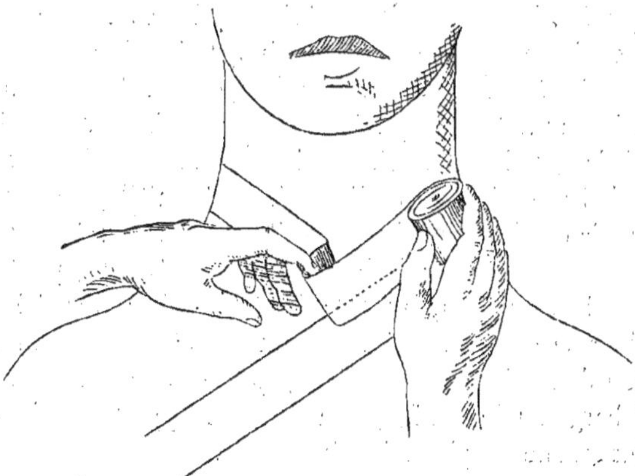

Fig. 68. — Double retourné servant à changer la direction d'une bande déroulée sur le cou.

rable des plis de renversement. Nous pouvons donc préciser les limites de changement de direction en disant que le pli de renversement ne doit jamais avoir une obliquité plus considérable que la diagonale d'un carré ayant pour côté la largeur de la bande. C'est une notion absolument générale.

De la nécessité de modeler.

Ayant précisé le rôle des points d'appui, de fixation et de décharge, il nous faut envisager quelles conditions techniques doivent présider à leur utilisation. Une indication essentielle domine tout : la nécessité de modeler, que l'on ait affaire aux points d'appui, de fixation ou de décharge. Cette nécessité découle de raisons différentes suivant les cas : bonne fixation, c'est-à-dire immobilisation sérieuse pour les points d'appui et de fixation, et répartition égale prévenant la formation de toute escarre. Cette dernière condition s'impose absolument pour les points de décharge, mais elle a également son indication quand il s'agit de points d'appui ou de fixation. Supposons, par exemple, que nous fassions un appareil sur une gibbosité pottique munie d'une apophyse épineuse très saillante. Si notre appareil passe sur cette gibbosité à la façon d'un pont, le point saillant, seul en contact, ne tardera pas à faire escarre, inconvénient qui ne sera nullement à redouter si la pression est uniformément répartie en chacun des points, grâce à un modelage précis ; c'est pour la même raison qu'est mauvaise la pratique trop fréquente qui consiste à arrêter l'appareil à la base de la gibbosité. Celui-ci supporte tout le contact des bords de l'appareil sur une ligne circonférentielle, d'où escarre.

Dans la construction des appareils, il est très fréquent qu'un point de fixation ou de décharge serve en même temps de point d'appui ; le calcanéum, la rotule, les épines iliaques antérieures et supérieures se trouvent fréquemment dans ce cas. Comme l'indication de modelage est générale, que l'on ait affaire à un point de décharge ou de fixation, cela ne nous apporte d'ailleurs rien de plus qu'une simplification éventuelle.

LIVRE II

LE MAL DE POTT

CHAPITRE I

Notions générales sur l'immobilisation du rachis.

Points de fixation et points d'appui.

Le but thérapeutique dans le traitement du mal de Pott est d'obtenir une décharge de la partie antérieure des corps vertébraux malades.

Cette décharge est obtenue en modifiant la courbure du segment vertébral incriminé, de telle façon que les apophyses épineuses se rapprochent les unes des autres, tandis que la partie antérieure des corps vertébraux s'éloigne. Cette manœuvre aura pour résultat d'augmenter la lordose dans les régions où il y a lordose (segment lombaire et segment cervical) et de diminuer la cyphose dans les régions où il y a cyphose (segment dorsal).

Or, nous avons deux façons de modifier ainsi une courbure vertébrale : la première, la plus directe et la plus simple, est de récliner purement et simplement les deux extrémités de la courbure, c'est-à-dire de rapprocher ces deux extrémités d'un plan rigide situé derrière la colonne vertébrale. Ce plan très concave est placé derrière la concavité (moins grande) de la lordose et si l'on rapproche de lui les extrémités de la courbe, la flèche de lordose se trouve augmentée d'autant.

Ce même plan étant à peu près droit est situé derrière la convexité de la cyphose ; si l'on rapproche de lui les extrémités de la courbe, la flèche de cyphose se trouve diminuée d'autant. Voilà donc la première façon de modifier une courbe vertébrale.

La seconde est une façon indirecte. On peut constater physiologiquement son mécanisme dans l'existence des courbures dites de compensation. On sait que si la lordose de la région lombaire s'exagère, on voit apparaître en même temps comme phénomène compensateur une augmentation de la cyphose de la région dorsale. L'explication de ce phénomène est d'ordre uniquement statique.

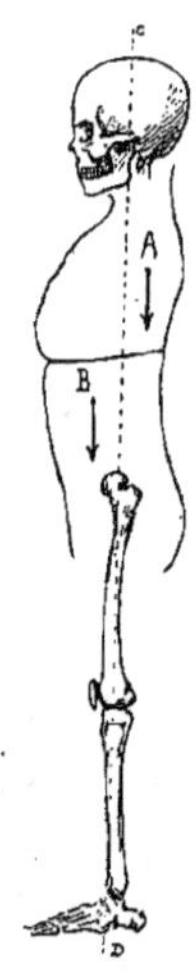

Fig. 69. — Homme normal. C D, verticale passant par l'axe bi-trochantérien par laquelle doit passer la résultante de A, centre de gravité de l'unité thoraco-céphalique et B, centre de gravité de l'unité abdominale.

On peut considérer le torse comme composé de deux unités statiques, le thorax et l'abdomen, qui ont chacun un centre de gravité propre, mais dont la résultante doit passer par l'axe bi-trochantérien sous perte immédiate d'équilibre. Ces deux centres de gravité ainsi compris, on conçoit que la variation de l'un entraîne une variation correspondante en sens inverse de l'autre, afin que la résultante ne soit pas changée (fig. 69).

C'est là ce qui explique le phénomène de la courbure compensatoire : le sujet atteint de cyphose (fig. 70) présente une exagération de la lordose lombaire ; pour ne pas être précipité en arrière, il doit ramener en avant, le centre de gravité de sa partie abdominale, et ce n'est qu'au moyen d'une exagération de la lordose qu'il arrive à un tel résultat.

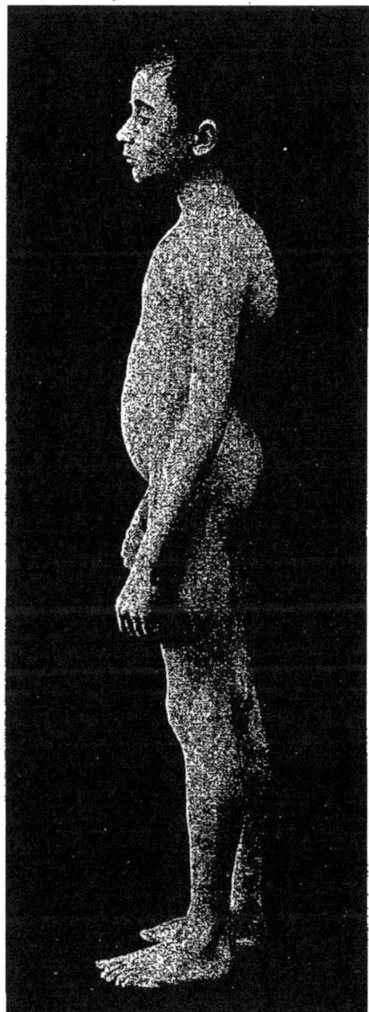

Fig. 70. — Cyphose pottique et lordose de compensation.

De même si l'on considère un enfant à ventre proéminent,
on voit que l'exagération de sa lordose est accompagnée d'une
exagération de cyphose dorsale (fig. 71). Cyphose toute physiologique d'ailleurs; si l'on prie l'enfant de rentrer son ventre,
c'est-à-dire de reporter en arrière son centre abdominal, on
voit la cyphose dorsale disparaître (fig. 72).

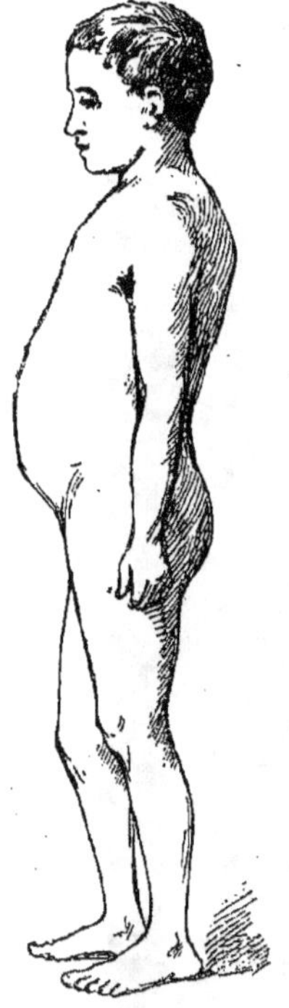

Fig. 71. — Enfant à ventre proéminent : lordose lombaire et
cyphose dorsale.

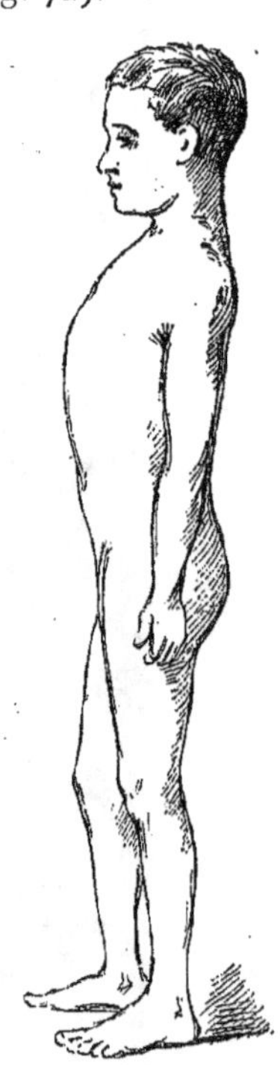

Fig. 72. — Le même enfant :
contraction des muscles abdominaux, ramenant le centre
statique de l'abdomen en arrière
et occasionnant la disparition
de la cyphose dorsale.

Il y a donc un lien mécanique entre les diverses courbures de
la colonne vertébrale; exagérer une courbure, c'est en même temps
modifier les autres courbures, et il y a lieu de tenir compte de ce
fait dans la plus large mesure.

Donnons deux applications de ce principe.

Dans *le mal de Pott* lombaire la décompression des vertèbres malades nous amène à pratiquer l'augmentation de lordose de cette région. Cette augmentation de lordose détermine une augmentation de cyphose dorsale.

Dans le mal de Pott dorsal moyen les conditions sont toutes différentes et si l'on veut porter son action sur le segment dorsal, il faut bien se garder de provoquer une augmentation de lordose de la région lombaire ; c'est le contraire qui serait logique, et la diminution de la lordose lombaire favorisera très largement la diminution de la cyphose dorsale.

C'est pourquoi il ne faut procéder aux modifications de courbures vertébrales qu'en s'adressant directement au segment incriminé. Il est injuste de parler de lordosisation générale, comme si la lordosisation était une méthode qui dût s'appliquer à toute lésion vertébrale.

Nous avons insisté longuement sur cette façon de modifier une courbure vertébrale, afin de nous mettre en garde précisément contre des pratiques en apparence favorables, mais désastreuses en réalité. En effet, la décompression des vertèbres lombaires nous amène à pratiquer l'augmentation de la lordose de cette région. Cette augmentation de lordose détermine une augmentation de cyphose dorsale, et si nous nous trouvons en présence d'un mal de Pott dorsal, nous avons créé une augmentation de la cyphose au lieu d'en créer une diminution, nous avons augmenté la compression subie par les vertèbres malades au lieu de les décharger. C'est un résultat désastreux.

Nous savons que pour confectionner un appareil d'immobilisation, il est nécessaire de recourir à deux sortes de repérés :

A. Les points de fixation.

B. Les points d'appui.

A. Points de fixation.

Que nous ayons à faire un corset ou une minerve, notre première préoccupation doit être de faire un appareil qui reste rigoureusement solidaire des segments osseux qu'il est appelé à recouvrir : en d'autres termes, nous devons nous préoccuper de la fixation de l'appareil.

Les points de fixation sont, nous le savons, les points de support de contre-ascension et de contre-rotation.

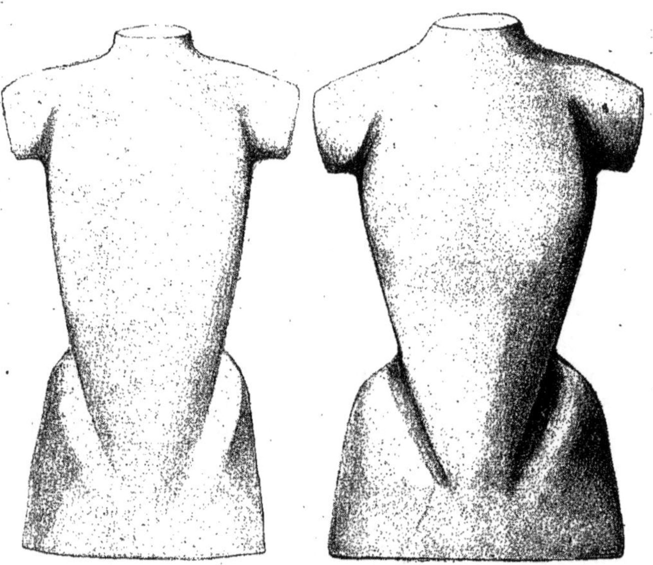

Fig. 73. — Buste de garçon devant porter un corset.

Fig. 74. — Buste de jeune fille destiné à montrer que des formes plus accusées donnant des points de fixation de plus grande valeur.

Examinons successivement ce que sont, en réalité, ces divers points.

1° *Les points de support* sont au nombre de deux : les hanches et les épaules.

Le dôme des hanches représente le point de support, on peut dire idéal ; sa large surface osseuse, sa forme évasée, sa fixité, en font des butoirs excellents pour les corsets modelés sur lui. Sa valeur comme point de support varie avec le développement qu'il acquiert suivant les individus; butoir puissant chez la femme, il s'efface chez les jeunes sujets où il ne peut nous servir que si nous prenons soin de pratiquer un modelage attentif (fig. 73 et 74).

Les épaules représentent un autre point de support également précieux, mais beaucoup moins favorable que le dôme des hanches. En effet les épaules conservent une mobilité relative sur la cage thoracique. L'amplitude de leur déplacement est assez grande pour en faire un point de support défectueux. En réalité, les épaules ne sont utilisables comme point de support que dans les minerves : là, en effet, l'appareil arrêté par des points de contre-ascension absolument fixes empêche lui-même les épaules de se déplacer et les transforme ainsi en un bon point de support.

Il n'en serait pas de même pour un corset qui, privé d'un point de contre-ascension aussi puissant, ne trouverait dans les épaules qu'un point de support trop mobile. D'ailleurs, pour le corset, il est absolument impossible d'employer les épaules comme point de support. En effet, par définition, la lésion osseuse qui nous force à poser un corset se trouve située au-dessous des épaules ; ce serait donc indirectement faire porter le poids de l'appareil sur la lésion elle-même que prétendre faire des épaules un point de support dans un tel cas.

Les épaules sont donc un point de support déplorable pour les corsets, excellents pour les minerves.

2° *Les points de contre-ascension* sont au nombre de trois : les ischions, le torse et la base de la tête. L'ischion représente un point de contre-ascension excellent par sa fixité et pour la facilité avec laquelle ils sont modelables. Malheureusement le modelage de l'ischion nécessite la présence de sous-cuisses qui représentent, eux, une gêne notable pour le patient. Cette gêne est telle que dans la pratique on n'emploie jamais l'ischion comme point de contre-ascension : toutes les fois où on l'utilise dans un appareil, c'est uniquement parce qu'il joue un rôle nécessaire comme point d'appui. L'ischion représente donc en réalité un point de contre-ascension plus théorique que pratique.

Le torse, par sa forme de cône à grande base supérieure, représente un butoir dont la très large surface compense jusqu'à un certain point les défauts inhérents à sa mobilité. En fait, dans la plupart des corsets le torse suffit comme point de contre-ascension. Il faut remarquer en effet qu'un point de contre-ascension n'a pas besoin d'avoir les mêmes qualités qu'un point de support ; le poids même de l'appareil représentant un élément non négligeable de contre-ascension.

Enfin la base de la tête par toute la région occipitale et sous-maxillaire nous offre un point de contre-ascension absolument rigide et très efficace. Bien entendu il ne peut être utilisé que pour les minerves. Mais il y joue un rôle essentiel, ainsi que nous l'avons expliqué en parlant des épaules.

Les points de contre-rotation sont au nombre de deux : la région du bassin et la région des épaules.

On comprend que le bassin, par sa forme ovalaire, s'oppose naturellement à toute rotation d'un appareil modelé sur lui, spécialement les épines iliaques antérieures et supérieures présentent des points de butée très efficaces. Les corsets trouvent dans le bassin leur point de contre-rotation.

Quant aux épaules, leur forme même assure l'impossibilité de tout mouvement de rotation d'un appareil plâtré sur elle. Elles représentent le point de contre-rotation naturel des minerves.

B. Les points d'appui.

Pour immobiliser une articulation, nous avons vu qu'il est nécessaire d'appliquer un appareil autour de chacun des deux segments de l'articulation ; de plus, l'appareil doit être solidaire de chacun des segments qu'il recouvre. Pour le rachis la question devient beaucoup plus complexe. Nous n'avons aucune prise directe sur une articulation vertébrale envisagée isolément, par exemple la troisième et la quatrième lombaire. Le rachis, chapelet de multiples articulations, ne se prête que difficilement aux modifications que l'on veut lui opposer ; heureusement des intermédiaires résistants nous permettent d'agir sur lui : le bassin, la ceinture thoracique, la tête, sont ces intermédiaires, suivant le point où l'on veut agir.

Le bassin forme une ceinture osseuse résistante et indéformable, c'est dire que nous y trouverons des points d'appui sérieux.

La ceinture thoracique nous permet d'utiliser les côtes fixées d'une part au sternum, d'autre part aux vertèbres ; on comprend qu'une pression exercée sur le sternum ou sur la partie antérieure des arcs costaux empêche les vertèbres qui y correspondent de se déplacer en avant. Malheureusement, les arcs costaux n'ont

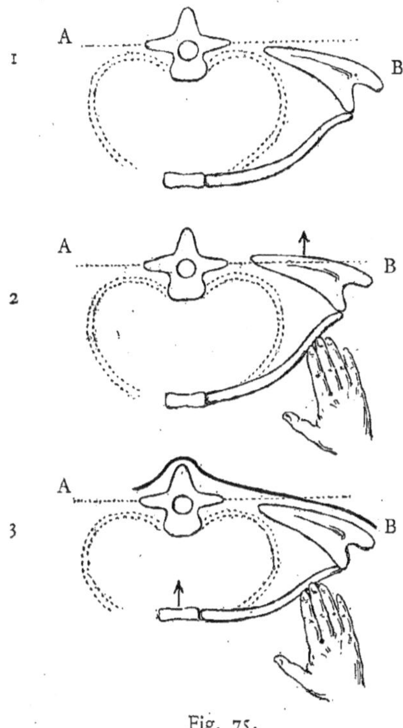

Fig. 75.

1. B, omoplate. A, ligne frontale postérieure.
2. La clavicule poussée en arrière entraîne l'omoplate derrière la ligne frontale A.
3. Un plan résistant (appareil plâtré) est placé derrière l'omoplate. La pression sur la clavicule n'a plus d'action sur elle, c'est le sternum qui tend à aller en arrière.

pas une valeur égale, les côtes inférieures sont munies de cartilages costaux peu résistants ; de plus chacun de ces groupes costaux pris à part offre une circonférence très vaste, et l'on sait que l'aplatissement d'un anneau est d'autant plus facile qu'il possède un plus grand rayon.

Il ne nous reste donc que les côtes supérieures qui forment entre elles des cercles de très petits rayons et possèdent des cartilages costaux très courts.

A niveau de la partie toute supérieure du thorax se trouve la clavicule qui doit être utilisée comme point d'appui. Elle est articulée en dedans avec le sternum, et dehors avec l'omoplate. La pression sur la partie externe de la clavicule a pour effet de la faire pivoter autour de son extrémité sternale, de repousser en arrière et en dedans l'omoplate qui redresse ainsi sa position oblique et devient plus transversale. Cette pression sur la clavicule n'a aucune action sur le rachis (fig. 75). Vient-on à entourer le torse d'un appareil, l'omoplate ne pouvant plus reculer ni redresser sa direction, une pression sur la partie antérieure de la clavicule (fixée à sa partie externe par l'intermédiaire de l'omoplate) repousse en arrière le sternum et par suite le rachis, par l'intermédiaire de l'extrémité interne de la clavicule. L'appareil devra donc prendre un large point d'appui sur l'omoplate. L'utilité de ce point d'appui de l'omoplate nous est démontrée à chaque instant par la clinique ; en effet, les enfants qui portent un corset depuis plusieurs mois présentent souvent une pigmentation de la peau et parfois même une petite bourse séreuse sur l'épine de l'omoplate. C'est donc grâce à ce point d'appui de l'omoplate sur l'appareil qu'il est possible d'agir sur le rachis par l'intermédiaire de la clavicule. Cet os étant à peu près transversal offre, à ce point de vue, des avantages mécaniques tout particuliers.

La tête par sa base offre un point d'appui de la plus haute valeur.

Avec ces trois éléments, bassin, ceinture thoracique et tête, il nous est possible d'immobiliser toutes les régions du rachis. Voici en quoi consistera notre méthode :

Si nous voulons fixer le segment inférieur du rachis d'un sujet placé debout, nous attachons le bassin contre un poteau vertical, puis, passant une seconde sangle autour des premières côtes, nous la ligaturons derrière ce même poteau. Le segment vertébral qui se trouve placé entre les deux sangles se trouve ramené, recliné contre le poteau, et si le sujet essaie de courber son rachis dans l'intervalle placé entre les deux sangles, il ne peut le faire : les apophyses épineuses pressent contre le poteau, *contre le plan de reclinaison*.

Nous étudierons successivement :

a) le rachis lombaire et dorso-lombaire ;

b) le rachis dorsal moyen ;

c) le rachis dorsal supérieur ;

d) le rachis cervico-dorsal ;

e) le rachis cervical.

a) *Rachis lombaire.*

Au début de la maladie le sujet est condamné au repos, la marche ne lui est pas permise. Mais le repos à lui seul ne suffit pas à assurer la rectitude du rachis, il est indispensable d'appliquer dès cette période un appareil d'immobilisation, qui doit remplir certaines indications. Au moment de la convalescence, si on permet au malade de marcher, les mêmes principes subsistent, mais aussi d'autres facteurs interviennent et de nouvelles indications surgissent. Nous allons donc étudier successivement :

a) Le moyen de conserver la rectitude du rachis, le malade étant couché.

b) Le moyen de faciliter la marche sans que la déformation puisse se produire ou se reproduire.

a) *Moyen de conserver la rectitude du rachis, le malade étant couché.* — Sur notre plan de réclination représenté par une lame rigide A (fig. 76), plaçons le malade et fixons solidement son bassin au moyen d'une sangle ; une seconde sangle passée autour du thorax au niveau de l'aisselle fixe la vertèbre correspondante par l'intermédiaire de l'arc costal. L'arc rachidien compris dans l'intervalle des deux sangles se trouve récliné contre la lame inflexible A. Si nous voulions exagérer cette action, nous prendrions une lame courbe dont la courbure plus ou moins forte nous déterminerait une lordose plus ou moins accentuée. Dans ces conditions, les articulations intervertébrales bâillent à leur

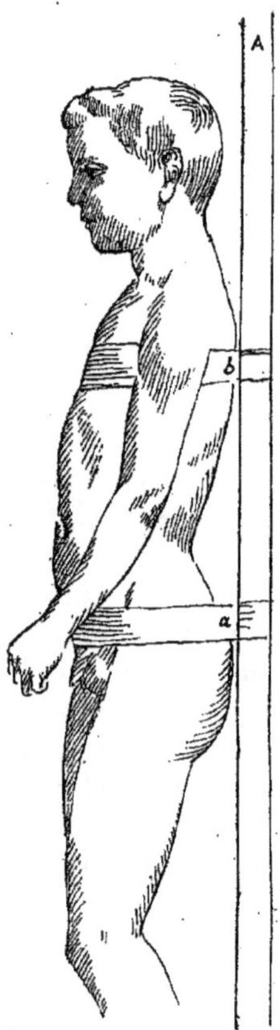

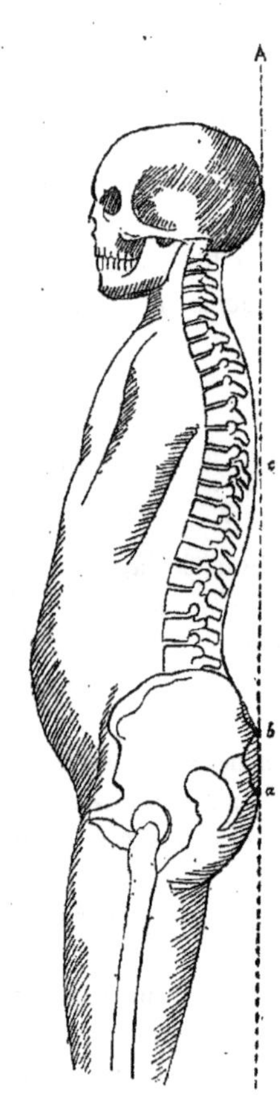

Fig. 76. — Réclination du rachis lombaire par les sangles *a* et *b* sur le plan *A*.

Fig. 77. — Sujet debout, touche le plan *A* par l'angle sacré *a* et l'épine iliaque postérieure *b*.

partie antérieure, et la destruction par compression de la partie antérieure des corps vertébraux se trouve conjurée.

Mais en réalité, la fixation du bassin telle que nous venons de la décrire est un peu rudimentaire et ne suffit pas à assurer l'immobilisation du rachis lombaire. Chez un sujet normal, placé debout contre un plan vertical, le rachis lombaire présente une

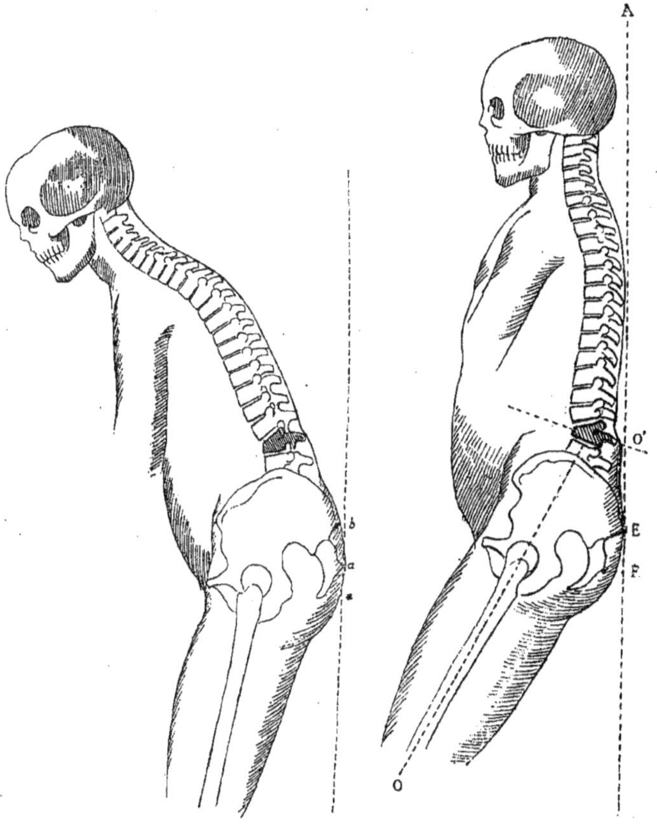

Fig. 78. — Le tronc vient en avant et facilite l'ulcération compressive.

Fig. 79. — Le bassin bascule autour du point des épines iliaques postérieures *E* ; le pubis va en avant, le point sacré quitte le plan *A*.

courbure à concavité postérieure. Que survienne un mal de Pott lombaire, le premier effet de l'ulcération compressive est de redresser cette courbure, et de créer ainsi une gibbosité virtuelle ; c'est un premier pas vers la gibbosité véritable. Le mal de Pott lombaire se trouve, en station debout, avoir redressé sa courbure lombaire, exactement comme l'homme normal la redresse lorsqu'il prend la position assise.

Dans les deux cas, cette disparition de la courbure est due au redressement du bassin, lequel est obtenu par le tassement de la partie antérieure des disques vertébraux dans un cas, des corps vertébraux dans l'autre.

La fixation par une simple sangle nous donnera-t-elle une immobilisation suffisante ? Si nous fixons un sujet normal contre un plan postérieur, le bassin prend contact avec ce plan par trois points qui sont les deux épines iliaques postéro-supérieures et l'angle sacré (fig. 77) ; si nous fixons au contraire un sujet atteint du mal de Pott lombaire, nous constatons que le point sacré ne prend pas contact avec le plan, ce qui signifie que la partie antérieure du bassin a basculé en haut autour des épines iliaques postéro-supérieures comme centré, c'est-à-dire que le redressement du segment lombaire du rachis contre lequel nous luttions s'est produit.

La diminution de courbure lombaire que nous voulions éviter pouvait en effet se produire par deux mécanismes : ou bien une translation en avant de l'extrémité supérieure de la courbe (fig. 78), ou bien un déplacement de l'extrémité inférieure (fig. 79). Or la contention du rachis sur le plan de réclination par la sangle sous-axillaire s'oppose d'une façon absolue à toute transmutation de l'extrémité supérieure. Si la diminution de courbure se produit, cela ne peut venir que de l'extrémité inférieure de la courbe. Il est facile de voir que la diminution de la courbure peut se produire, grâce à un simple mouvement de bascule du bassin de bas en haut et d'arrière en avant (fig. 80 et 81). Les épines iliaques postéro-supérieures, que nous avons fixées au plan de réclination, n'ont pas cessé de garder contact avec lui, mais grâce à ce mouvement de bascule le point sacré s'est éloigné du plan, mouvement qui se traduit par un affaissement de la partie antérieure de l'une des vertèbres comprises dans la région réclinée.

Pour obvier à cette bascule, il nous suffira de fixer complètement le pubis au moyen d'une pelote qui s'opposera à tout mouvement d'élévation (fig. 82). Il ressort donc nettement de là qu'il
est indispensable de modeler le pubis. Comme cette gibbosité
virtuelle est un signe de début du mal de Pott, nous voyons qu'il
y a avantage à cette époque à placer le rachis en lordose ; c'est
ce que les auteurs allemands ont appelé la lordosisation du rachis
dont ils ont voulu faire une méthode générale ; nous verrons

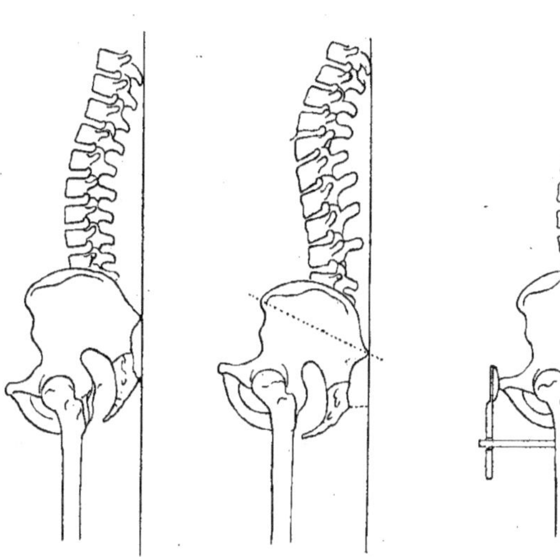

Fig. 80. — Le bassin touche le plan par le point sacré et les épines iliaques.

Fig. 81. — Bascule du bassin en avant. Le point sacré s'éloigne du plan.

Fig. 82. — Pelote pubienne empêchant l'écartement du point sacré.

plus loin qu'elle n'est véritablement indiquée que dans le mal de
Pott lombaire.

La lordosisation du rachis lombaire écarte les vertèbres à leur
partie antérieure et évite l'ulcération compressive.

Nous devons maintenant rechercher à quel niveau on doit
placer la sangle supérieure. L'expérience démontre que la contention vertébrale n'est effectuée qu'à partir de la quatrième

vertèbre située au-dessous de la sangle ; si donc celle-ci passe au niveau de l'aisselle, elle croise en arrière la cinquième dorsale, et l'immobilisation n'est assurée qu'à partir de la neuvième dorsale.

Pratiquement, la sangle doit toujours remonter jusqu'à l'aisselle : en premier lieu, parce que les côtes inférieures, trop cartilagineuses, ne sont pas un intermédiaire assez rigide ; en second lieu, parce que l'arc décrit par les premières côtes, étant d'un plus faible diamètre, nous assure une résistance plus sérieuse.

Nous arrivons donc à formuler les principes suivants :

Pour entraver l'effondrement du rachis lombaire, le malade ne marchant pas, il faut :

La lordosisation du rachis lombaire pour éviter l'ulcération compressive.

Les conditions à réaliser pour conserver cette position une fois obtenue sont :

La fixation du pubis pour empêcher sa bascule en avant ;

La fixation par une sangle sous-axillaire pour empêcher la bascule du rachis en avant.

b) Moyen de faciliter la marche sans que la déformation puisse se produire ou se reproduire. — Mettre obstacle à l'affaissement en avant du rachis doit à coup sûr être notre préoccupation principale dans tout mal de Pott ; mais dans le cas où la localisation du mal est dorsale, inférieure ou lombaire, il ne faut pas oublier qu'il y a toujours possibilité d'un affaissement latéral. Même il se peut que cet affaissement latéral apparaisse (fig. 83) au début, donnant ainsi à croire à une scoliose ; c'est une erreur de diagnostic qui a été faite par des chirurgiens très habiles. Un corset s'arrêtant plus haut que le trochanter (fig. 84) ne saurait empêcher une déviation latérale ; en effet, le bord inférieur du corset vient s'enfoncer dans les parties molles jusqu'à ce qu'il soit arrêté par son contact avec l'aile iliaque. Il faut donc de toute nécessité prendre un point d'appui trochantérien. Deux ailerons latéraux prolongeant l'appareil s'opposent d'une façon absolue à toute déviation latérale du rachis (fig. 84 et 85). Dès que le mal de Pott siège au niveau de la deuxième dorsale ou au-dessus, les côtes font office d'attelles et limitent par elles-mêmes cette inflexion latérale. La déviation rachidienne due au

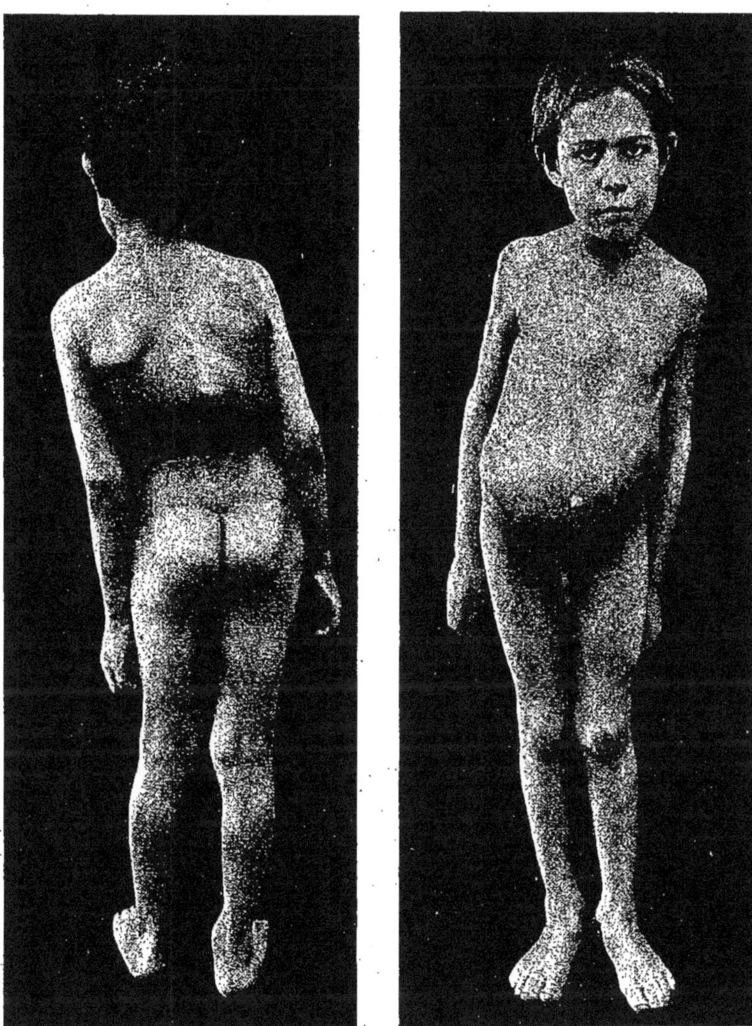

Fig. 83. — Mal de Pott lombaire avec affaissement latéral.

inal de Pott prend donc d'autant moins la forme scoliotique qu'on se rapproche plus des vertèbres cervicales.

Dans le cas de mal de Pott lombaire, au lieu des ailerons trochantériens, on peut également empêcher les mouvements latéraux par bascule de l'appareil, au moyen de deux sous-cuisses rigides qui prennent point d'appui sur chacun des ischions. Ce procédé des sous-cuisses permet de dégager les trochanters, c'est-à-dire de conserver les mouvements d'abduction de la cuisse et de faciliter les mouvements de flexion de la cuisse sur le bassin (fig. 86 et 87).

Le procédé des sous-cuisses a en outre cet avantage sur le procédé des ailerons trochantériens que l'appareil est fixé de bas en haut aussi bien que de haut en bas ; il lui est impossible de s'énucléer par en haut et la partie pubienne est définitivement fixée, ce qui a une importance considérable dans le mal de Pott lombo-sacré.

Cette déviation latérale du rachis ne tend à se reproduire que si le malade marche, mais même si le malade garde le lit, il est bon de laisser descendre l'appareil le plus bas possible et couvrir le trochanter.

Nous arrivons donc à formuler cette nouvelle loi :

Dans la convalescence du mal de Pott lombaire on peut autoriser la marche à condition :

D'empêcher toute déviation latérale du rachis.

Nous pouvons arriver à ce résultat par deux moyens :

La butée trochantérienne, ou bien

Une sangle rigide et inextensible passant sous l'ischion.

b) *Rachis dorsal moyen.*

Nous avons à considérer deux cas :

1º Le malade doit rester couché ;

2º La marche est permise.

Nous allons donc examiner les moyens à employer pour conserver la rectitude du rachis dans les deux cas.

1º *Le malade doit rester couché.* — Le mode de fixation que nous venons d'indiquer n'est efficace que pour le rachis lombaire et

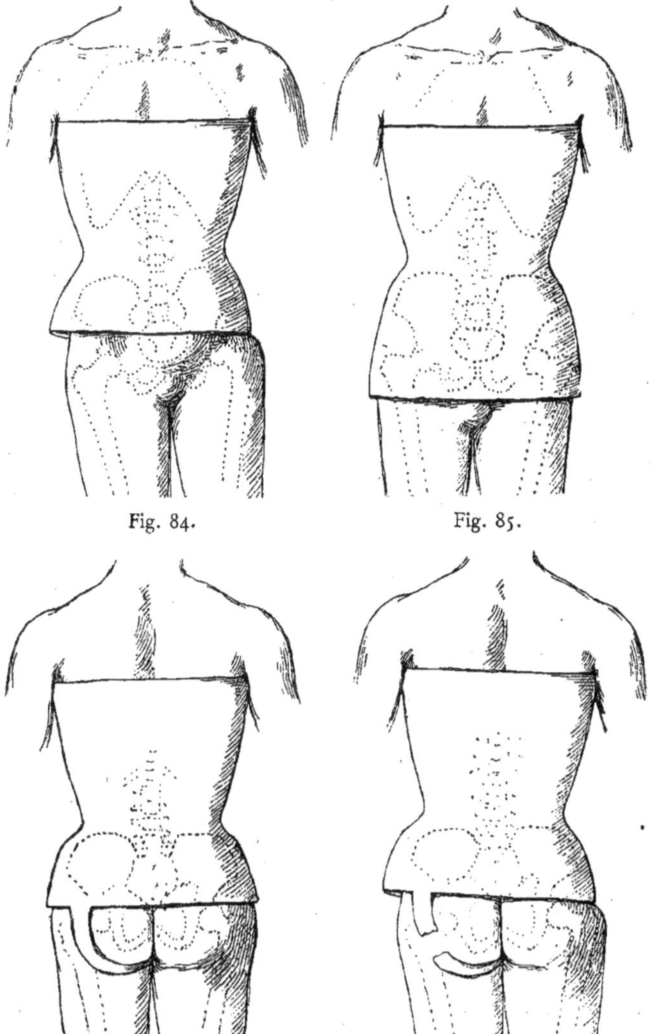

Fig. 84.

Fig. 85.

Fig. 86. — Une sangle passant sous l'ischion fixe
l'appareil.

Fig. 87. — Sangle rompue,
l'appareil bascule et s'enfonce entre le trochanter et
l'aile iliaque.

la partie inférieure de la colonne dorsale (4 dernières dorsales);
si l'on veut immobiliser des vertèbres plus haut situées, il est
indispensable de recourir à un autre mode d'immobilisation.

Jusqu'à la quatrième dorsale, le procédé des brassières donne toute satisfaction. Considérons notre malade dont le bassin est fixé au plan de réclination, passons une brassière au niveau de chaque épaule et tirons-les fortement en arrière jusqu'à apposition du rachis et du plan (fig. 88). Ces brassières prennent la partie externe de l'arc antérieur des premières côtes, entraînant celles-ci en arrière et réclinant par conséquent les vertèbres avec lesquelles ces côtes se trouvent articulées. La pression de ces brassières sur la moitié externe de la clavicule et par l'intermédiaire de celle-ci sur le sternum, apporte un supplément d'action qui concourt au même but. Pour parfaire notre immobilisation, nous pouvons réunir nos deux brassières par une tige horizontale qui vient prendre point d'appui sur la clavicule et la poignée sternale.

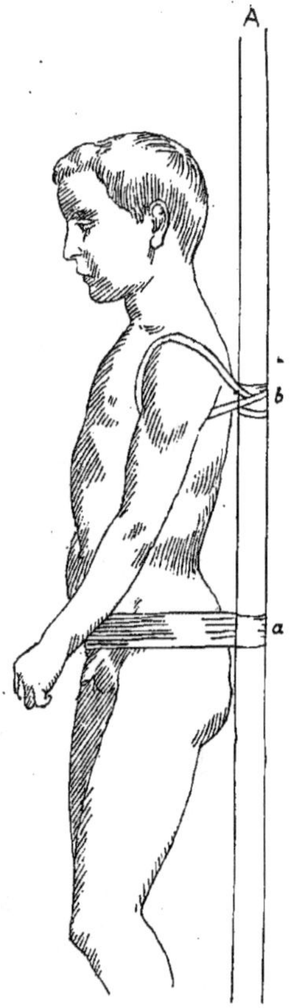

Nous arrivons ainsi à fixer comme loi :

a) *La fixation du bassin par l'appareil.*

b) *La fixation de la partie supérieure du thorax.*

2° *La marche est permise.* — La fixation des épines iliaques antéro-supérieure est ici d'une importance considérable. Maintenue seulement par la sangle pelvienne (fig. 88), le bassin basculerait en avant (fig. 90 et 92) autour du point sacré comme centre. Les épines iliaques postérieures s'éloignent

Fig. 88. — Réclination du rachis dorsal inférieur au moyen d'une sangle pelvienne et de deux brassières axillaires.

du plan de réclination, tandis que les épines iliaques antérieures joignent à ce mouvement d'éloignement un mouvement d'abaissement. Dans ce cas, le segment lombaire entre en lordose, ce qui éloigne le segment dorsal du plan de réclination.

Dès lors, le segment dorsal n'est plus appliqué contre le plan de réclination et notre réclination devient illusoire. Le segment

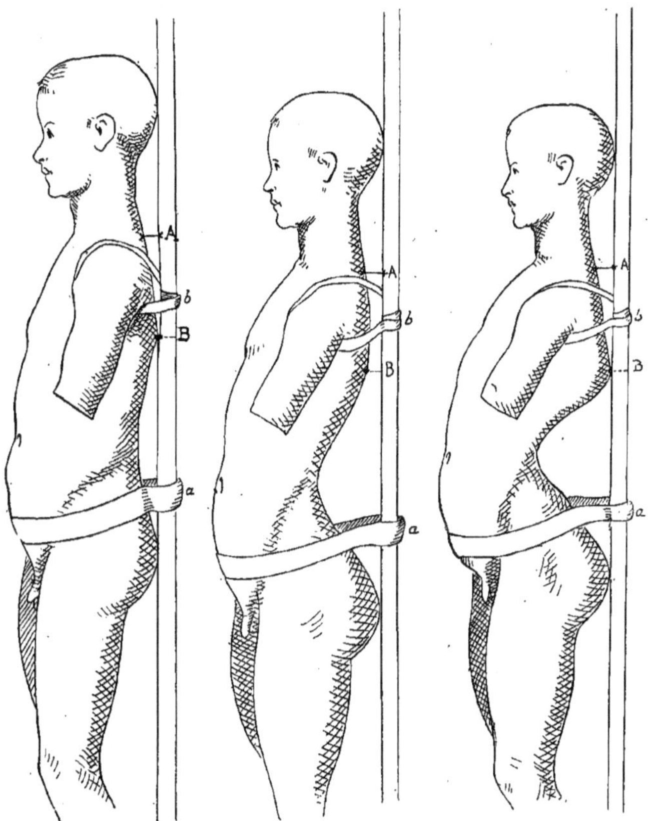

Fig. 89. — Fixation par la sangle pelvienne et des brassières ; le sommet *B* de la courbe dorsale touche le plan de réclination.

Fig. 90. — Grâce à la bascule du bassin, le point *B* s'éloigne du plan de réclination.

Fig. 91. — *B* touche à nouveau le plan de réclination, une gibbosité s'étant produite dans le segment dorsal.

dorsal ainsi éloigné du plan peut augmenter sa courbure jusqu'au moment où il le rencontrera à nouveau (fig. 91). Cette
augmentation de courbure est proportionnelle à l'éloignement
plus ou moins grand où le segment dorsal était vis-à-vis du
plan de réclination, cet éloignement lui-même étant proportionnel à la courbure de lordose du segment lombaire ; c'est ainsi
qu'il y a un rapport indirect, mais étroit, entre la lordose lombaire et la cyphose dorsale.

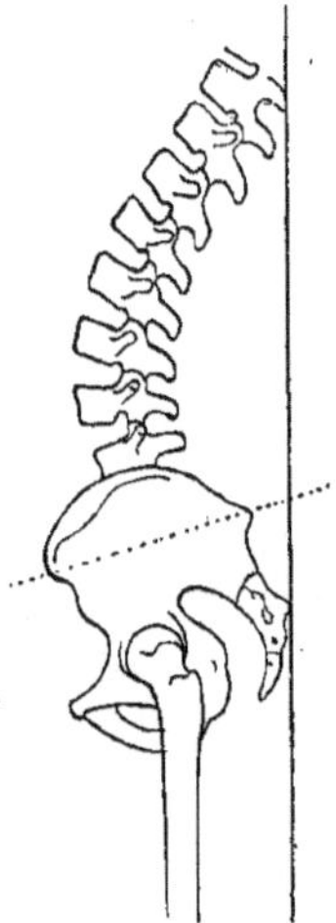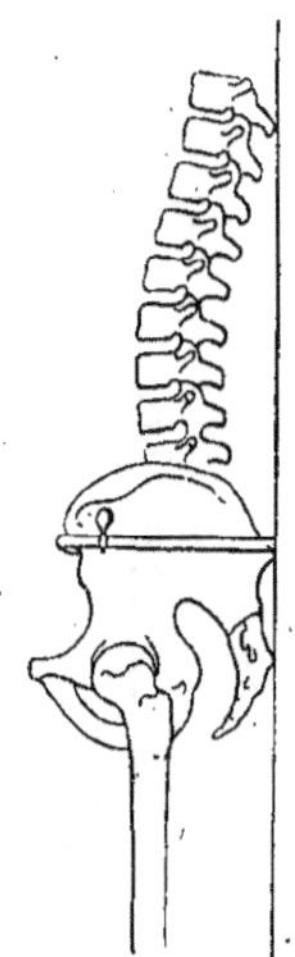

<table>
<tr><td>

Fig. 92. — Le bassin bas-
cule en avant autour du
point sacré.

</td><td>

Fig. 93. — Un crochet fixe
l'épine iliaque et empêche
la bascule du bassin.

</td></tr>
</table>

La lordose lombaire permet donc une compression des parties
antérieures vertébrales et, par suite, l'apparition d'une gibbosité
d'autant plus considérable que la lordose est plus prononcée. On
voit en outre que cette gibbosité pourra être plus grande si la
lésion siège en un point attiré plus loin du plan de réclination
par la courbure de la lordose ; ce sont les vertèbres comprises
entre la cinquième et la neuvième dorsales qui se trouvent dans
ce cas. La gibbosité ne se trouve arrêtée qu'au moment où elle
arrive en contact avec le plan de réclination.

Nous avons deux moyens pour éviter ce grave inconvénient :

1° passer une sangle autour de la partie inférieure du thorax et empêcher le bassin de basculer en fixant l'épine iliaque antéro-supérieure au plan de réclination au moyen d'un crochet moulé sur elle (fig. 92 et 93), et 2° prendre l'abdomen dans l'appareil pour éviter sa propulsion en avant.

Ces deux moyens par excès de prudence doivent être employés simultanément.

Nous arrivons à formuler cette loi que dans le mal de Pott dorsal moyen, pour éviter la gibbosité :

Il est nécessaire d'entraver la lordosisation du rachis lombaire.

Pour arriver à ce but il faut :

Empêcher la bascule du bassin en avant en fixant l'épine iliaque antéro-supérieure.

c) Rachis dorsal supérieur.

Le bassin étant fixé comme précédemment et les brassières en place, si nous plaçons une sangle autour du cou, nous immobilisons le rachis jusqu'à la première dorsale (fig. 94).

En effet, les mouvements de flexion que la tête reste libre de produire ne se propagent pas plus bas que les dernières vertèbres cervicales. Les premières vertèbres dorsales supérieures représentent la région où l'immobilisation est en général le plus mal faite. Avec une contention rigoureuse on arrive pourtant ici aussi à d'excellents résultats. Certes, la nécessité où l'on se trouve d'embrasser le cou dans l'appareil est assez désagréable pour le malade. Mais au bout d'une quinzaine, cet appareil est aussi bien supporté que n'importe quel autre.

Les lois de fixation du bassin restent ici les mêmes que pour les cas du rachis dorsal moyen.

d) Rachis cervico-dorsal.

Pour obtenir une immobilisation convenable de la région malade, il serait suffisant de se contenter d'immobiliser la région supérieure du rachis. Une sangle mentonnière en haut, une sangle passant au niveau des dernières côtes en bas, permettraient d'obtenir une immobilisation satisfaisante, avec ce gros avantage de laisser libre le bassin et la partie inférieure de la colonne vertébrale. Malheureusement, la sangle inférieure au niveau des dernières côtes n'est pas d'une application très heureuse en ce qu'elle amènerait des perturbations au fonctionnement respiratoire, et en ce que ces côtes longues et facilement déformables ne transmettraient la pression que d'une façon très infidèle.

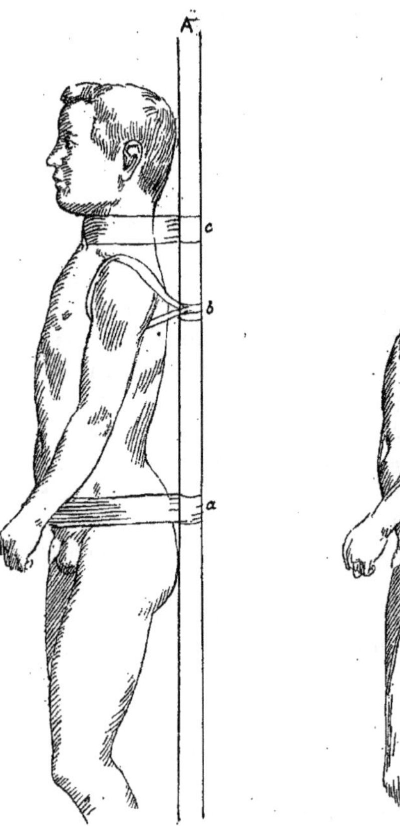
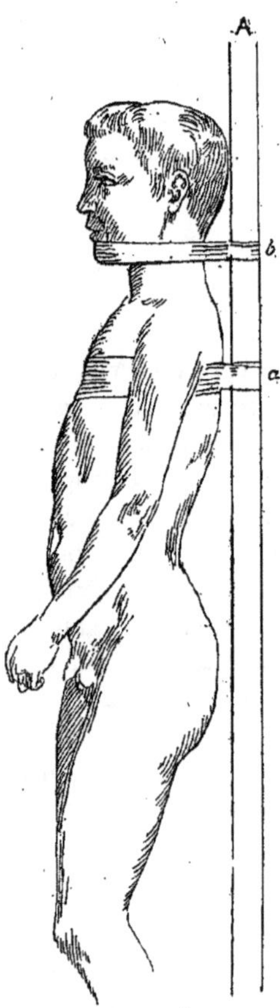

Fig. 94. — Réclination du rachis dorsal supérieur.

Fig. 95. — Réclination du rachis cervico-dorsal.

Force est donc ici encore d'immobiliser le bassin, mais la bascule de celui-ci n'ayant plus ici aucun inconvénient, on peut se contenter d'une immobilisation moins sévère.

Les dimensions excessives et, par suite, le poids d'un tel appareil rendent à peu près impraticable, chez le jeune enfant, l'usage du plâtre. C'est pourquoi on n'appliquera dans de tels cas que des appareils légers qui pourront servir indifféremment à la marche ou à la station au lit.

La lordose du rachis lombaire n'est plus à craindre ici. On peut donc dégager sans aucun inconvénient toute la région abdominale et thoracique. On remarque du reste, dans les gibbosités de cette région, une disparition complète de la lordose normale du rachis lombaire et cela tient à des conditions d'équilibre l'unité statique supérieure du tronc (tête et thorax) se trouvant amenée en avant, il est nécessaire que l'unité inférieure soit reportée en arrière, c'est-à-dire que l'abdomen soit moins saillant et que la courbure du rachis se trouve redressée ; c'est ce que l'on voit clairement chez ces malades.

Si nous mettons obstacle à cette déflexion du rachis lombaire, nous plaçons par là même le rachis cervico-dorsal dans des conditions difficiles pour la production de sa gibbosité, puisque nous ne permettons plus au sujet de prendre l'état d'équilibre nécessité par cette position.

Nous arrivons ainsi à cette conclusion que, comme pour le mal de Pott lombaire, dans le mal de Pott cervico-dorsal, il est nécessaire d'empêcher la réduction de la lordose lombaire : c'est dire qu'il faut fixer le pubis.

e) *Rachis cervical.*

Les conditions sont invariables, que le malade reste couché ou qu'il marche.

Mais nous avons ici à lutter, non seulement contre l'inflexion en avant, mais encore contre toute déviation latérale. Nous allons ainsi passer en revue les moyens à employer :

1° Pour lutter contre l'inflexion en avant.

2° Pour empêcher les déviations latérales.

1° Moyens à mettre en œuvre pour empêcher l'inflexion en avant.
— Bien que cette région soit généralement considérée comme
le siège d'élection de la méthode d'extension, en réalité les
appareils que l'on emploie ne pratiquent guère qu'une extension
illusoire et n'agissent que par réclination du rachis.

La réclination de cette partie peut être obtenue au moyen
d'une sangle supérieure passant au niveau du menton et d'une
sangle inférieure sous-axillaire. Celle-ci nous suffit pratiquement,
car elle ne présente plus l'inconvénient dont nous avons parlé
à propos de la sangle thoracique inférieure, les premières côtes sur
lesquelles nous prenons maintenant point d'appui étant courtes
et solides, il ne peut résulter de la contention qu'une gêne assez
légère de la fonction respiratoire (fig. 95).

Mais le plan même de réclination ne doit pas être représenté
par une ligne droite.

On sait que, de même que la colonne lombaire, la colonne
cervicale présente à l'état normal, une concavité regardant en
arrière ; avant de produire une gibbosité, les lésions doivent
donc d'abord redresser cette courbure, ce qui se traduit surtout
par une flexion relative de la tête dans le cas d'un mal de Pott
cervical tout à fait supérieur. La partie cranienne allant de l'occiput à l'atlas, au lieu de faire avec le cou un angle ouvert en
arrière, se place dans son prolongement, et le menton se trouve
abaissé et rapproché du sternum.

On évitera très facilement la réduction de cette courbure normale en donnant au plan de réclination une courbure correspondante, exagérée même en pratiquant une véritable lordosisation
de ce segment, comme nous l'avons déjà vu faire pour la colonne
lombaire.

D'ailleurs pour que la sangle supérieure remplisse véritablement le rôle qui lui est attribué, il est nécessaire qu'elle mette
obstacle à tout mouvement d'abaissement du menton : une tige
rigide, maintenant la distance du menton au sternum, représente
le meilleur moyen à employer.

L'appareil que nous avons coutume de construire dans ces cas présente comme particularité de se prolonger sur le thorax en deux
éperons médians, un en avant et l'autre en arrière (fig. 96), qui
ont pour but d'empêcher absolument tout mouvement de flexion ou

d'extension de la tête. Vient-on à supprimer le butoir sternal, la flexion de la tête devient possible et la courbure cervicale se trouve redressée (fig. 97).

Au lieu de cette sangle mentonnière on peut, dans certains cas, employer une sangle frontale qui arrive mécaniquement à une contention identique. Ce moyen, renouvelé de la Minerve de Gangolphe, représente un expédient très infidèle, outre que très pénible, la constriction frontale devenant vite insupportable dès

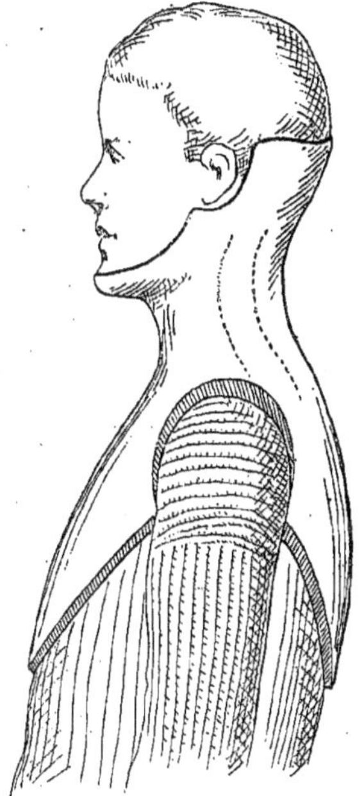 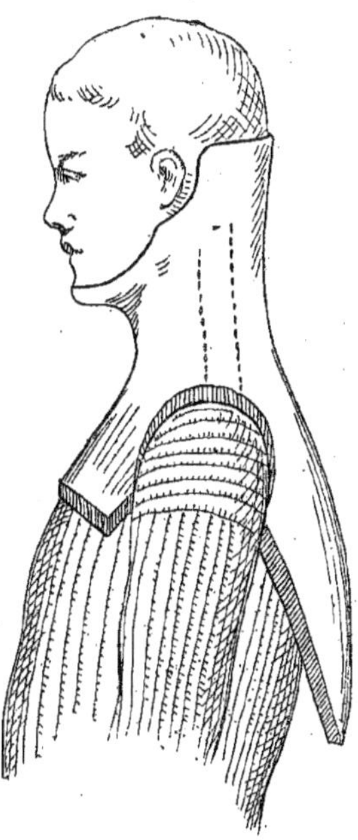

Fig. 96. — Plastron antérieur et postérieur.

Fig. 97. — Le plastron antérieur est dégagé et la tête peut se pencher en avant.

qu'elle est serrée. Dans certains cas on peut y recourir. J'ai eu l'occasion, pour une femme déjà âgée que m'avait adressée le Dr Récamier, d'utiliser ce moyen. L'appareil était réduit à ses éléments. Au lieu d'employer la sangle thoracique j'avais eu recours au bassin. Une longue tige d'acier rigide épousait toute la forme de la colonne vertébrale. A sa partie inférieure une sangle la fixait autour du bassin, une sangle passant au niveau du front réclinait la tête sur cette tige. Enfin deux brassières axillaires allaient la rejoindre au niveau de la région dorsale. L'efficacité de ce moyen était des plus évidentes, car dès que la malade quittait l'appareil, les douleurs réapparaissaient.

2° *Moyens à employer pour empêcher les déviations latérales.* — En outre du simple mouvement de flexion en avant de la tête que nous venons d'observer, il arrive fréquemment que l'on se trouve en présence d'un mouvement de rotation et d'inclinaison latérale : c'est un torticolis de défense. Pour redresser ce torticolis qui constitue une attitude vicieuse, nous verrons que deux procédés s'offrent à nous, suivant que l'on utilise la méthode de l'extension ou celle de la réclination

L'appareil doit s'opposer à l'établissement de cette attitude lorsqu'elle a tendance à se produire. Or nous savons que la tête s'incline latéralement en même temps qu'elle tourne sur elle-même. Pour empêcher l'inclinaison, il faut prendre point d'appui sur la région pariétale correspondante. Veut-on empêcher la torsion, on se trouve dans la nécessité de fixer la partie mentonnière du maxillaire inférieur du côté opposé à la région pariétale déjà fixée. La tête veut-elle entrer en rotation, elle se trouve immédiatement coincée entre la plaque pariétale d'une part et la plaque mentonnière de l'autre.

CHAPITRE II

Technique du corset plâtré.

Que nous ayons à faire une gouttière ou un corset, les préliminaires diffèrent peu.

On prépare un carré de gaze molle de 1 à 2 cent. d'épaisseur ayant comme dimension de 8 à 10 cent. de long sur 8 environ de large (fig. 98) et l'on applique ce matelas sur la gibbosité elle-même. Puis un premier jersey, à manches en coton, est mis en place et soigneusement tendu au moyen d'épingles de sûreté qui fixent sous le périnée le bord antérieur au bord postérieur, de telle façon que le jersey épouse exactement toutes les formes du corps, la gibbosité y comprise, et ne franchisse pas les aspérités à la façon d'un pont (fig. 99).

Si l'appareil que l'on veut faire est une gouttière, on pose directement le second jersey sur le premier ; si, au contraire, on veut établir un corset, on place sur le premier jersey « un coussinet respiratoire » constitué par une couche d'ouate (fig. 100) taillée en forme de trapèze, la petite base de ce trapèze, représentée par une ligne horizontale située à deux travers de doigt au-dessus de la poignée sternale, s'étend latéralement jusqu'à deux travers de doigt en deçà des brassières de fixation, de telle façon

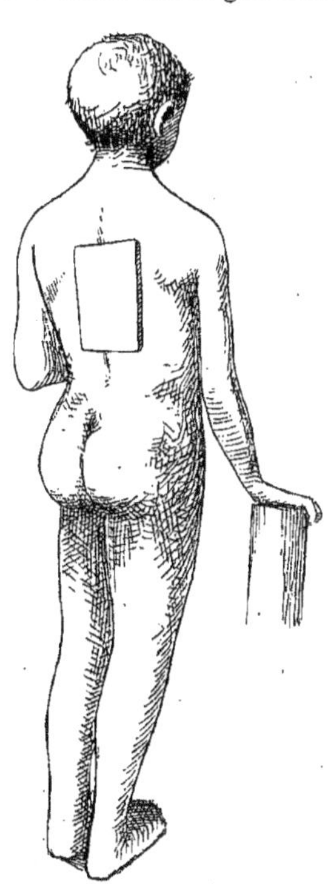

Fig. 98. — Un carré de gaze recouvre la gibbosité.

qu'elle ne vienne pas gêner la prise du point d'appui antérieur de l'épaule. La grande base est représentée par une ligne horizontale passant au niveau de l'appendice xiphoïde et se prolongeant latéralement jusqu'au niveau de la ligne axillaire moyenne. Les deux côtés du trapèze se trouvent donc deux lignes obliques convergeant vers le haut.

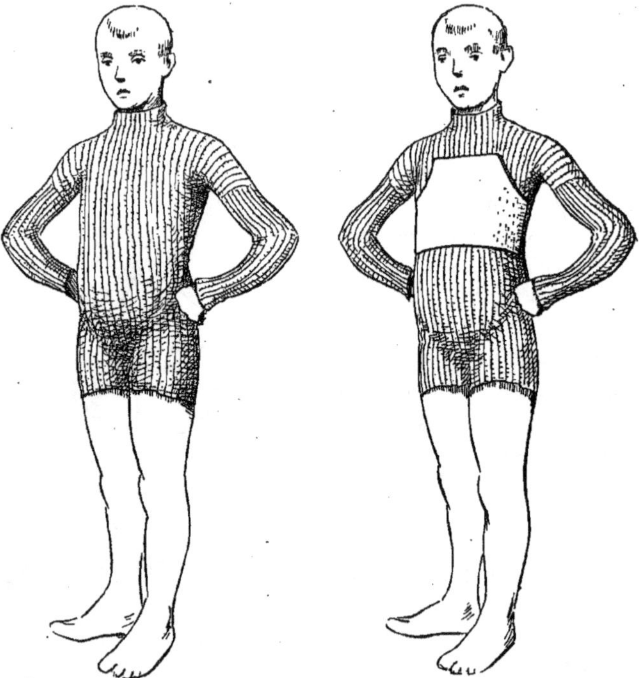

Fig. 99. — Un premier jersey recouvrant la jambe est fixé entre les jambes.

Fig. 100. — Un trapèze d'ouate protège la respiration.

Si l'appareil que l'on veut établir doit prendre le cou, on dispose, en outre du coussinet respiratoire, un *coussinet laryngien* au moyen d'une couche d'ouate placée au-devant de la pomme d'Adam. Si le jersey ne comporte pas de col, on fixe ce coussin laryngien au moyen de quelques tours de bandes de gaze.

Ces deux coussins mis en place, on pose le second maillot qui est soigneusement tendu de la même façon que le premier, et il n'y a plus qu'à mettre le malade en bonne position pour commencer l'appareil.

Dans le cas de mal de Pott cervico-dorsal ou sous-occipital, on enveloppe la tête de quelques tours de bandes de crêpe Velpeau non serrés, pour éviter que le plâtre vienne agglutiner les cheveux.

Dans de telles conditions, l'appareil plâtré fera corps intime avec le jersey placé en dernier lieu ; le premier jersey empêchera que la peau soit blessée par le plâtre, son rôle sera celui d'un intermédiaire souple facilitant les déplacements légers ou glissements à la façon *d'une séreuse* qui réunit en les séparant deux surfaces en contact. Il va sans dire que les cheveux correspondant à la partie englobée dans l'appareil devront être rasés soigneusement.

APPLICATION DE L'APPAREIL

L'appareil de suspension destiné à supporter le malade est constitué par un cadre fixe ; la traverse du haut soutient une moufle dont la partie inférieure reçoit une barre horizontale terminée par deux crochets et entaillée d'une série d'encoches (fig. 101 et 102). Ces crochets recevront les deux chefs du lien qui suspend le malade par toute la région sous-maxillaire et sous-occipitale.

Une bande de toile solide de six centimètres de largeur et un mètre de longueur est fermée sur elle-même par un double nœud, de façon à constituer un anneau souple, où pourra s'engager la tête. Cet anneau unique est subdivisé au moyen d'un double nœud de chaque côté en trois compartiments calculés de telle sorte que le compartiment médian, assez grand pour laisser passer les petits diamètres de la tête, est néanmoins trop petit pour le diamètre occipito-mentonnier (fig. 103 et 104). Dès lors, la pesanteur tirant fortement la tête par en bas, la partie antérieure du compartiment central arrête le menton, tandis que la partie postérieure presse sur la bosse de l'occiput ; la partie supé-

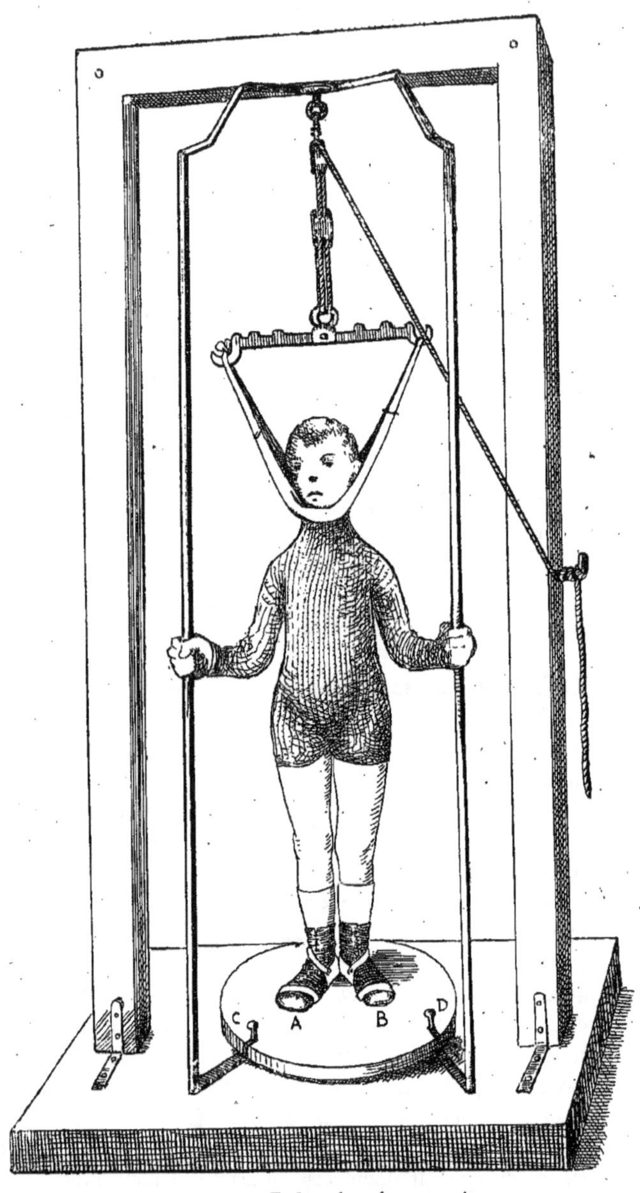

Fig. 101. — Enfant dans la suspension.
Les bras sont dans le plan frontal et tiennent 2 montants latéraux.

rieure du crâne se comporte à la façon d'un coin trop gros pour
l'ouverture où il veut s'engager, et la traction se trouve d'autant
plus forte que le poids du sujet est plus considérable.

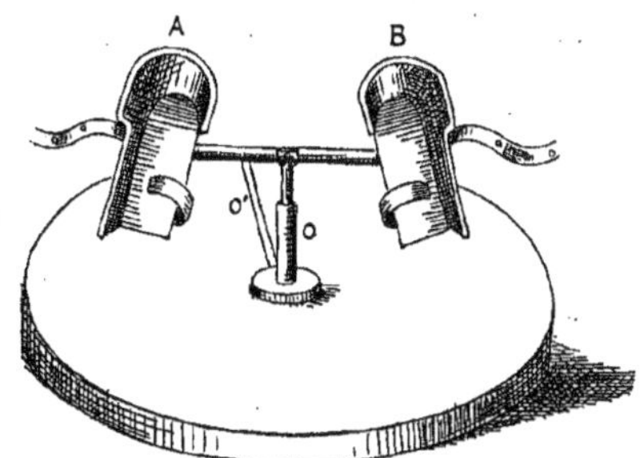

Fig. 102. — Partie inférieure de l'appareil fixant les pieds du malade
et permettant de les amener en avant ou en arrière.

Le lien qui sert ainsi à fixer le malade, par sa souplesse même
se modèle sur les surfaces en contact et répartit la pression d'une
façon régulière. Si l'on veut obtenir une position de la tête en
extension plus grande, il suffit de raccourcir la partie antérieure
de l'anneau dans une proportion déterminée (fig. 97).

La tête ayant été ainsi engagée dans le lien, les deux chefs de
celui-ci sont fixés au crochet de la barre transversale.

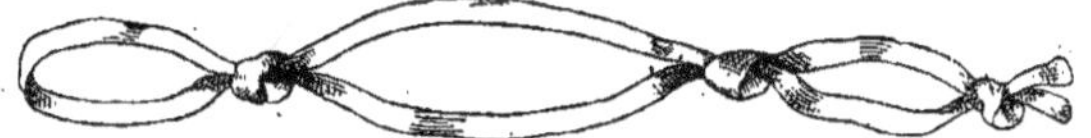

Fig. 103. — Sangle de toile nouée, présentant 3 compartiments.
Le compartiment médian est pour la tête.

Si le corset à construire doit remonter jusqu'au menton, il est
nécessaire de rapprocher ces deux chefs en les fixant sur une
des encoches qui sont ménagées sur cette barre. On empêche de
la sorte le lien fixateur de s'évaser autour de la tête et par conséquent d'être un obstacle au modelage des parties sous-jacentes ;
si les deux chefs sont placés sur des encoches suffisamment
rapprochées, le lien se modèle lui-même sur les surfaces osseuses,
l'appareil est posé sur le lien, il n'y a plus qu'à couper les deux
chefs quand l'opération est terminée.

C. DUCROQUET.   9

La tête ainsi engagée et les chefs convenablement fixés, l'opérateur commence à soulever le malade au moyen de la moufle jusqu'au moment où seule la pointe des pieds touche encore le sol. L'enfant subit alors par son propre poids une distension convenable qui le met dans de bonnes conditions pour la confection du plâtre.

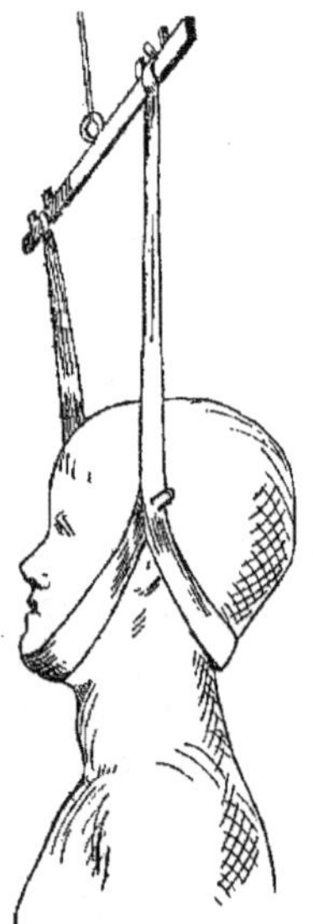

Fig. 104. — Les chefs de bandes sous-mentonnières et sous-occipitales sont égales ; la tête est un peu inclinée en arrière.

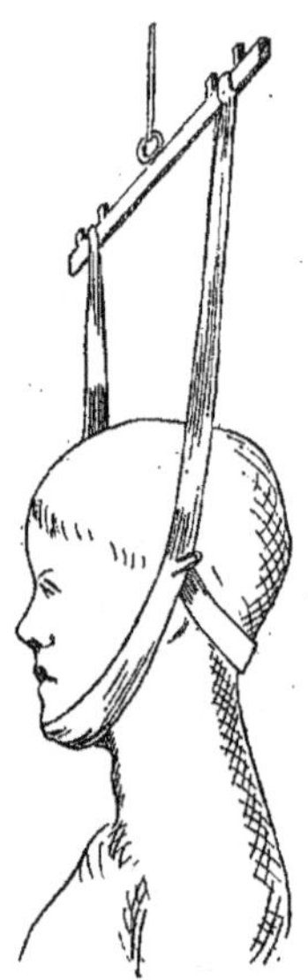

Fig. 105. — Chef postérieur de la bande plus court; la tête est plus droite.

La façon dont on soulève l'enfant a une très grande importance : il faut que la pointe des pieds seule touche terre et la touche suffisamment pour que la position ne soit pas trop douloureuse. Une suspension insuffisante ne permettrait pas le déroulement de la colonne vertébrale. Une suspension complète, les pieds n'ayant plus contact avec le sol, serait un véritable supplice. Une suspension trop forte, la pointe des pieds ne touchant terre qu'insuffisamment, déterminerait l'enfant à se contracturer et à projeter en avant son centre de gravité au moyen d'une forte lordose lombaire, afin de faire supporter le poids du corps par la pointe des pieds, seule base de sustentation, et de diminuer d'autant les tractions exercées sur la tête.

La position des bras n'est pas indifférente : pour que le modelage des épaules soit fait d'une façon convenable, il est nécessaire que les deux bras se trouvent placés d'une façon symétrique et dans le *plan frontal du corps*. A cet effet, on a disposé à l'intérieur du cadre rigide qui constitue l'appareil deux demi-cadres mobiles dont le sujet tient en main les montants verticaux ; grâce à cette fixation des mains, il est facile de donner à chacun des deux cadres mobiles une position telle que les deux bras soient immobilisés en position symétrique, tous deux dans le plan frontal du corps, le bras suffisamment éloigné du torse pour permettre le passage des bandes et les coudes fléchis à angle droit.

Le malade ainsi placé, l'opérateur s'installe derrière lui à genoux et commence le déroulement des bandes. Dès qu'il lui devient nécessaire d'avoir sous les yeux la partie antérieure du malade, au lieu de se déplacer lui-même, il fait pivoter le sujet grâce à une disposition spéciale de l'appareil.

Le malade, en effet, n'est pas posé sur le sol, ses pieds reposent sur un plan susceptible de pivoter sur un axe ; ce plan peut, lui-même, être rendu solidaire des deux rectangles mobiles, de telle sorte que l'opérateur peut faire tourner le malade en même temps que le plan mobile de soutien et que les deux rectangles de fixation. C'est ainsi que l'on peut poursuivre jusqu'au bout la confection du plâtre sans avoir à redouter aucun changement de l'attitude initiale.

Lorsque le plâtre est complètement sec, ce que l'on reconnaît à l'échauffement qui s'y manifeste, à la dureté et à la résonnance spéciale, les moufles sont abaissées, les liens décrochés ou coupés selon que l'appareil a pris ou non le menton, et l'opération est terminée.

Il ne reste plus qu'à pratiquer les échancrures et la fenestration convenables.

Ajoutons que la position en arrière de l'opérateur n'est pas facultative ; la plus grande partie des manœuvres exigent que l'opérateur se trouve derrière le malade, parce que, pour pratiquer les retournés, il faut les avoir sous la main et que, d'autre part, le dos offre à leur établissement un plan résistant, une assise convenable, que l'on chercherait vainement du côté de la paroi abdominale molle et animée sans cesse de mouvements dus à la respiration.

L'appareil dont nous venons de parler, avec son cadre rigide, son plancher mobile et ses deux demi-cadres mobiles, est un aide précieux pour la confection d'un corset; néanmoins, celui qui s'en trouve dépourvu peut quand même mener à bien une opération. La moufle sera alors suspendue à un crochet de plafond quelconque; un aide placé à genoux devant le malade immobilisera ses deux bras dans la position voulue et l'on agira comme dans le cas précédent. La position à genoux de l'aide est indispensable, car, placé debout, il lui sera impossible de maintenir les deux bras très fléchis à angle droit dans un plan frontal, sous peine de se rapprocher trop du sujet et de gêner les évolutions de l'opérateur (fig. 106).

De même, et pour des raisons différentes, l'opérateur doit se tenir à genoux, afin de pratiquer convenablement la manœuvre des doubles retournés en un temps, et ce n'est que lorsqu'il en arrive à la région des épaules qu'il pourra se tenir debout sans inconvénient pour son travail. A ce moment même, la position debout est plus avantageuse parce qu'elle permet un enveloppement plus facile des épaules; si le sujet était de forte taille, l'opérateur serait obligé de se surhausser.

TECHNIQUE DES BANDES PLATRÉES

Au lieu d'étudier successivement chacun des corsets nécessités par des lésions siégeant à des hauteurs différentes, nous allons considérer la façon d'envelopper le corps dans son ensemble, depuis les hanches jusqu'à la tête. Dans son ensemble, le corps se compose d'un certain nombre de segments que nous avons appelé *des unités orthopédiques*, en ce que chacune d'elles commande des indications spéciales.

Grossièrement, ces unités ressemblent à des troncs de cône plus ou moins évasés; tronc de cône des hanches (fig. 107) à

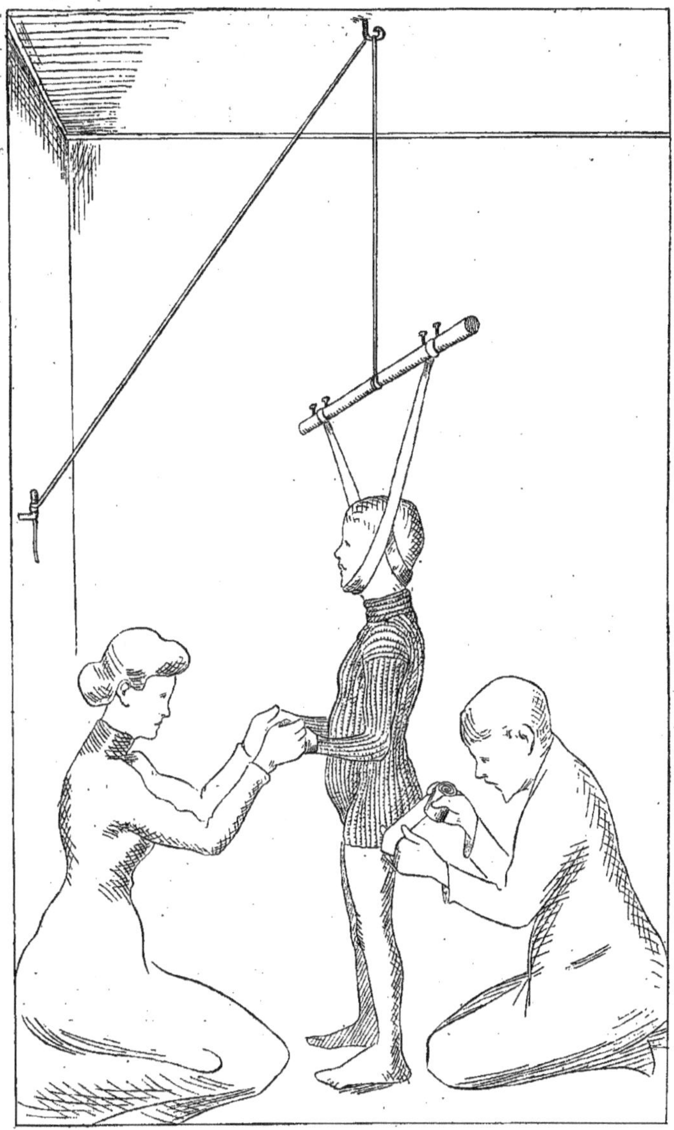

Fig. 106. — Enfant dans la suspension ; les bras sont dans
le plan frontal du corps.

grande base inférieure; tronc de cône du tronc à grande base supérieure; une région plate (région thoracique supérieure comprise entre les deux épaules en avant comme en arrière); tronc de cône du cou à grande base inférieure; enfin la tête dont la forme est plus irrégulière et qui relève d'une technique spéciale, assez simple du reste.

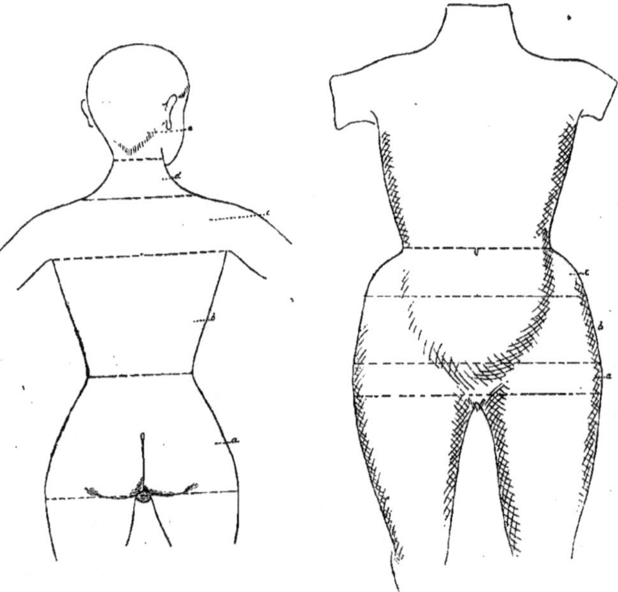

Fig. 107. — Division du tronc en unités orthopédiques : *a* tronc de cône des hanches, *b* du torse, *c* région des épaules, *d* du cou.

Fig. 108. — Segmentation du cône des hanches en une région de base *a* et deux régions coniques *b* et *c*.

a) Les hanches. — Le tronc de cône des hanches se continue par sa base inférieure avec la base supérieure du tronc de cône représenté par la cuisse, tandis qu'en haut il se continue par sa petite base avec la petite base du tronc de cône représenté par le torse.

Si nous y regardons de plus près, nous voyons que l'expression de tronc de cône est assez approximative. En premier lieu, il présente un aplatissement très net d'avant en arrière. En regardant d'arrière nous pouvons y considérer trois régions distinctes (fig. 108) : 1° la région *a* de la grande base limitée en bas par un cercle horizontal passant par le grand trochanter, en haut par un cercle horizontal passant par l'épine iliaque antéro-supérieure. Les faces qui constituent cette partie du tronc de cône sont presque parallèles entre elles ; cette région de la base représente en réalité un cylindre légèrement aplati dans le plan frontal.

En second lieu, une partie *b* limitée en bas par un cercle horizontal passant par les épines iliaques antéro-supérieures et en haut par un cercle horizontal passant un peu au-dessous de la partie la plus élevée de l'aile iliaque. Cette partie représente un cône à base inférieure et dont les faces sont fortement inclinées.

En troisième lieu, une région *c* limitée en bas par un cercle horizontal passant par la partie la plus élevée de l'aile iliaque et limitée en haut par un cercle horizontal passant à la partie la plus rétrécie du torse et située, suivant les sujets, à deux ou trois travers de doigt au-dessus de l'aile iliaque (région vulgairement dénommée taille) : c'est ce qu'on pourrait appeler le dôme des hanches, elle représente un tronc de cône dont l'inclinaison est extrêmement brutale.

Ces formes sont beaucoup plus accentuées chez la femme que chez l'homme, et chez l'adulte que chez l'enfant.

Application des bandes plâtrées. — Nous avons donc à recouvrir à la base un tronc de cône à faible déclivité, de la hauteur d'un travers de main environ, ensuite un tronc de cône moyen plus déclive, enfin le dôme très déclive.

L'opérateur se place en arrière du sujet, pose son chef initial le long du bord inférieur de la base et parallèlement à ce bord, puis le globe décrit un certain nombre de circulaires rendus possibles par ce fait que cette partie est quasi cylindrique. Cette assise posée, la bande (fig. 109) remonte vers le sommet du cône, passe en avant de l'abdomen, la main droite le poussant à la façon d'un rouleau de pâtisserie ; le bras droit n'étant pas assez long pour continuer à pousser la bande, le bras gauche embrasse le bassin et la main prend le globe par la pulpe des doigts formant légèrement crochet et le ramène vers son point de départ

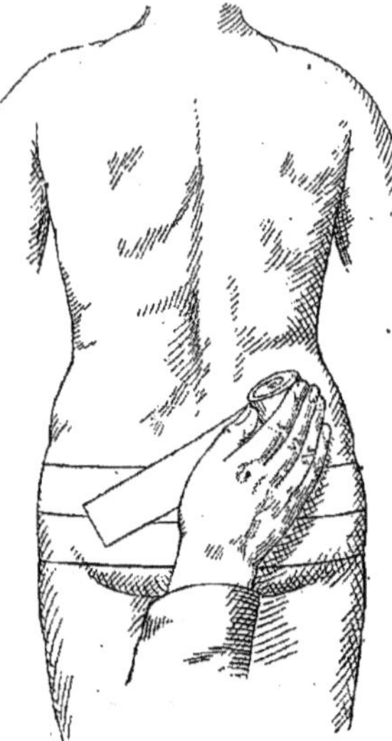

Fig. 109. — La bande part obliquement ascendante vers la
crête iliaque.

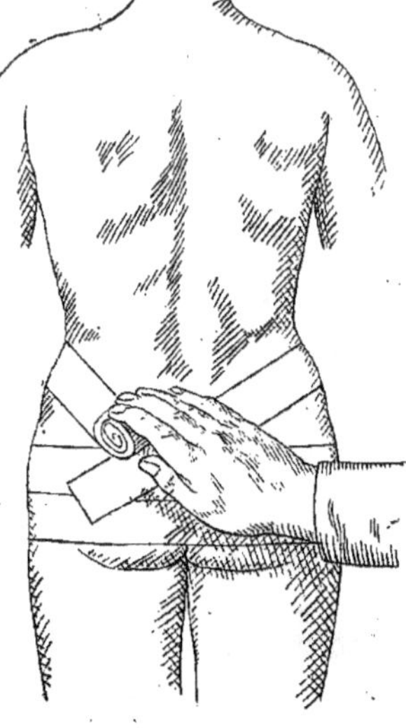

Fig. 110. — La bande est ramenée par la pulpe des doigts
vers son point de départ.

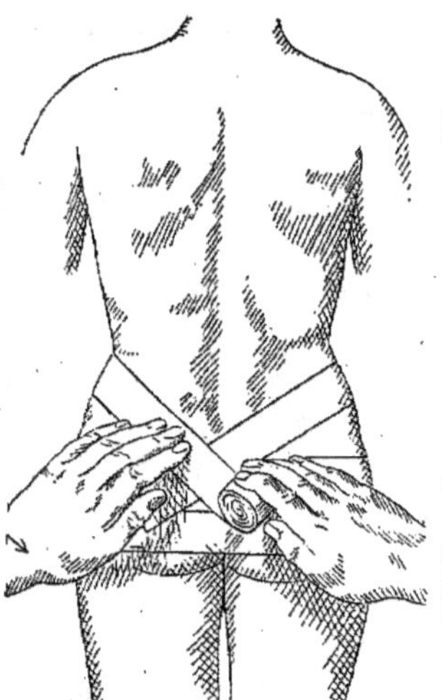

Fig. 111. — La main droite
ramène le globe, la main
gauche lisse la partie déroulée.

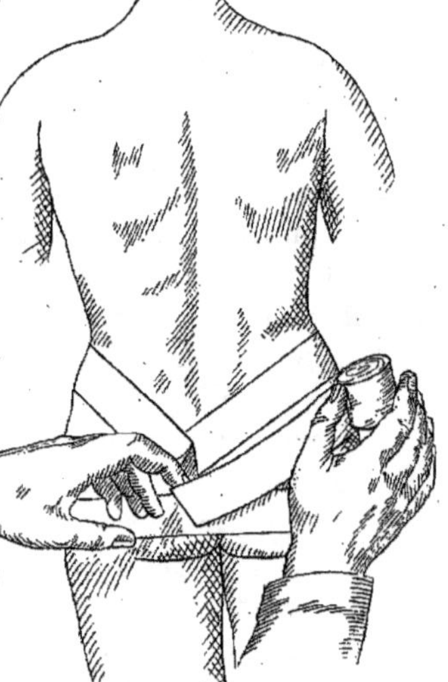

Fig. 112. — La main gauche
pratique le double retourné
en un temps.

(fig. 110). Durant cette manœuvre, la main droite devenue libre lisse la partie de bande qu'elle avait déroulée (fig. 111).

Le globe ramené à son point de départ est saisi à nouveau par la main droite ; cela fait, la main gauche revient à la partie antérieure de l'abdomen et lisse la partie de bande qu'elle a déroulée. Ce lissage terminé, le globe saisi par la main droite entre le pouce et les quatre autres doigts, avec l'index de la main gauche nous décollons le bord supérieur de la bande et le rejetons ensuite en bas sur le côté gauche, en le lissant avec la main dans la direction inverse du déroulement de la bande (fig. 112). Nous avons de la sorte facilité notre changement de direction sans que la main ait lâché le globe : c'est le *double retourné en un temps*.

Cela fait, la main droite repose le globe sur le sujet et le déroule à nouveau en le poussant et, revenu vers la ligne médiane, pratique un nouveau retourné.

Cette manœuvre est répétée de proche en proche jusqu'à ce qu'on ait obtenu un enveloppement complet de cette région. Cette région recouverte, on voit à la ligne médiane (fig. 113), une série de retournés 2, 3, 4, 5 qui doivent s'imbriquer les uns dans les autres à la façon des tuiles qui recouvrent les toits de nos maisons. Comme on peut le voir, l'angle formé par les branches de nos retournés 2 et 2′, 3 et 3′, 4 et 4′, etc., est orienté toujours du même côté et regarde vers le haut par son ouverture. De cette façon les retournés sont collés mi-partie directement sur l'assise sous-jacente et mi-partie sur le jersey.

La première assise une fois posée, la bande ramenée vers le bas commence une nouvelle série de renversés semblables jusqu'à ce que l'appareil ait acquis une épaisseur suffisante.

b) Le torse. — Le torse vu d'arrière nous présente un cône à base supérieure : c'est la région d'élection du retourné en deux temps. Vue latéralement, la forme diffère selon la présence ou l'absence des seins. Leur présence signifiant pour nous une complication technique, nous allons d'abord étudier la façon de procéder sur un tronc qui en est dénué.

Tronc d'homme ou de petite fille. — Il se présente sous forme d'un tronc de cône à grande base supérieure. La bande déroulée sur cette unité orthopédique tendra sans cesse à se rapprocher de l'aisselle.

La bande partie de la taille (fig. 114) tend tout de suite à se diriger vers l'aisselle. Pour mettre obstacle à ce mouvement, nous saisissons le globe de la main gauche et nous le ramenons vers l'aisselle du côté opposé en décollant un peu la partie de bande précédemment déroulée. Par cette manœuvre nous produisons un retourné qui est lissé par la main droite en même temps que la partie de bande déroulée à revers durant cette manœuvre (fig. 115). Puis reprenant le globe de la main droite nous le

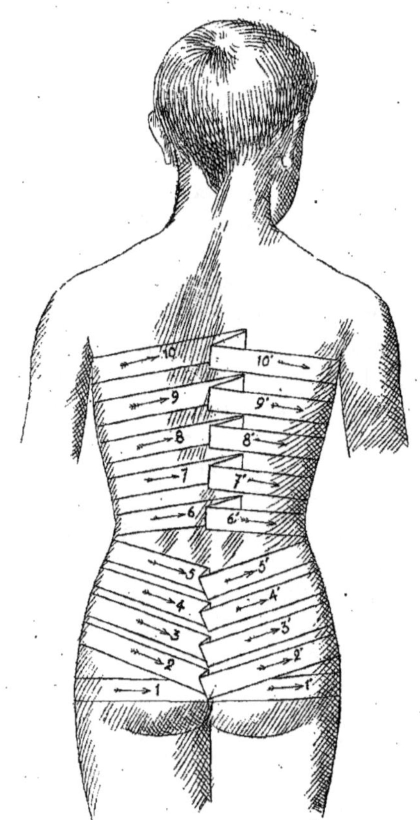

Fig. 113. — 1, 2, 3, 4, 5 : ligne des renversés en 1 temps sur les hanches. 6, 7, 8, 9, 10 : celle des renversés en 2 temps sur le torse.

ramenons vers la taille en décollant un peu la partie de bande qui vient d'être déroulée, nous formons un second retourné (fig. 116) que lisse la main gauche (fig. 117). Le globe déroulé droit suivant la technique ordinaire passe devant le thorax où il est repris par la main gauche qui le ramène vers le dos. Une série de doubles retournés est ensuite effectuée jusqu'à ce que le tronc soit recouvert de la taille à l'aisselle. Nous avons ainsi un double retourné de la bande que nous avons dénommé *le double retourné en deux temps*.

Ces différentes assises de doubles retournés s'imbriquent les uns dans les autres. Les branches des retournés 6 et 6′, 7 et 7′, 8 et 8′, etc., forment un angle en forme de V dont l'ouverture regarde en bas (fig. 113). L'orientation de leur angle est donc inverse de celle des retournés pratiqués sur le cône des hanches.

Tronc de femme. — Ici la présence des seins vient compliquer la question. Vu latéralement, le torse peut être considéré comme formé de deux troncs de cône orientés en sens inverse dont la grande base commune serait une ligne horizontale passant par la pointe du mamelon. Tandis que, vu d'arrière, le torse dans son ensemble est un tronc de cône à grande base supérieure. Il reste donc de commun à ces deux points de vue que toute la partie située au-dessous du mamelon appartient bien en réalité au tronc de cône à base supérieure : il n'y a pas de perturbation dans le déroulement de nos bandes de ce côté; il n'en est plus de même pour toute la partie supérieure. Il faut envisager ici que, vu d'arrière, nous avons un cône à grande base supérieure, en même temps que, vu latéralement, nous nous trouvons en présence d'un cône à grande base inférieure.

Si les seins sont peu développés, la question ne subit pas de modification; mais s'ils sont très développés, il faudra se conduire comme si l'on se trouvait en présence d'un cône à grande base inférieure.

Voyons ce qui passe dans le cas de gros développement des seins.

Nous recouvrons deux cônes se touchant par leurs grandes bases. Quand nous recouvrons le cône inférieur à petite base dirigée en bas, notre bande se trouve toujours ramenée d'une façon oblique vers la base de ce petit cône; il en est de même

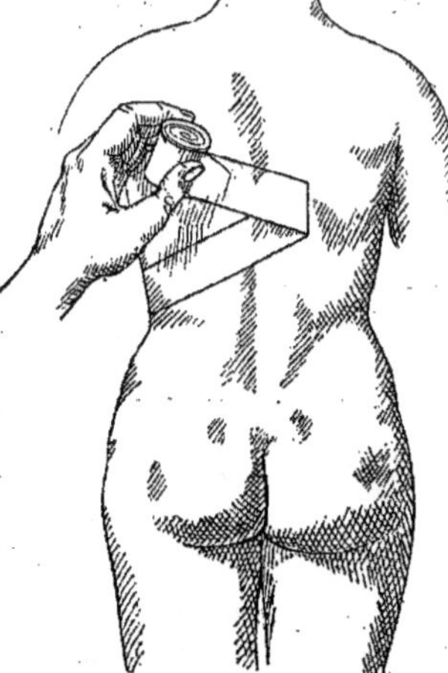

Fig. 114. — Premier retourné
simple ; la bande est déroulée à revers.

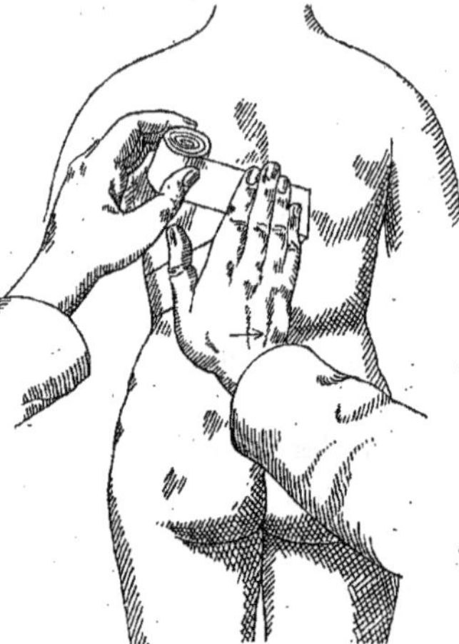

Fig. 115. — La main droite
lisse le retourné.

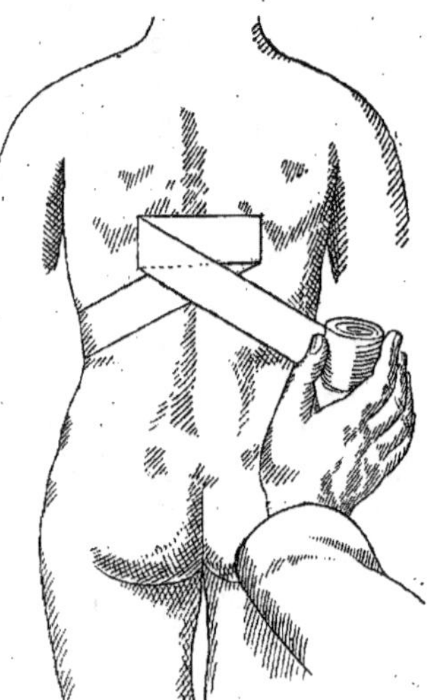

Fig. 116. — Deuxième retourné
simple ; le globe est déroulé
à droite.

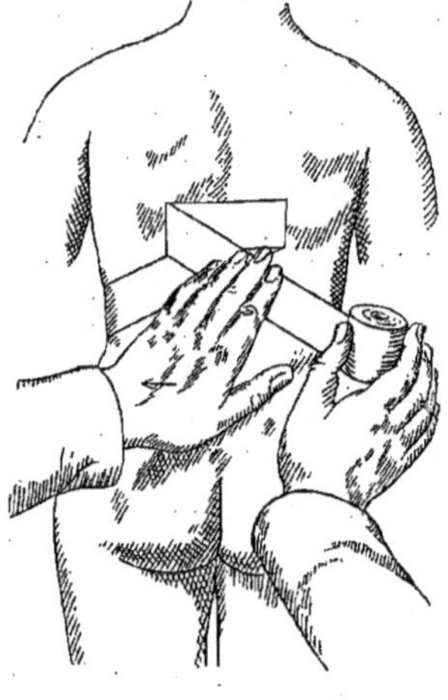

Fig. 117. — La main droite
lisse le deuxième retourné.

lorsque nous recouvrons le cône supérieur: mais les deux bases étant communes, nous nous trouvons en présence de jets de bandes se dirigeant, de la partie postérieure de cette bande commune, en haut vers la pointe du cône supérieur, en bas vers la pointe du cône inférieur; d'où, à la partie antérieure, un espace plus ou moins considérable absolument dénué de bandes qui se croisent en arrière, formant ainsi le croisé postérieur du sein. Nous obvions très facilement à cet inconvénient; passant de la partie postérieure à la partie antérieure du sujet, nous pratiquons une opération exactement semblable formant ainsi le croisé antérieur des seins dont la réunion avec le croisé postérieur du dos constitue un appareil très complet.

Nous pouvons parfaire l'appareil à sa partie toute supérieure par une série des doubles retournés en deux temps à angle ouvert en haut.

c) La région des épaules. — Nous désignons sous ce nom la région comprise entre les aisselles et la base du cou. Cette région, de forme assez régulière, permettrait l'emploi de simples circulaires si la nécessité de respecter l'articulation scapulo-humérale ne venait compliquer la question; notre procédé consistera à recouvrir séparément la partie antérieure pectorale et la partie postérieure dorsale.

Commençons par la région antérieure. Pour la région thoracique supérieure, notre premier soin est de poser comme assises un jet de bandes verticales à droite et à gauche près des épaules, qui nous servira ensuite à poser nos retournés en un temps, grâce auxquels nous établirons une série de bandes récurrentes qui, au total, constitueront une solide attelle antérieure. Pour arriver à ce but, nous utilisons comme assise les bandes préalablement fixées sur le thorax sous-jacent à notre région. Perpendiculairement aux bandes qui enveloppent le thorax, nous posons à droite (fig. 118), par exemple, notre chef initial A qui remonte sur l'épaule dans le prolongement de la ligne même du thorax; arrivé à la partie postérieure, suivant le mouvement de la bande, nous descendons obliquement jusqu'au rachis où nous rencontrons les bandes plâtrées qui enveloppent le thorax A (fig. 119); ici nous pratiquons un double retourné en un temps qui ramène notre bande B sur l'épaule opposée, dans une direction symétrique à celle que nous venons de parcourir. Cette symétrie se continue d'ailleurs à la partie antérieure où notre bande, rasant la partie antérieure de l'épaule, vient reprendre contact avec les bandes plâtrées du thorax. A ce moment, pour plus de simplicité, coupons la bande (en pratique, il est plus rapide de pratiquer un double renversé qui nous permet de continuer sans interruption). Cette première assise nous donne, à la partie postérieure, un V dont la pointe, posée sur le rachis, est ouverte par en haut, tandis qu'à la partie antérieure les deux branches de ce V deviennent parallèles. Dès lors, ces deux jets de bandes parallèles figurent deux poteaux sur lesquels viendront s'appliquer alterna-

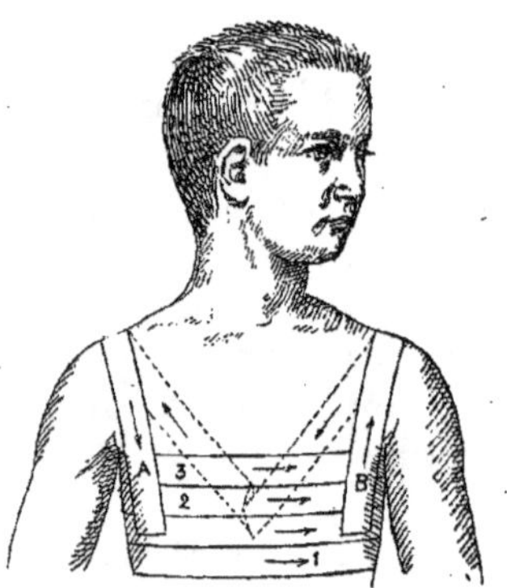

Fig. 118. — Assises latérales antérieures servant de base aux bandes récurrentes antérieures.

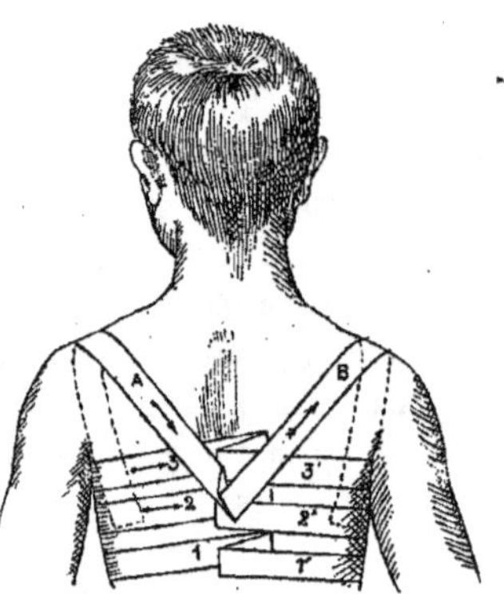

Fig. 119. — *A* et *B* : prolongement des bandes antérieures formant un V.

tivement les retournés simples de nos bandes récurrentes. Le mécanisme de ces bandes récurrentes est fort simple. Posons d'abord le premier jet sur l'assise de droite (fig. 120), par exemple; nous poursuivons directement jusqu'au moment où nous rencontrons l'assise de gauche (fig. 121 et 122); là, arrêtant brusquement par un pli, nous ménageons à notre bande une nouvelle direction en sens inverse et légèrement oblique par rapport à la direction que nous venons de parcourir (fig. 122). Nous recommençons le même procédé, pratiquant la même manœuvre (retourné simple en un temps) en passant alternativement de droite à gauche et de

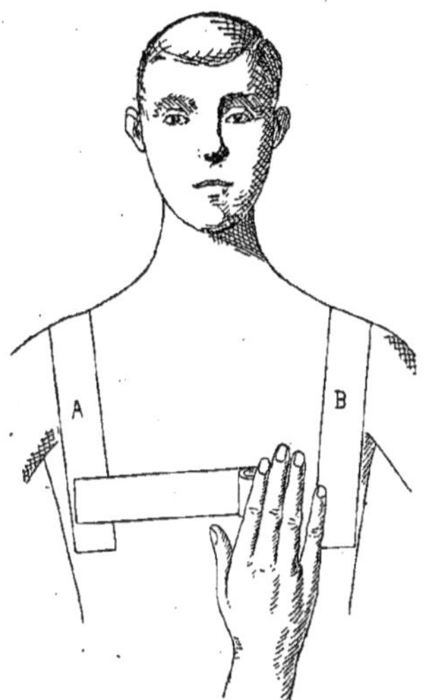

Fig. 120. — La bande est déroulée de *A* vers *B*.

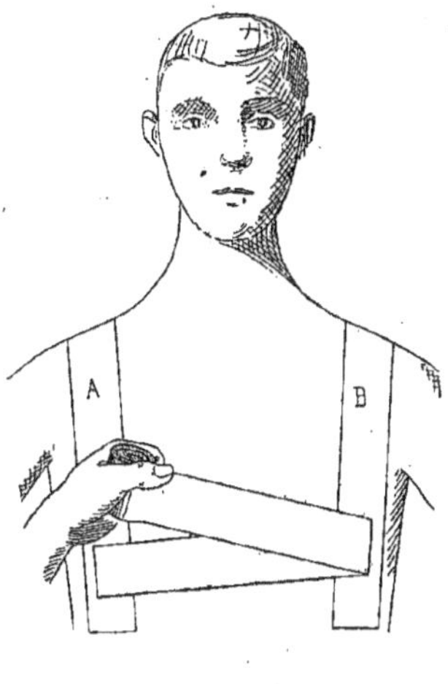

Fig. 121. — Retourné simple: la bande saisie à pleine main est déroulée à revers.

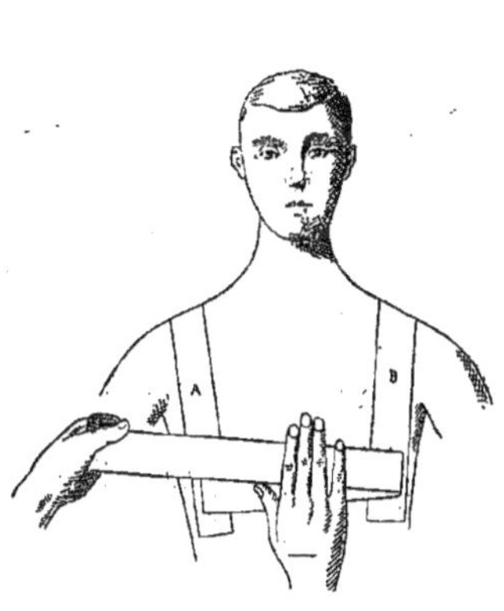

Fig. 122. — La bande déroulée de *B* vers *A* est lissée en sens inverse du déroulement par la main libre.

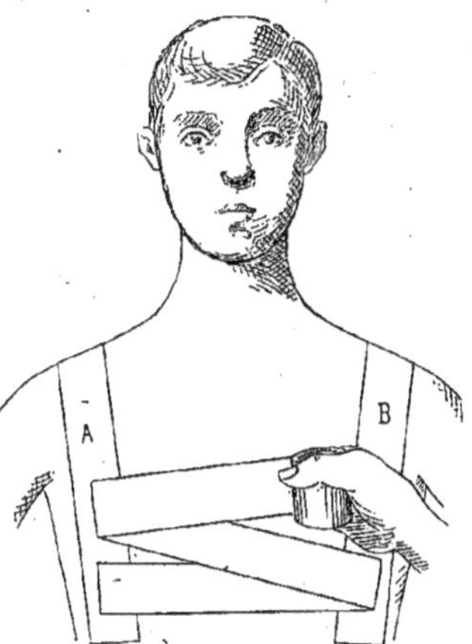

Fig. 123. — Deuxième retourné simple.

gauche à droite, jusqu'à ce que nous ayons recouvert convenablement la région (fig. 123). Dans ces retournés successifs, la bande se trouve déroulée directement ou à revers d'une façon régulièrement alternative.

Un procédé exactement identique nous permettra de recouvrir la région postérieure. Ici les deux poteaux destinés à servir d'assises aux bandes récurrentes sont dans le prolongement de la ligne axillaire postérieure, tandis que le V à angle ouvert en haut se trouve à la partie *antérieure* (fig. 124 et 125); la pratique des bandes récurrentes ne subit d'ailleurs aucune modification.

On se trouve ainsi avoir créé en avant et en arrière du thorax deux assises de bandes récurrentes (fig. 126 et 127) formées d'une série de bandes déroulées à droite 4, 6 et 8 et d'une autre série déroulées à revers 5, 7, 9.

Les attelles antérieures et postérieures ainsi construites ne sont réunies à leur partie supérieure, on le remarquera, que par un seul jet de bande.

Il en résulte un vide ouvert entre cette bande bretelle et la base du *cou*. Comme les bandes récurrentes qui constituent les attelles antérieures et postérieures se réunissent sur la partie interne de l'épaule, ce vide affecte la forme d'un V dont la base est représentée par la base du *cou*. Il est très facile de combler cette lacune par le moyen de bandes récurrentes réunissant à leur partie supérieure les deux attelles dorsales et thoraciques. En pratique, ces dernières bandes récurrentes sont *imbriquées* avec les dernières bandes récurrentes qui servent à la construction des attelles antérieure et postérieure, afin d'avoir plus d'homogénéité et de solidité dans l'appareil.

d) Le cou. — Le cou a la forme d'un tronc de cône à grande base inférieure. Il sera très facile de le recouvrir en se rappelant le rôle du double retourné en un temps. Pratiquons en effet un premier jet de bandes prenant point d'appui sur l'attelle antérieure, déroulons autour du cou notre premier jet de bande celui-ci, parti obliquement (fig. 128), revient au point de départ avec la même obliquité (fig. 129), de telle sorte que si on l'abandonnait à elle-même, elle irait passer sous l'aisselle. Mais sur les bandes les plus élevées de l'attelle antérieure, nous pratiquons à

la ligne médiane le double retourné en un temps (fig. 130) qui nous
permet de parcourir notre second tour de bande plus haut que
le précédent ; la même manœuvre est continuée jusqu'à ce qu'on
ait recouvert le cou à son union avec la tête. Le cou se trouve
entouré de la sorte par une série de cravates imbriquées les unes
dans les autres à la façon des tuiles qui recouvrent les maisons
(fig. 131).

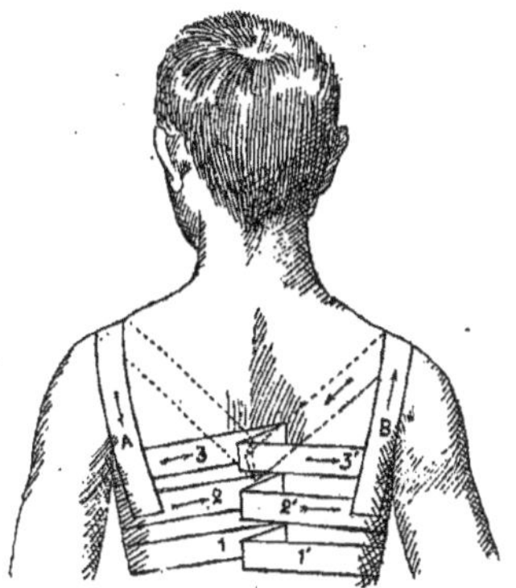

Fig. 124. — Assises latérales
servant de base aux bandes
récurrentes.

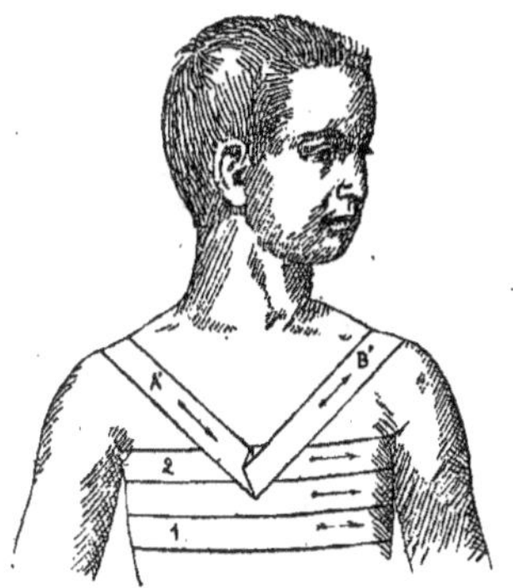

Fig. 125. — Partie antérieure
des assises latérales formant
un V sur le thorax.

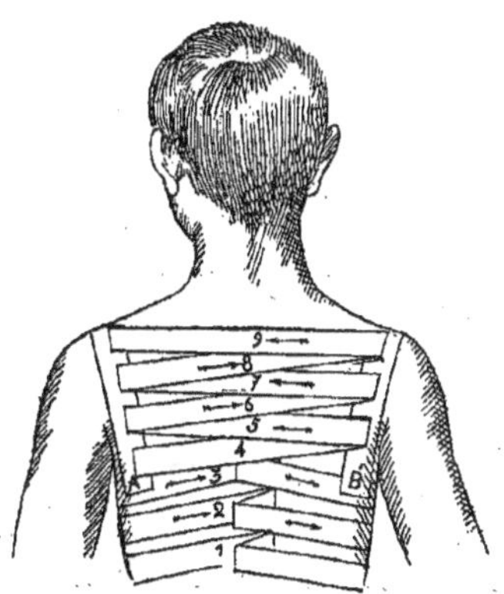

Fig. 126. — Bandes récurrentes
postérieures.

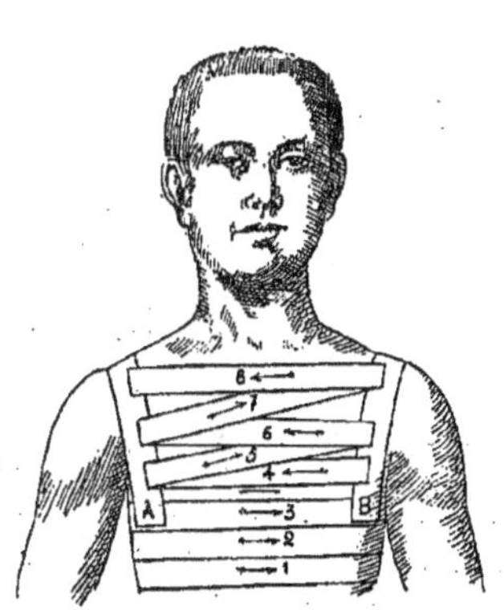

Fig. 127. — Bandes récurrentes
antérieures.

A la partie postérieure la bande croise le cou directement (fig. 132 : 4, 5, 6, 7).

Le cou est très facile à recouvrir à la condition d'employer des bandes très étroites de 2 à 3 centimètres de largeur.

L'appareil terminé nous présente, à la ligne médiane, des étages successifs 4 et 4′, 5 et 5′, 6 et 6′ de retournés dont l'angle très obtus est ouvert en haut (fig. 131).

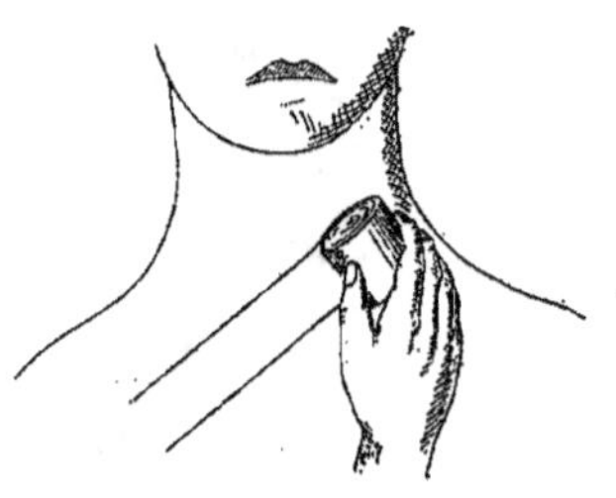

Fig. 128. — La bande se dirige vers la partie supérieure du cou.

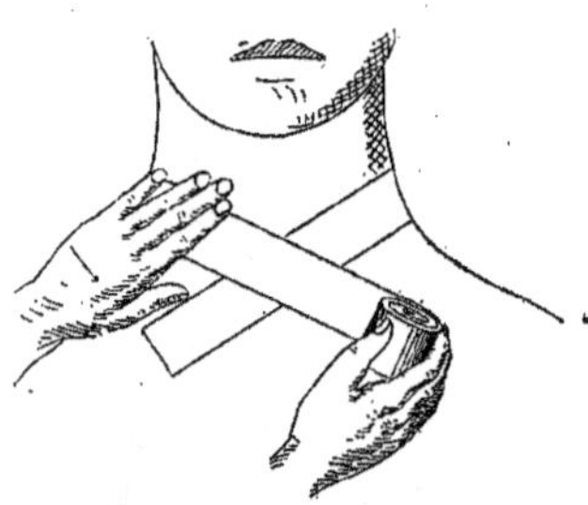

Fig. 129. — La bande revenue en avant croise le chef initial.

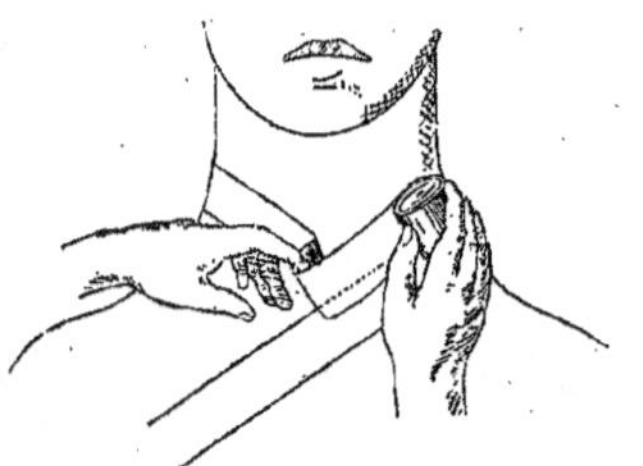

Fig. 130. — Double retourné en 1 temps permettant de changer la direction de la bande.

e) La tête. — Pour recouvrir la tête, nous nous servons de deux jets de bandes sincipito-mentonnières (fig. 133) qui entourent la tête selon son plus grand diamètre, et nous servent d'assises pour placer ensuite des séries de bandes récurrentes, grâce auxquelles toute la partie postérieure de l'extrémité céphalique sera recouverte.

Pour placer nos assises, nous partons de l'oreille que nous recouvrons provisoirement; nous contournons le menton pour remonter sur l'autre oreille et de là au-dessus des pariétaux pour revenir à la première oreille. Plusieurs tours de bandes identiques sont ainsi accomplis de façon à avoir une bonne solidité et une assise de deux à trois travers de doigt de largeur recouvrant tout le maxillaire inférieur, depuis l'extrémité du menton jusqu'à la pomme d'Adam.

Il n'y a plus qu'à poser les bandes récurrentes postérieures 1, 2, 3, 4, 5. Le procédé est le même que celui que nous avons décrit tout à l'heure, l'assise occipito-mentonnière servant cette fois de base à nos retournés simples et successifs.

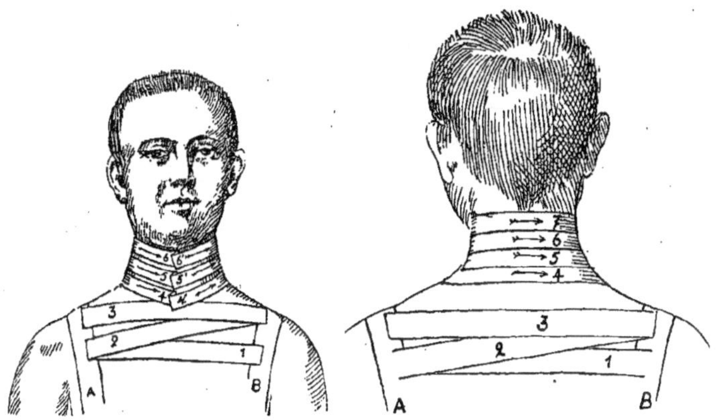

Fig. 131. — Imbrication des assises du cou.

Fig. 132. — Jets horizontaux de la partie postérieure du cou.

Le premier jet 1 débute un peu au-dessus du bord supérieur de l'oreille et le dernier 6 vient rejoindre les bandes *a b c* placées sur le cou.

Parfois à la partie postérieure de la branche montante du maxillaire se trouve un espace en forme de rigole qui n'a pas été recouvert par les longues bandes récurrentes allant de droite à gauche. La courbure spéciale de cette région oblige à lui fournir des bandes récurrentes dont les retournés sont très rapprochés.

Cette région de la tête et du cou, qu'il est très difficile de recouvrir avec les techniques habituelles, devient, par notre procédé, une région aussi favorable qu'on peut le désirer pour la technique de l'appareil plâtré.

Une autre technique (fig. 134) consiste à placer une première assise sincipito-mentonnière B, puis une deuxième occipito-

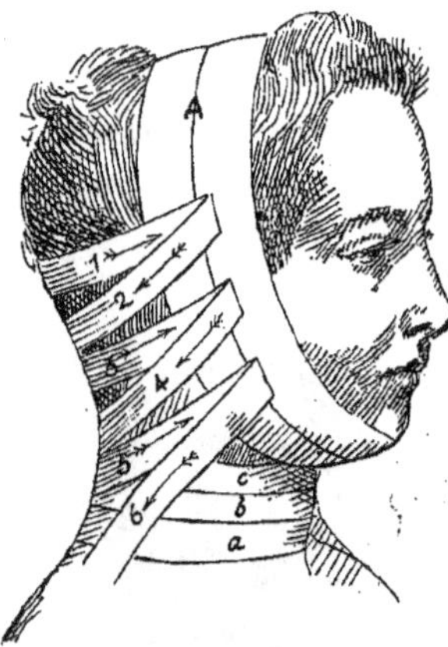

Fig. 133. — *A* : Bande sincipito-mentonnière. 1, 2, 3, 4, 5, 6 : bandes récurrentes postérieures allant de droite à gauche.

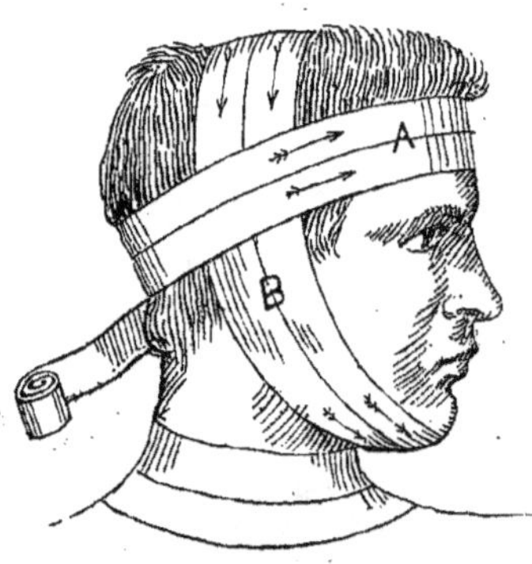

Fig. 134. — *A* : Assise occipito-frontale. *B* : Assise servant de base.

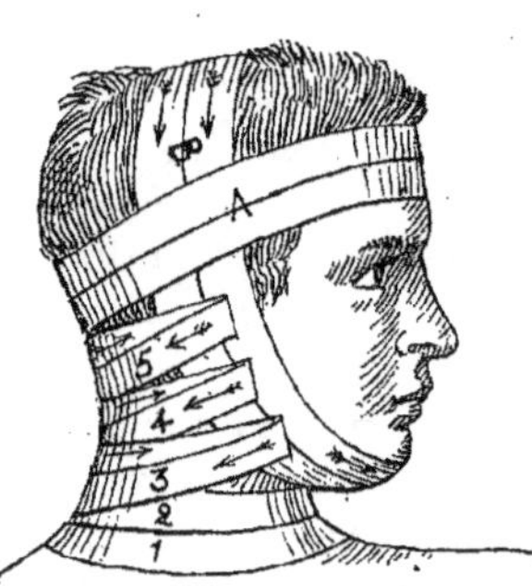

Fig. 135. — Vue latérale de l'appareil terminé.

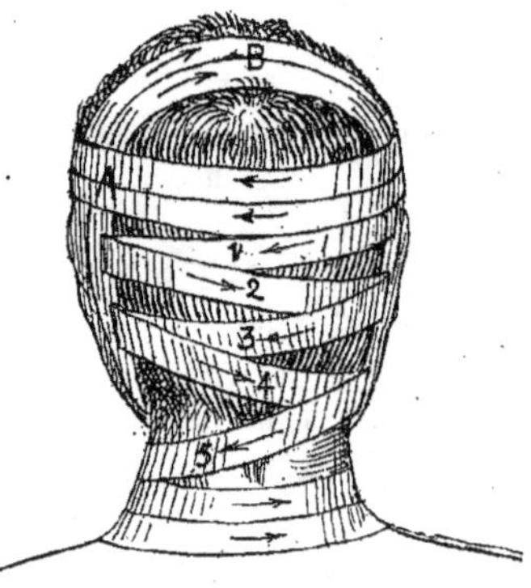

Fig. 136. — Assises récurrentes postérieures de la tête.

frontale A et à terminer l'espace laissé libre au-dessous de ce dernier jet par une série de bandes récurrentes (5, 4, 3, 2, 1, fig. 135 et 136).

Mais l'assise de bande occipito-frontale A est tout à fait inutile à sa partie antérieure puisqu'elle doit être coupée, l'appareil une fois terminé.

Comme pour le cou, il est nécessaire de prendre des bandes *très étroites* de deux travers de doigt au maximum. Si la bande est plus large elle se plisse sur elle-même et forme plus ou moins corde, ce qu'il faut éviter à tout prix.

MODELAGE DE L'APPAREIL.

Un appareil soigneusement modelé sur les parties osseuses qu'il recouvre en est rendu solidaire par cela même. Dans la confection d'un corset plâtré, nous devons nous attacher à modeler : 1° le bassin ; 2° les épaules ; 3° la tête.

1° *Le bassin.* — Dans le corset plâtré appliqué en position verticale, la symphyse pubienne ne peut être, dans certains cas, modelée que d'une façon approximative, surtout chez les sujets gras à ventre proéminent. Chez les pottiques lombaires, où il y a grand intérêt à modeler le pubis, nous avons parfois recours à un procédé particulier qui consiste à faire le corset en position horizontale.

La position verticale facilite le modelage de toute la partie supérieure de l'aile iliaque, surtout à la partie postérieure.

Pour faire ce modelage, l'opérateur peut se placer, au commencement, derrière le sujet, et alors rester debout : la position de ses pulpes de pouces lui permet de suivre toute la partie postérieure de l'aile iliaque dans des conditions favorables, c'est-à-dire que la partie interne du pouce largement ouvert et le bord radial de l'index étreignent la ligne de la taille en rasant le bord supérieur de l'os coxal. Mais dès qu'il s'agit d'aborder le modelage de la région antérieure, l'opérateur doit se mettre à genoux devant son sujet, de façon à pouvoir travailler avec la pulpe du pouce et une partie du bord interne de ce doigt qui lui sert à suivre plus exactement ses contours osseux. On commence par modeler avec les deux mains la partie postérieure de l'aile

iliaque, et l'on descend en glissant le long de l'aile iliaque qui se
trouve ainsi coiffée par la ligne de modelage. A la partie antérieure, la ligne de modelage passe en dedans de l'épine iliaque
antéro-supérieure et va se terminer au bord latéral du pubis. Par
ce modelage, le corset se trouve assis sur le cône formé par la
région de la hanche (fig. 137).

Pour encapsuler complètement l'épine iliaque, il faut créer une

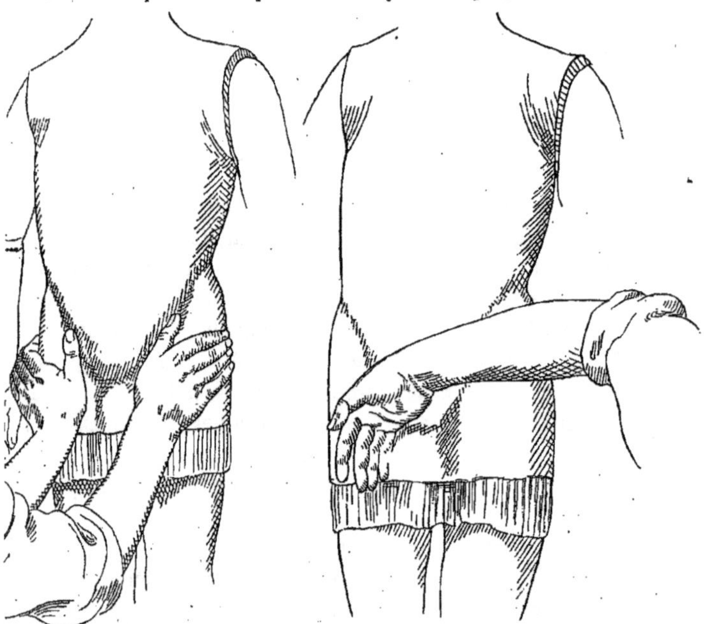

Fig. 137. — Modelage de l'aile
iliaque.

Fig. 138. — Modelage du pubis.

ligne de modelage passant horizontalement au-dessous de celle-ci
et allant rejoindre la ligne de modelage des ailes iliaques.

Pubis. — Le bord cubital de la main rasant le bord supérieur
de la symphyse pubienne comme s'il voulait s'enfoncer dans
l'abdomen, détermine une dépression horizontale qui relie l'une
à l'autre les deux rigoles obliques descendant des épines iliaques
antéro-supérieures (fig. 138). Reprenant le modelage du pubis
dans son ensemble, le bord cubital de la main décrit à plusieurs

reprises un cercle autour de cette saillie osseuse, et arrive ainsi peu à peu à l'encapuchonner complètement.

2° *L'épaule.* — L'opérateur se trouve placé vis-à-vis du malade. Les quatre doigts prenant point d'appui à la partie postérieure du moignon de l'épaule, le bord radial du pouce de la même main dessinent par touches successives une dépression verticale qui servira de fixation au moignon de l'épaule. Cette dépression est constituée par une ligne qui commence en haut, à la réunion des deux tiers internes avec le tiers externe de la clavicule, descen-

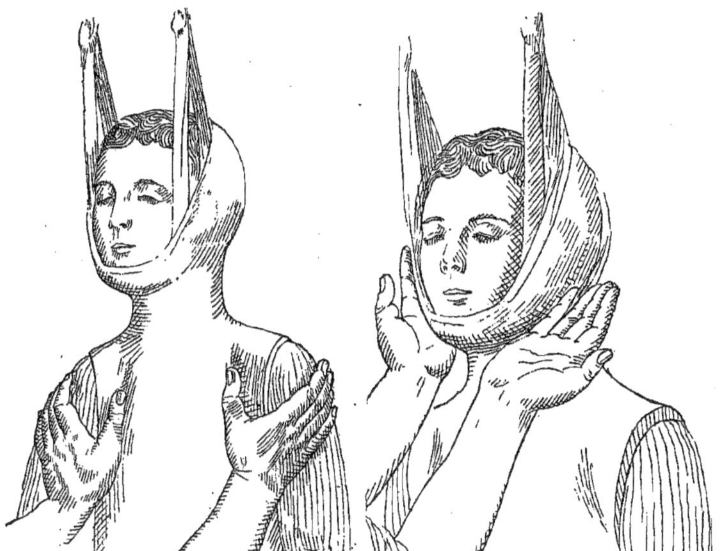

Fig. 139. — Modelage des épaules.

Fig. 140. — Modelage du maxillaire inférieur.

dant vers le bord antérieur de l'aisselle en croisant dans sa direction la pointe de l'acromion. Remarquons qu'à travers les muscles pectoraux, notre appareil vient ainsi prendre point d'appui sur la partie antérieure des premières côtes qu'il croise perpendiculairement. Nous avons ainsi formé un triangle à pointe inférieure dont la base est formée par le tiers externe de la clavicule, le côté interne par la ligne de modelage que nous venons de décrire, et le bord externe vertical par le bord de l'appareil lui-même (fig. 139). Ce triangle se trouve dans un plan qui n'est pas exactement le plan du reste de l'appareil. Celui-ci épousant sa courbure thoracique a sa concavité tournée en arrière. La modification que nous imposons à la surface de notre triangle consiste à le ramener dans un plan frontal. Le point d'appui créé par notre triangle de modelage : 1° sur la clavicule ; 2° sur les premières côtes et en réalité sur le rachis par l'intermédiaire des

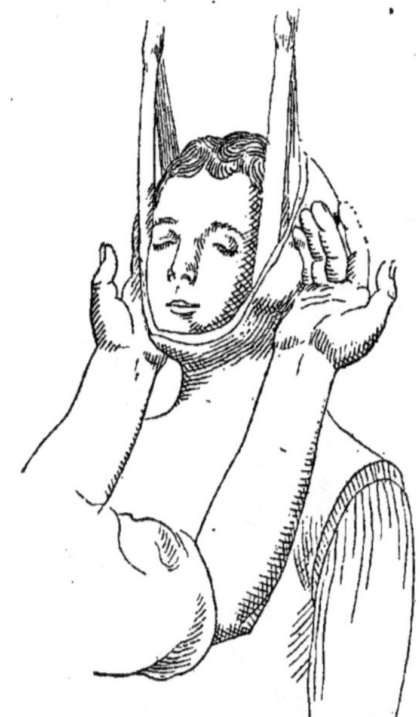

Fig. 141. — Modelage de la région rétro-auriculaire.

arcs osseux rigides, empêche que le rachis correspondant puisse quitter le plan de réclination de notre appareil dans de si faibles limites que ce soit. Cette fixation spéciale nous donnant toute sécurité, nous ne voyons aucun inconvénient à interposer de l'ouate entre l'appareil et la partie antérieure des arcs costaux pour la facilité de la respiration. Nous n'avons nullement à craindre que les conditions de notre immobilisation se trouvent compromises. Remarquons d'ailleurs combien ce point d'appui des premiers arcs costaux se trouve favorable : ce sont les arcs les plus courts, de plus faible diamètre, et en outre les cartilages y sont réduits à leur plus simple expression. Toutes ces raisons font que ces arcs sont les meilleurs intermédiaires auxquels on puisse s'adresser pour maintenir le torse.

3° *La tête*. — Cette région comporte trois points de modelage qui, en pratique, s'effectuent en deux temps : 1° la région sous-occipitale ; 2° la région sous-maxillaire (ces deux régions peuvent se faire dans le même temps) ; 3° l'oreille.

Dans un premier temps, l'opérateur placé en face du sujet étreint du bord cubital de chacune de ses mains la partie postérieure de la nuque (fig. 140). Serrant de très près la convexité de l'occiput, la tête s'énuclée pour ainsi dire de son étreinte, et par-dessous le pavillon de l'oreille, le bord cubital de chacune des mains aborde le maxillaire inférieur un peu au-dessous de son angle. Le maxillaire inférieur est modelé à la façon d'une crête osseuse quelconque, et l'on passe au troisième temps. Le pavillon de l'oreille, à sa partie postérieure, est façonné par le bord cubital des mains (fig. 141) qui forment une ligne courbe appropriée. Ce modelage a une grosse importance, nous l'utiliserons comme point de repère au moment d'échancrer l'appareil.

CHAPITRE IV

Les diverses étapes du traitement.

Nous connaissons dès maintenant la technique d'un appareil plâtré allant du bassin à la tête.

Nous savons en outre les conditions que doit remplir l'appareil et elles varient suivant la période de la maladie et le siège de la lésion.

Pour les régions lombaires et dorsales, aux lois d'immobilisation auxquelles doit obéir l'appareil si l'enfant reste couché, viennent se surajouter d'autres conditions si la marche est permise. Nous sommes amenés à imaginer de par ce seul fait deux séries d'appareils : les premiers que nous appellerons lits plâtrés ou gouttières par analogie et comme comparaison puisque le malade doit rester étendu, et les seconds que nous dénommerons corsets.

Pour le rachis cervical, que le malade reste couché ou qu'il se livre à la marche, les lois d'immobilisation du rachis sont les mêmes, de là une autre catégorie d'appareils : les minerves.

Art. 1. — Période de repos absolu avec immobilisation complète du rachis.

D'après les conditions de construction d'un appareil, nous savons que la partie essentielle en est constituée par : 1° les points d'appui ; 2° les points de fixation. Théoriquement donc, il n'y a aucun inconvénient à échancrer et à fenestrer l'appareil, pourvu que l'on respecte les points essentiels. Nous allons étudier de quelle façon un appareil peut ainsi être allégé, en commençant par les appareils destinés au traitement du mal de Pott au début, et prenant les diverses régions du rachis, nous allons avoir à considérer :

a) le mal de Pott lombaire ;
b) le mal de Pott dorsal moyen ;
c) le mal de Pott dorsal supérieur ;
d) le mal de Pott cervico-dorsal.
Nous avons à notre disposition deux moyens :
A) les appareils plâtrés ;
B) les appareils orthopédiques.

A. — *Les appareils plâtrés.*

a) *Mal de Pott lombaire.* — Le malade est préparé et l'appareil appliqué suivant la technique que nous avons indiquée. Lorsque l'appareil est modelé et commence à sécher, il faut veiller à conserver au rachis la position de lordose dans laquelle il a été placé. Le meilleur moyen à employer consiste à embrasser avec le bras gauche les cuisses du malade que l'on reporte en arrière, en même temps que la main droite, placée bien à plat au niveau de la région lombaire, amène le rachis en avant. Notre grand appareil est d'un secours précieux, les semelles fixent en effet les pieds du malade d'une façon solide et dans une position invariable. Il nous faut maintenant échancrer l'appareil, voyons donc ce que doit être son :

Bord inférieur. — On échancre l'appareil au niveau du pubis de façon à ce que le plâtre ne fasse que coiffer la symphyse ; sur la ligne médiane, l'appareil se termine en une ligne horizontale parallèle à la symphyse (fig. 142).

Cette ligne horizontale relie entre elles les deux gouttières latérales qui englobent la symphyse.

Sur la partie antérieure de la cuisse, cette plaque médiane que nous venons de voir est reliée par une courbe à concavité inférieure à un point situé à un travers de doigt au-dessous du bord supérieur du grand trochanter. Pour en finir avec le bord inférieur de l'appareil, disons que la partie postérieure est constituée par une ligne horizontale qui réunit les deux trochanters en passant par la pointe du coccyx.

Bord supérieur. — Il est constitué à sa partie médiane par une ligne horizontale placée à deux travers de doigt environ au-dessous de la poignée du sternum ; de chaque côté, en approchant des épaules, au moment où ce bord supérieur rencontre la ligne de modelage que nous avons décrite, l'appareil prend la forme de deux ailerons latéraux qui viennent encastrer une partie de l'articulation scapulo-humérale, mais le bord supérieur de

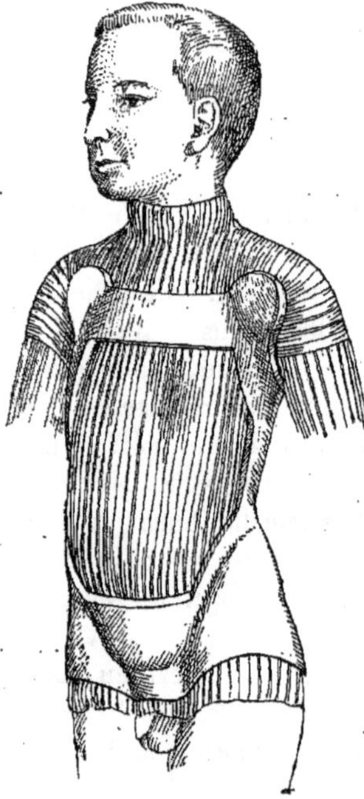

Fig. 142. — Lit pour mal de
Pott lombaire.

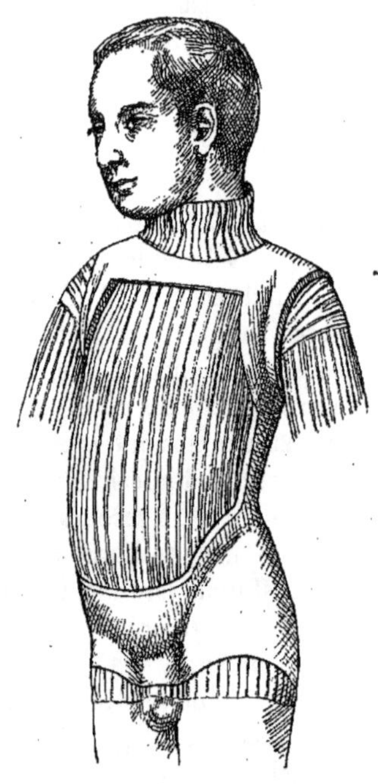

Fig. 143. — Lit pour mal de
Pott dorsal moyen.

l'appareil se poursuit en passant sous l'aisselle et, de là, rejoint la partie postérieure de l'appareil qui est constitué par une ligne horizontale reliant l'une à l'autre les parties moyennes de chacune des épaules.

Fenêtre. — Toute la partie abdominale et thoracique de l'appareil peut être enlevée sans inconvénient ; il n'y a d'autre nécessité que celle de conserver un appareil suffisamment solide dans les points où il y a effort : c'est pourquoi le découpage de la fenêtre n'est guère limité que par la préoccupation de ne pas passer trop près des points d'appui ou des points de fixation. Le bord inférieur de la fenêtre sera constitué par une ligne horizontale médiane, reliant à peu près le milieu des arcades de

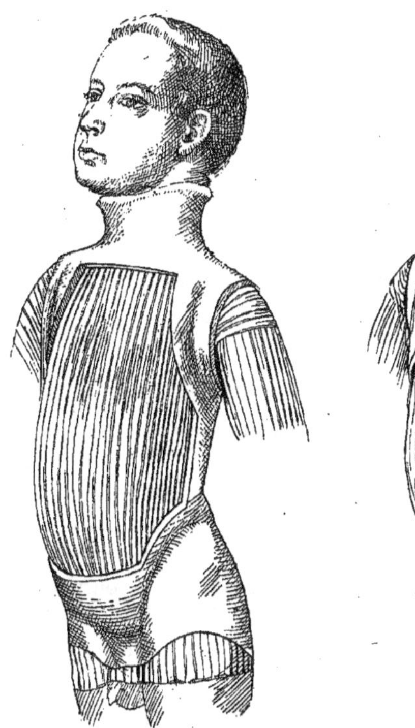

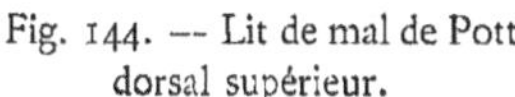

Fig. 144. — Lit de mal de Pott dorsal supérieur.

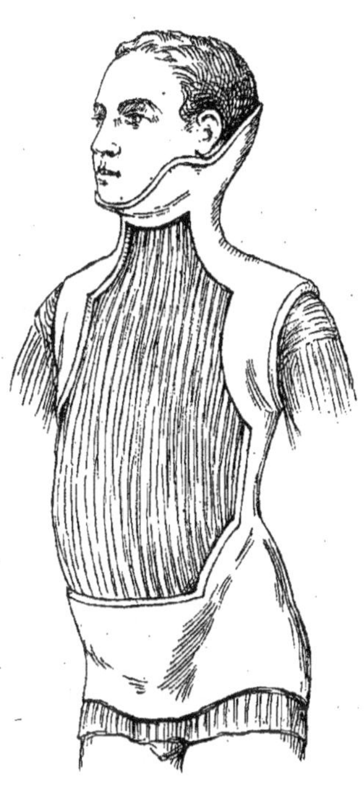

Fig. 145. — Lit de mal de Pott cervico-dorsal.

Fallope et les côtés par deux lignes médianes obliques sensiblement parallèles au modelage et à l'aile iliaque dont elles restent distantes d'un travers de doigt. Le bord supérieur de la fenêtre est constitué symétriquement par trois pans, une ligne horizontale médiane reliant à peu près les deux creux de l'aisselle et, de chaque côté, par deux lignes obliques sensiblement parallèles à la ligne de modelage de l'épaule. Ces bords supérieur et inférieur, composés chacun de trois côtés, sont réunis à droite et à gauche par une ligne droite parallèle à l'axe longitudinal du corps et situé dans la direction de la ligne antérieure de l'aisselle.

b) Mal de Pott dorsal moyen. — La partie inférieure de cet appareil est absolument identique à la partie inférieure de l'appareil que nous venons de décrire. Toute la différence réside dans la position plus élevée de la partie supérieure et par suite les dimensions longitudinales un peu plus grandes de la fenêtre (fig. 143).

Bord supérieur. — Ce bord arrive jusqu'à la base du cou, il décrit une courbe ouverte en haut et dont la partie la plus basse s'appuie en avant sur la fourchette sternale et en arrière sur la dernière cervicale; ce bord forme ainsi une sorte de collerette.

Sur les épaules, l'appareil recouvrant toute la clavicule et tout le moignon de l'épaule est arrêté par l'émergence du bras à la façon d'une veste dont on aurait coupé la manche. Il n'y a rien de spécial à signaler dans la constitution de la partie supérieure de la fenêtre, si ce n'est que le pan médian horizontal remonte ici à la hauteur même où était le bord supérieur dans l'appareil précédent, les deux pans latéraux étant du reste sensiblement parallèles aux plis de modelage de l'articulation scapulo-humérale.

c) Mal de Pott dorsal supérieur. — L'appareil ne diffère du précédent qu'en un seul point : la collerette n'en constitue pas le bord supérieur. Celui-ci, rasant la région sous-maxillaire, passe immédiatement au-dessus de la pomme d'Adam, remonte quelque peu, à la partie postérieure, à la façon d'un col officier. La fenêtre se trouve agrandie dans les mêmes proportions que l'appareil, une largeur de trois travers de doigt étant suffisante pour assurer la solidité du bord supérieur (fig. 144).

d) Mal de Pott cervico-dorsal. — La seule différence réside dans la constitution du bord supérieur et, par suite, dans la constitution du bord supérieur de la fenêtre (fig. 145). Le bord supérieur de l'appareil enfermant le menton d'une façon complète, ne quitte le bord supérieur du maxillaire inférieur qu'au niveau du lobe de l'oreille. Il présente une courbe à concavité supérieure pour contourner celle-ci, puis remonte le long de l'occiput, atteint la ligne occipitale externe qu'il rejoint à la ligne médiane pour recommencer un trajet symétrique. Le bord supérieur de la fenêtre est constitué par une ligne horizontale, un peu au-dessous de la pomme d'Adam, et de la sorte, la partie inférieure du cou se trouve complètement dégagée.

B. — *Les appareils orthopédiques en celluloïde.*

Avantages du celluloïde. — Nous avons étudié les différents appareils plâtrés qui conviennent au traitement d'un mal de Pott. Nous n'avons pas à y revenir.

En pratique, toutes les fois que nous le pouvons, nous préférons de beaucoup les appareils en celluloïde à ceux en plâtre. Il y a à cela un certain nombre de raisons. La supériorité du celluloïde s'affirme avant tout par sa légèreté plus grande, mais une telle considération ne vaut que pour les appareils de convalescence avec lesquels le malade est appelé à marcher. Quant à la période de début et à la période d'état, le malade étant de toute façon condamné au lit, peu importe que l'appareil qui le maintient pèse quelques kilos de plus ou de moins.

Là encore pourtant la supériorité du celluloïde est indiscutable.

Le celluloïde possède trois qualités essentielles pour les appareils qui nous occupent :

Il est solide ;

Il est amovible ;

Il est imperméable.

L'appareil en celluloïde est solide ; cette solidité est d'ailleurs renforcée au moyen d'attelles d'acier trempé rivées à même le celluloïde et distribuées d'une façon appropriée.

La solidité du celluloïde est telle que le besoin d'un nouvel appareil ne naît pour ainsi dire jamais de la détérioration de l'ancien, c'est seulement lorsque l'enfant grandit ou que des raisons techniques nous obligent à changer la position que l'on doit renouveler l'appareil.

On sait au contraire qu'un appareil plâtré qui a fait trois à quatre mois commence à s'effriter et que la contention qu'il réalise devient plus ou moins suspecte. Le besoin de changer l'appareil comporte un assez gros inconvénient en ce que la nouvelle position, n'étant jamais identique, entraîne une gêne et en tout cas une certaine violation de l'immobilité requise. La solidité du celluloïde comporte donc, en outre de la rareté plus grande de fabrication de l'appareil, une réelle supériorité pour le malade au point de vue thérapeutique. Il est d'ailleurs très aisé d'agrandir un appareil de celluloïde.

L'appareil en celluloïde est amovible, on sait que le plâtre ne l'est nullement, et tous ceux qui ont pratiqué l'appareil au plâtre savent dans quel état déplorable on retrouve parfois la peau du sujet lorsqu'on vient à changer l'appareil : les couches mortes de l'épiderme qui s'accumulent, la sueur qui vient humecter ce magma mettent le tégument cutané dans des conditions hygiéniques déplorables. Tous les mois environ, on prend la précaution de suspendre l'enfant par la tête dans la position même où l'appareil a été placé, on enlève l'appareil en celluloïde sans avoir à craindre de mobilisation inopportune, on fait un nettoyage sérieux (savon, éther, etc.) de la peau et l'on replace l'appareil sans que le patient ait eu à souffrir.

L'appareil en celluloïde est imperméable, un peu d'éther suffit à nettoyer les couches noirâtres qui, à la longue, peuvent se déposer sur sa surface; mais on ne le verra jamais s'imprégner des urines, des matières fécales comme le plâtre, dont la porosité absorbe toute matière liquide.

Le seul inconvénient du celluloïde, c'est son prix de revient beaucoup plus élevé, dû à la grosse difficulté des manipulations qu'il comporte.

Il est vrai d'ajouter que la fabrication d'un appareil en celluloïde nécessitant un contre-moulage, il est facile de corriger sur ce contre-moulage les détails spéciaux qu'un cas donné peut exiger. Si, par exemple, on veut éviter que l'appareil porte en un point donné, on n'a qu'à grossir sur le contre-moulage la région en question pour arriver au résultat voulu. Une telle manipulation serait naturellement tout à fait impossible avec le plâtre.

Nous ne parlons même pas de l'inflammabilité du celluloïde qu'il est très aisé d'ignifuger au moyen d'une couche de silicate et gomme.

Nous avons décrit pour les appareils plâtrés le détail précis de chacune des formes correspondant aux divers cas pathologiques ; il est inutile de répéter cette description qui est absolument identique, sauf pour les appareils de convalescence ; nous donnons une reproduction des appareils en celluloïde correspondant aux trois grandes périodes du mal de Pott.

Comme pour les appareils plâtrés, nous aurons une subdivision des appareils correspondant à l'état de la lésion (quant à son évolution) ou à son siège.

Nous appelons *lit*, un appareil destiné à maintenir l'immobilisation pendant le séjour au lit ; il se distingue de la gouttière par la présence possible de bretelles à la partie antérieure des épaules et d'une ceinture pelvienne complète.

Les lits sont différents suivant la région malade. Nous en construisons quatre sortes :

1° Lits correspondants à la région lombaire ;

2° Lits correspondants à la région dorsale moyenne ;

3° Lits correspondants à la région dorsale supérieure ;

4° Lits correspondants à la région cervico-dorsale.

La même division peut être reproduite pour les périodes d'état et de convalescence.

La fig. 146 représente un lit construit pour un bébé de 15 mois atteint de mal de Pott dorso-lombaire. La ceinture pelvienne et des brassières axillaires ont été conservées à la partie antérieure de l'appareil. Il n'est pas permis en effet d'emprisonner l'abdomen et le thorax d'un si jeune enfant. Grâce à une immobilisation précoce et à un traitement général bien compris, la guérison sans déformation s'est produite très vite. Il y a de cela 5 ans. Depuis 3 ans environ, l'enfant marche et court sans appareil.

La fig. 147, nous montre un corset identique ; l'adjonction d'une bandelette d'étoffe rejoignant les brassières sous forme de corselet ajoute encore un peu à la contention. L'enfant pour qui cet appareil a été confectionné présentait des lésions pulmonaires. Le corselet pouvait être délacé et rabattu sur les côtés. L'auscultation et la surveillance des sommets du poumon étaient ainsi facilitées, et l'enfant gardait le bénéfice de l'immobilisation du rachis.

Les fig. 148 et 149 sont des exemples de lits pour mal de Pott dor-

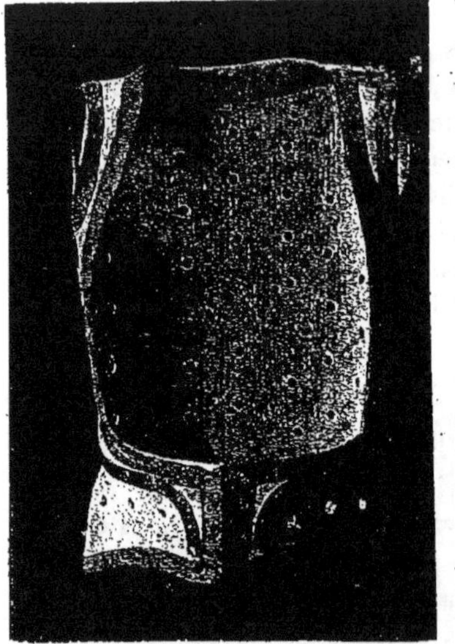
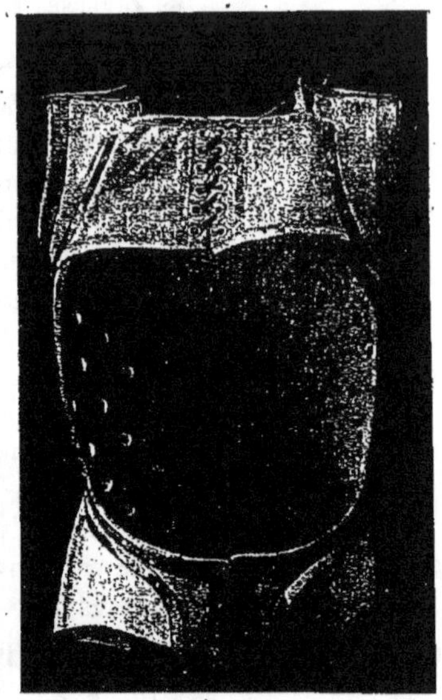

Fig. 146.

Fig. 147.

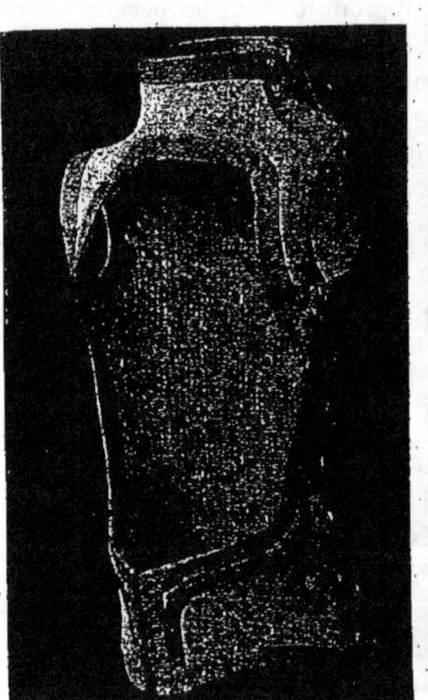
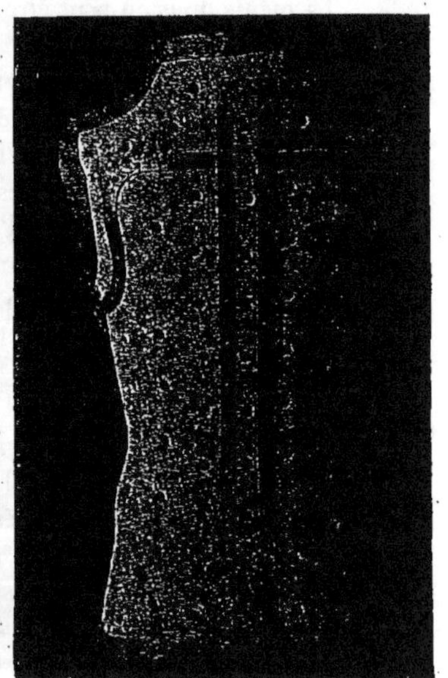

Fig. 148.

Fig. 149.

sal moyen et dorsal supérieur. Tout l'abdomen est dégagé. La ceinture pelvienne pour le bassin, les épaulières et un col pour la région supérieure sont les seuls points d'appui de l'appareil à sa partie antérieure. La fig. 149 montre l'appareil vu de dos et ses renforcements métalliques.

Au paragraphe traitant des corsets-lits on verra d'autres modèles de lits. Nous avons placé ici quelques exemples pour montrer l'idée générale qui doit guider pour la confection de ces appareils.

ART. II. — DEUXIÈME PÉRIODE. APPAREILS PERMETTANT
LA MARCHE.

Nous avons indiqué brièvement, au début du chapitre du mal de Pott, quelles modifications apporte à la statique du malade l'apparition des courbes du rachis. Notre but actuel étant de donner au malade un appareil qui lui permette de marcher, nous devons connaître, afin de pouvoir les empêcher, les déformations nouvelles qui tendront à se produire dans les conditions spéciales de la statique du sujet.

La position verticale de l'homme normal est celle où le poids du corps est réparti de telle sorte que le centre de gravité vient tomber à l'intérieur du polygone de sustentation représenté par le contact des pieds avec le sol. Le poids du corps n'est autre chose que le total du poids des divers segments du corps; ainsi, lorsqu'on dit que le centre de gravité passe par le milieu du bassin et tombe entre les deux pieds de l'homme en station verticale, cela signifie que la résultante de toutes les composantes diverses venues de chacun des segments du corps vient tomber entre les pieds. Pour que la station verticale soit possible, les composantes, quelles qu'elles soient, doivent toujours avoir une résultante de direction déterminée; si donc, l'une des composantes vient à faire un écart plus ou moins considérable, il est nécessaire qu'un même écart, en sens inverse, soit fait par un segment du corps, afin que la résultante ne soit pas modifiée. C'est ainsi que l'homme qui porte un fardeau sur son dos compense cette composante nouvelle par une flexion du torse en avant, d'autant plus accentuée que le poids est plus postérieur. Les applications de ce principe sont infinies.

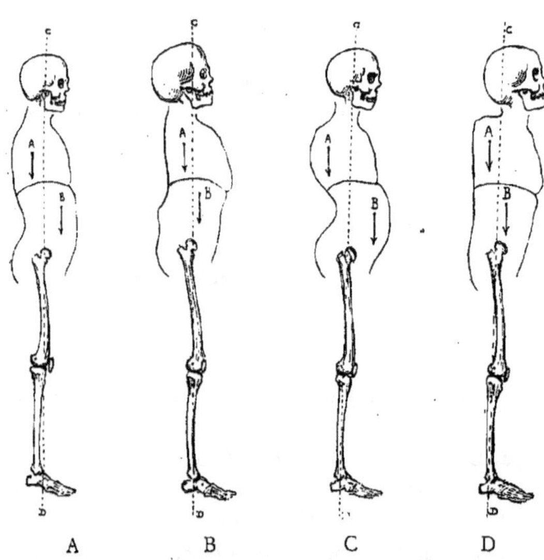

Fig. 150.

Fig. A. Homme normal, C D, verticale passant par l'axe bi-trochantérien par laquelle doit passer les résultantes de A, centre de gravité de l'unité thoraco-céphalique et B, centre de gravité de l'unité abdominale.

Fig. B. Mal de Pott lombaire ; le centre de gravité abdominal B s'est rapproché de C D et a entraîné un rapprochement correspondant de A, la cyphose normale a disparu.

Fig. C. Mal de Pott dorsal moyen, l'unité statique thoraco-céphalique A reportée en arrière amène une lordose lombaire et une projection en avant de l'abdomen qui a pour résultat d'avancer le centre de gravité B.

Fig. D. Mal de Pott cervico-dorsal, la tête presque entièrement en avant de C D rapproche son centre de gravité A de cette ligne, ce qui a pour résultat de faire disparaître la courbe lombaire et de ramener le centre de gravité B près de C D.

Dans le domaine orthopédique, nous rencontrons des cas où l'un des segments du corps subit un déplacement correspondant au déplacement d'un autre segment. On peut considérer le torse comme composé de deux unités statiques, l'abdomen et le thorax (thorax et extrémité céphalique) qui ont chacun (fig. 150-A) un centre de gravité propre A et B, mais dont la résultante doit passer par une verticale C D passant par l'axe bitrochantérien. Ces deux centres de gravité ainsi compris, on conçoit que la variation de l'un entraîne une variation correspondante en sens inverse de l'autre, afin que la résultante ne soit pas changée.

Nous avons 3 cas types à envisager :

a) Le mal de Pott lombaire ;

b) Le mal de Pott dorsal ;

c) Le mal de Pott cervical ou cervico-dorsal.

a) *Dans le mal de Pott lombaire* avec légère gibbosité, il y a disparition de la lordose lombaire normale, l'abdomen et le rachis correspondant sont ramenés en arrière, par suite, la résultante A de cette unité statique se rapproche de la résultante totale C D qui doit passer par l'axe bitrochantérien. Il s'en suit que la résultante A de l'unité statique supérieure doit venir en avant et se rapprocher elle aussi de C D (fig. 150-B) pour que le rachis conserve son équilibre. Tout le thorax, les côtes et le sternum viennent donc en avant. Cette propulsion est souvent si prononcée qu'une lordose de toute la colonne dorsale finit par remplacer la cyphose normale de cette région (fig. 150-B). Cette propulsion éloigne la colonne dorsale du plan postérieur contre lequel on la suppose fixée. Une première entrave se trouve réalisée par la sangle sous-axillaire, mais l'obstacle sera encore plus grand si la sangle descend jusqu'à la poignée sternale. L'appui sur le sternum à sa partie inférieure et sur les dernières côtes n'a pas une valeur énorme, étant donnée la malléabilité de ces dernières. C'est un appoint en plus ; il ne doit pas être négligé, c'est dire que l'appareil devra englober le thorax en son entier. Il est bon, au contraire, de dégager l'abdomen, la propulsion du ventre ne pouvant avoir comme résultat que l'augmentation de la lordose lombaire et, par suite, une décompression des vertèbres malades. Donc, à mal de Pott lombaire, fenêtre abdominale.

b) *Dans le mal de Pott dorsal moyen*, l'unité statique supérieure se trouve avoir sa résultante reportée très en arrière A (fig. 150-C) et, partant, plus éloignée de l'axe bitrochantérien C D ; pour que le corps reste en équilibre, l'unité statique inférieure doit donc se porter en avant A et s'éloigner, elle aussi, de l'axe C D ;

c'est ce qui se produit du reste. L'abdomen proémine en avant, en même temps que le bassin bascule en avant, les côtes inférieures participent à ce mouvement. La sangle pelvienne qui est supposée fixer le malade à un plan postérieur, ne suffit donc plus ; elle doit englober tout l'abdomen, la partie inférieure du sternum et les dernières côtes (fig. 150-C). Nous avons déjà vu qu'on peut empêcher cette projection du bassin par la fixation de l'épine iliaque antérieure, la fixation de l'abdomen et des dernières côtes concourt au même résultat. Si l'appareil comporte une fenêtre, elle se trouvera à la partie moyenne et antérieure du thorax.

c) Dans les maux de Pott cervicaux et cervico-dorsaux, la gibbosité se fait aux dépens du segment supérieur qui vient s'effondrer au fur et à mesure sur le segment inférieur. Toute l'extrémité céphalique se trouve ainsi propulsée en avant. Elle contribue à amener en avant, à rapprocher de la ligne des résultantes C D, l'unité statique A dont elle fait partie ; elle a pour corollaire un rapprochement vers ce même axe, de l'unité statique abdominale B, et, par suite, une diminution de la courbure lombaire du rachis. Dans les maux de Pott de cette région, une fenêtre abdominale ne peut donc avoir aucun inconvénient (fig. 150-D et 152).

Dans les maux de Pott dorsaux supérieurs, il s'établit souvent une compensation statique dans la partie inférieure même de la colonne dorsale, la cyphose de cette région disparaît pour faire place à une lordose ; cette unité statique trouve en elle-même sa compensation (fig. 153) ; toute la partie inférieure du thorax projetée en avant, compense, au point de vue statique, la gibbosité qui lui est supérieure. Le centre statique lombaire n'a donc pas à intervenir dans la compensation. L'unité statique représentée à l'état normal par la partie thoracique se comporte ici sous l'influence de processus pathologiques comme si elle était elle-même composée de deux parties dont l'une exécute par compensation un déplacement inverse du déplacement exécuté par l'autre pour des raisons pathologiques. Dans ces maux de Pott dorsaux supérieurs, l'abdomen ne joue aucun rôle et peut être dégagé, mais il est de toute nécessité d'englober dans l'appareil toute la partie inférieure du thorax pour empêcher sa propulsion en avant. Donc, pour un mal de Pott dorsal supérieur, fenêtre

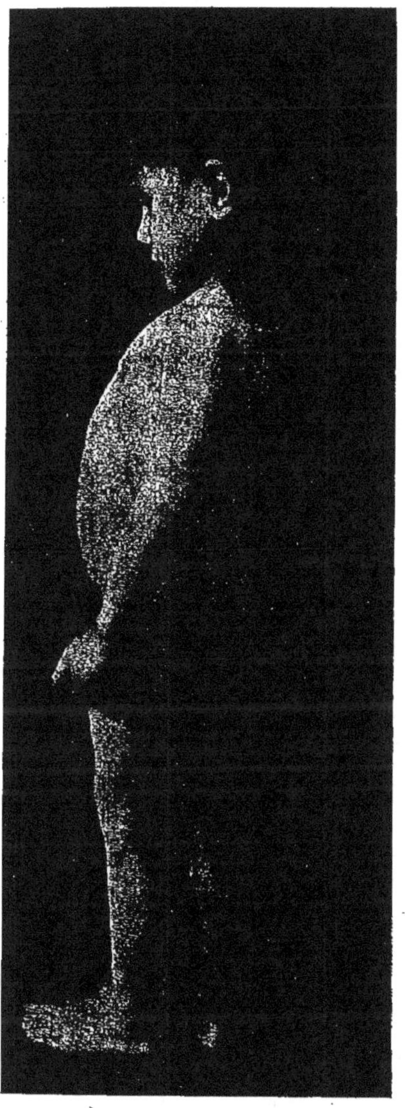

Fig. 151.

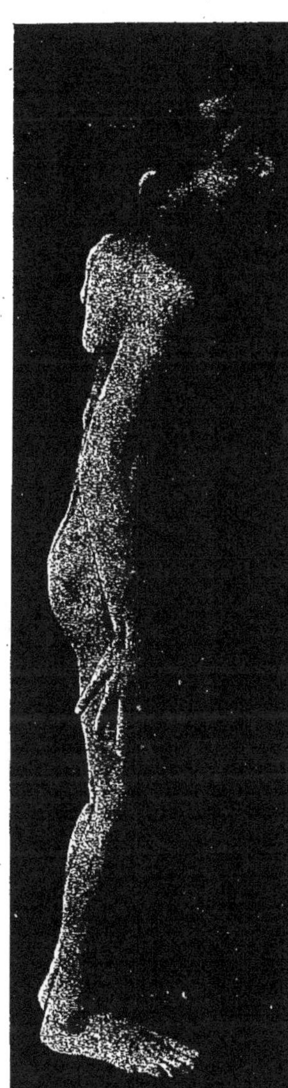

Fig. 152.

abdominale, les fausses côtes et le sternum restent englobés dans l'appareil.

En résumé, la fenêtre abdominale peut être utilisée dans tous les maux de Pott, sauf dans le mal de Pott dorsal moyen auquel convient la fenêtre thoracique antérieure.

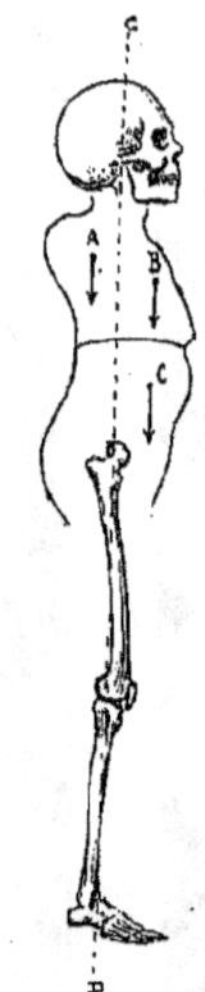

Fig. 153.

Mal de Pott cervico-dorsal.
L'unité statique abdominale C ne varie pas.
La projection de la gibbosité en arrière recule le centre de
   gravité A. La lordose sous-jacente avance le thorax B.
   Les deux phénomènes se compensent.

Au point de vue pratique nous retrouverons ici deux sortes d'appareils:

A. Les appareils plâtrés ;

B. Les appareils orthopédiques.

A. — *Les appareils plâtrés.*

Les corsets. — Quand le repos au lit n'est pas indispensable, au lieu des gouttières nous construisons, sous le nom de corsets,

des appareils destinés à assurer l'immobilisation voulue, malgré la marche. Leur construction est d'ailleurs identique à celle
des gouttières, point d'appui, point de fixation, échancrures se
retrouvant exactement les mêmes. Seule la fenêtre diffère. Dans
le corset, nous n'utilisons qu'une fenêtre restreinte qui est la
même pour tous les appareils, quels qu'ils soient. Cette
fenêtre est constituée comme il suit (fig. 154, 155, 156, 157) :

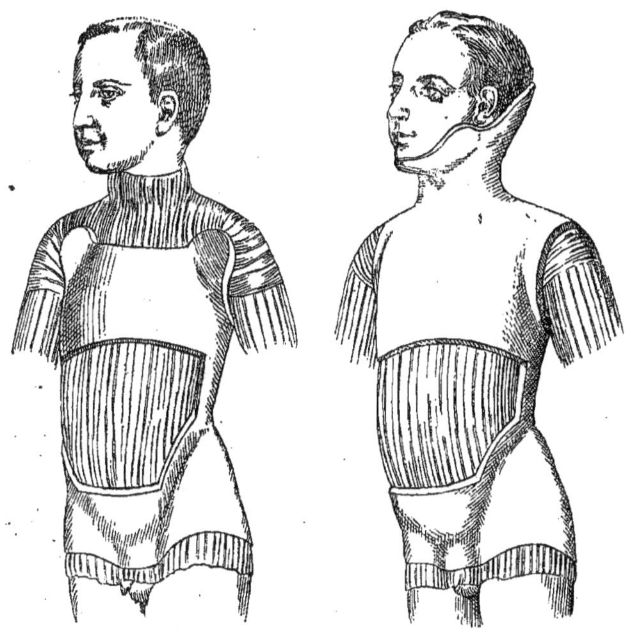

Fig. 154. — Corset de mal de
Pott lombaire.

Fig. 155. — Corset de mal de
Pott cervico-dorsal.

à la partie inférieure, trois pans, un horizontal et deux obliques,
qui sont ceux que nous avons décrits pour la fenêtre des gouttières. A la partie supérieure, la fenêtre se termine par une
ligne courbe à concavité regardant vers le bas dont la partie
médiane se trouve au niveau de l'appendice xiphoïde; deux
lignes verticales dans le prolongement de la ligne axillaire antérieure réunissent les extrémités de ce bord supérieur aux extré-

mités du bord inférieur de la fenêtre.L'abdomen conserve ainsi
une certaine liberté sans que la fixation de l'appareil soit com-
promise.

Mais ce n'est pas tout; les régions que nous avons fenêtrées
dans les gouttières pourront bénéficier d'une certaine liberté,

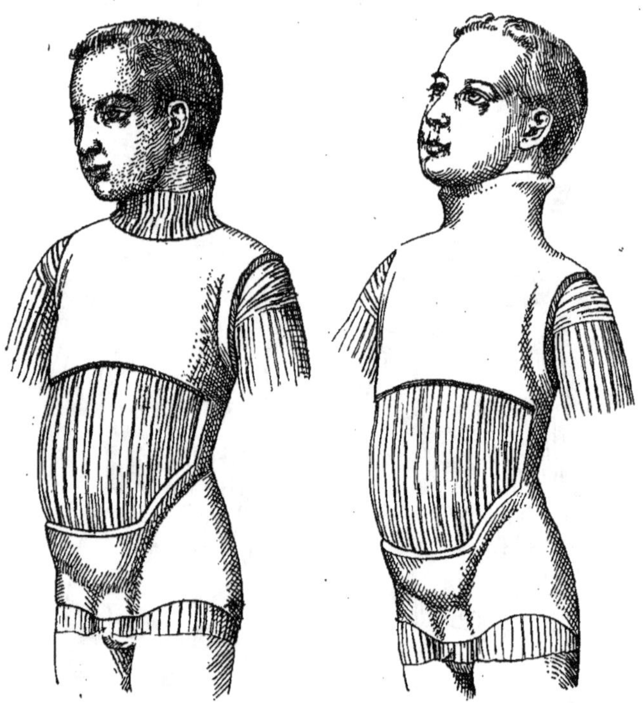

Fig. 156. — Corset de mal de
Pott moyen.

Fig. 157. — Corset de mal de
Pott dorsal supérieur.

grâce à l'interposition de bandes d'ouate. Cette interposition
d'une matière compressible permet de donner aux parties sous-
jacentes un jeu limité, tout en conservant le bénéfice de fixation
dû à l'appareil.

En réalité, cette interposition n'est utile que dans deux
régions : au niveau de la pomme d'Adam pour permettre la

déglutition et au niveau de la partie antérieure de la poitrine pour faciliter l'inspiration. L'étude précise de la mécanique respiratoire ayant démontré que c'est surtout suivant le diamètre antéro-postérieur que se fait l'ampliation thoracique, c'est en cette région même qu'il convient de réserver un certain espace au moyen d'un « coussinet » respiratoire.

Dans le cas de mal de Pott lombaire et cervico-dorsal, la fenêtre peut rester libre. Mais dans le cas de mal de Pott dorsal moyen et supérieur, nous plaçons au niveau de la fenêtre abdominale, *une sangle qui parfait l'appareil,* et lorsque l'on a affaire à des parents intelligents on peut faire en sorte de rendre cette sangle amovible. On libère ainsi l'abdomen de toute compression lorsque le malade est couché. La sangle inamovible est constituée par quelques tours de bande de crêpe Velpeau ou de tarlatane molle posés par-dessus l'appareil.

Pour le mal de Pott dorsal moyen il faut avoir soin de ne pas exagérer la lordose physiologique du rachis lombaire, les pieds se trouveront donc, durant l'application de l'appareil, sur une verticale passant par la tête. L'épine iliaque antéro-supérieure sera soigneusement modelée.

Les minerves. — La minerve est un appareil orthopédique destiné au maintien de l'extrémité céphalique.

On distingue deux catégories de minerves : celles qui ont pour but de lutter contre les attitudes vicieuses établies et celles qui ont pour but d'assurer le maintien de la tête dans la rectitude convenable. Ces minerves sont applicables chez des sujets qui n'ont pas d'attitude vicieuse. Elles n'ont à remplir qu'une seule indication : c'est d'empêcher la flexion de la tête qui se traduit par une diminution de la distance entre elle et le sternum et par une disparition de la lordose physiologique de la colonne cervicale.

Pour l'application de l'appareil, l'enfant est préparé comme il a été dit. Mais ici la suspension totale n'est plus indispensable ; on peut, sans inconvénient, laisser le malade s'asseoir. Il faut veiller à ce que la tête soit très droite et pour cela le mieux est de raccourcir le chef antérieur comme nous l'avons vu précédemment. La nécessité où l'on se trouve de prendre la tête oblige à rapprocher les deux chefs de la sangle (fig. 158) qui deviennent ainsi verticaux et permettent l'application des bandes directement au niveau de la tête.

L'application des bandes plâtrées débute au niveau du sternum, la prise du bassin n'étant plus utile.

Les minerves comprennent une partie céphalique et une partie thoracique. L'extrémité céphalique comprend le menton, remonte parallèlement au bord du maxillaire inférieur, contourne le globe de l'oreille et remonte jusqu'à la protubérance occipitale externe. Le modelage du maxillaire inférieur et du pavillon de l'oreille nous sert de point de repère pour échancrer l'appareil.

La partie thoracique comprend deux ailerons : l'un antérieur, l'autre postérieur. De ces deux ailerons, nous l'avons vu, seul l'antérieur joue un rôle actif et est véritablement indispensable. Toute tentative de flexion de la tête se traduit en effet, nous le savons, par une pression du plastron sternal sur le

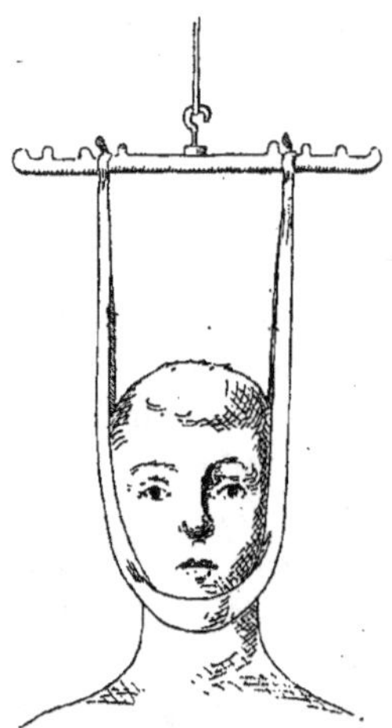

Fig. 158. — Les sangles sont parallèles dans le cas de construction d'une minerve.

sternum. C'est-à-dire que la tête ne peut aucunement se fléchir. La pointe du plastron arrive à peu près au niveau de l'appendice xiphoïde (fig. 159 et 160).

B. — *Les appareils orthopédiques.*

Nous avons utilisé trois systèmes d'appareils :

Les corsets-lits qui représentent la transition du lit au corset ;

Les corsets, et

Les minerves.

Les corsets-lits. — Pour la fin de la période d'état, c'est-à-dire pour le moment où le sujet commence à se lever un peu, nous construisons des appareils conçus de telle façon qu'ils servent à la fois de lit pour la période où le sujet reste étendu et de corset pour les heures de plus en plus nombreuses où on lui permet de se lever et de marcher un peu. Un tel résultat est obtenu sans qu'on ait à changer l'appareil, il y a seulement une partie amovible qu'il est aisé de détacher et dont la disparition transforme un corset en un lit, c'est-à-dire permet au sujet une liberté plus grande de la poitrine et de l'abdomen sans

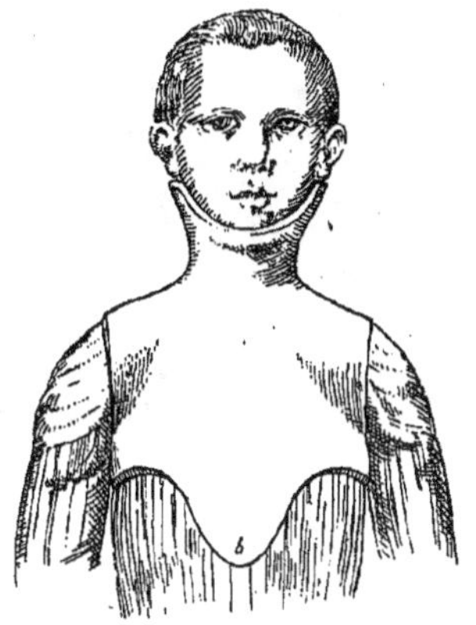

Fig. 159. — Minerve vue d'avant.

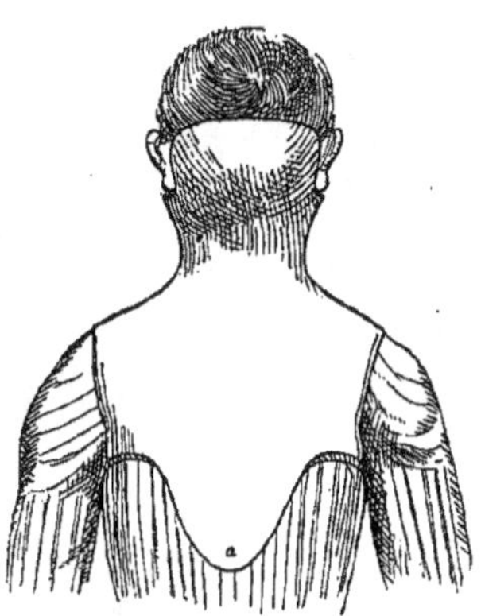

Fig. 160. — Minerve simple vue d'arrière.

pourtant que l'immobilisation ait à en souffrir. La même formule est applicable à tous les cas, elle est absolument générale. Cette fenêtre amovible est reliée au reste de l'appareil par un système d'écrou qui fait du corset un appareil extrêmement solide dont la partie amovible ne peut absolument prendre aucun jeu sur le reste, comme cela ne manquerait pas de se produire si la fixation était obtenue au moyen d'un simple laçage.

C'est incontestablement l'appareil de choix pour le traitement du mal de Pott. Il présente à la fois les avantages du corset et du lit.

Nous voyons fig. 161, un appareil pour mal de Pott dorsal inférieur. La sangle abdominale a été enlevée ; l'appareil représente, somme toute, un véritable corset. Dans la fig. 162, le

C. DUCROQUET

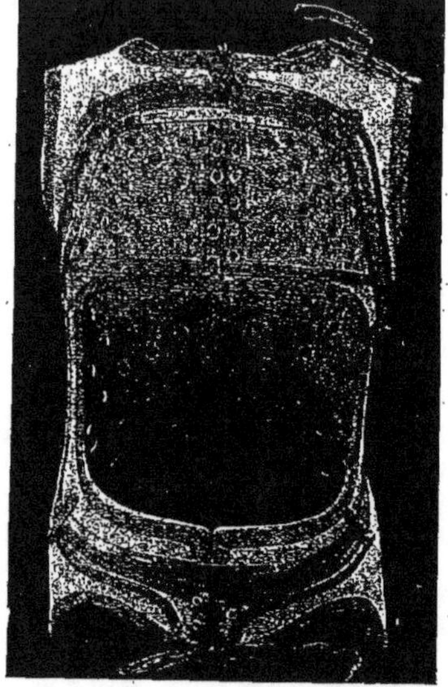

Fig. 161.

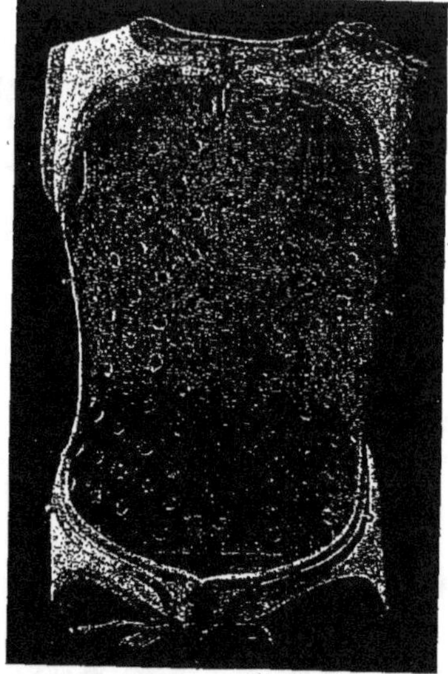

Fig. 162.

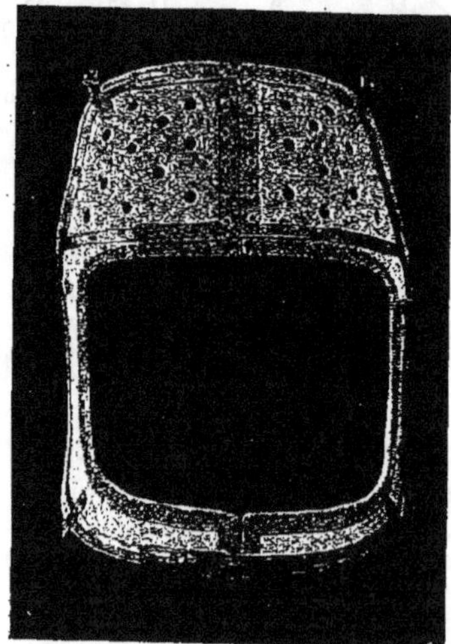

Fig. 163.

plastron abdominal supprimé laisse voir la dossière de l'appareil avec ses points d'appui antérieurs. L'appareil ainsi allégé de son plastron se trouve être un lit pour mal de Pott dorsal moyen ou inférieur.

La fig. 163 représente le plastron. On voit les attaches qui servent à le fixer sur le corset. De plus, le plastron est fendu à sa partie médiane et des mortaises permettent d'écarter ses parties lorsque l'enfant vient à grandir.

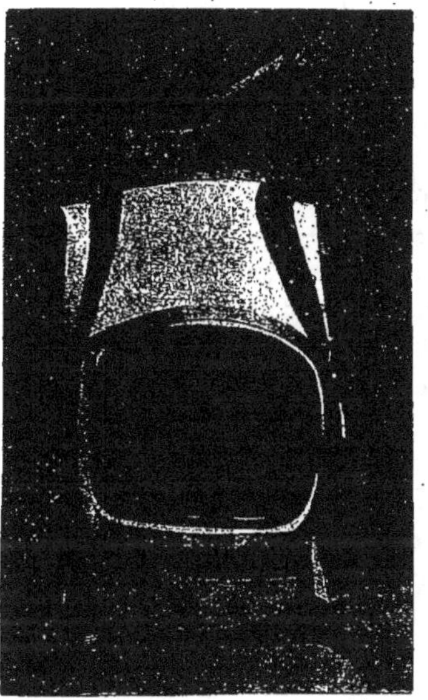

Fig. 164.

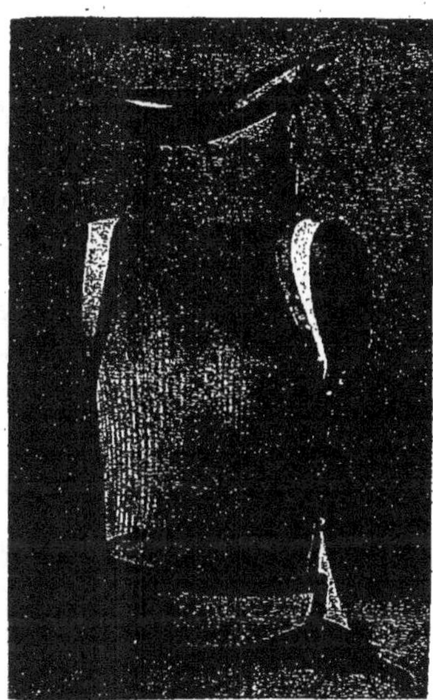

Fig. 165.

Le plastron enlevé, l'appareil se trouve transformé en un lit.

La fig. 164 présente un appareil pour mal de Pott cervico-dorsal muni de son plastron; dans cet appareil il n'y a pas de sangle, elle est devenue inutile. Une mentonnière sert à fixer la tête et à empêcher son abaissement, sa déflexion. La fig. 165 donne le même appareil dont la fenêtre a été enlevée et qui, de par ce fait, se trouve transformé en un lit véritable pour mal de Pott cervico-dorsal.

Les corsets. — On désigne sous le nom de corset un appareil construit d'une façon suffisamment complète pour que le sujet puisse se lever et marcher sans avoir à craindre de mobiliser si peu que ce soit les régions malades. Ces corsets en celluloïde affectent les mêmes formes que ceux de plâtre, et on peut en distinguer trois catégories, suivant la région malade :

1° Corsets correspondants à la région lombaire ;

2° Corsets correspondants à la région dorsale moyenne supérieure ;

3° Corsets correspondants à la région cervico-dorsale.

Deux points particuliers sont pourtant à signaler, par où le corset de celluloïde se différencie du corset de plâtre.

Lorsqu'un peu de scoliose menace de compliquer la situation, il est difficile d'apporter au corset une modification qui permette de lutter utilement contre cette nouvelle tendance pathologique. Deux procédés permettent de réaliser ce résultat : le premier consiste à prolonger la partie inférieure et latérale du corset en un aileron trochantérien du côté de la concavité de courbure scoliotique, de telle sorte que la butée de cet éperon contre le trochanter, met obstacle à la déviation ; le second procédé consiste à munir la partie inférieure du corset d'un sous-cuisse placé sous l'ischion du côté correspondant à la convexité de la courbure scoliotique. Le sous-cuisse représente évidemment une addition plus gênante pour le porteur, mais cet inconvénient est largement compensé par ce fait que, le trochanter restant libre, la flexion de la cuisse sur le bassin ne subit aucune espèce de gêne.

La fig. 166 et 167 représente un corset pour mal de Pott lombaire. Une large fenêtre permet le libre jeu de la respiration abdominale. La fig. 167 montre le même appareil vu d'arrière, le modelage de la gibbosité et les renforcements métalliques de l'appareil.

La fig. 168 montre l'appareil d'une jeune femme atteinte de mal de Pott lombaire. Les seins et l'abdomen ont été largement fenêtrés. Le modelage du dôme des hanches s'y voit très nettement. Latéralement l'appareil descend très bas et emprisonne le grand trochanter et forme de chaque côté deux butées latérales. Enfin le quadrillage métallique qui se trouve au niveau du pubis

Corsets pour Mal de Pott lombaire.

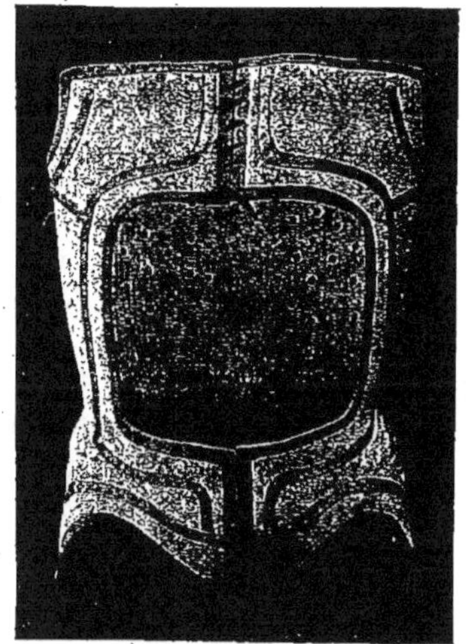

Fig. 166.

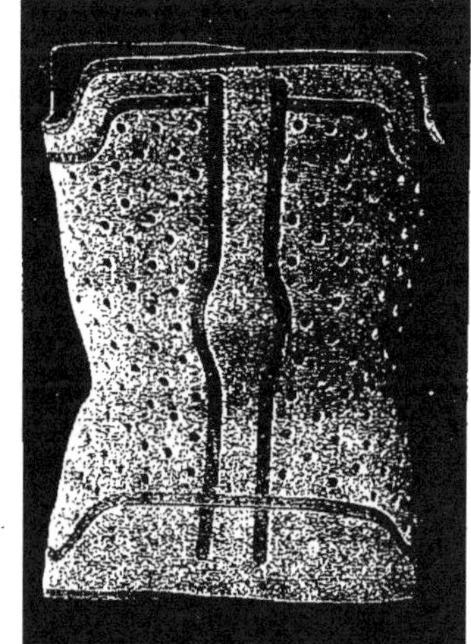

Fig. 167.

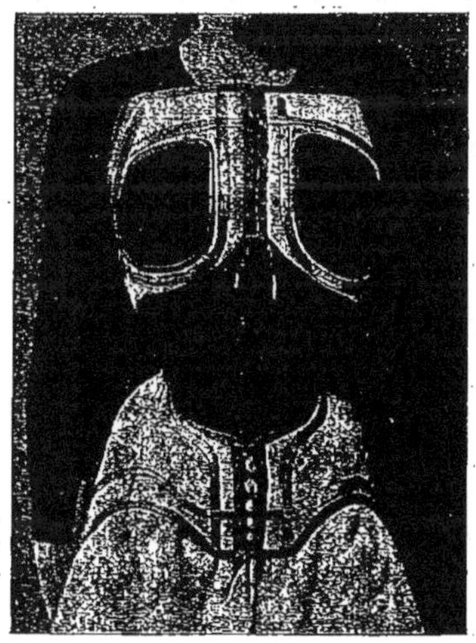

Fig. 168.

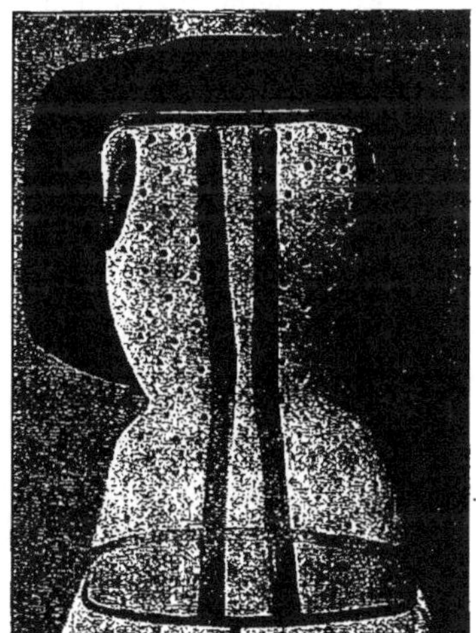

Fig. 169.

12

dessine le point d'appui que prend l'appareil sur cet os. La fig. 169 représente l'appareil vu d'arrière, et l'englobement complet et sur une grande surface de toute la région pelvienne et trochantérienne.

Un point particulier reste à signaler relativement au corset appliqué pour une lésion de *la région dorsale moyenne et supérieure*. Autrefois, nous avions coutume de pratiquer une fenêtre abdominale, pensant faciliter ainsi le jeu des viscères, la fonction respiratoire, et estimant d'ailleurs que le ventre, paroi inconsistante, ne saurait servir d'appui à quelque appareil que ce soit. Notre opinion s'est complètement modifiée depuis.

Dans les cas en question, nous nous gardons bien à l'heure actuelle de libérer l'abdomen, et c'est à la région thoracique que nous pratiquons la fenêtre destinée à favoriser la fonction respiratoire ; cette conduite est assurément plus rationnelle. En effet, d'après les considérations que nous avons développées ailleurs, il y a une sorte d'antagonisme entre le centre de gravité de l'abdomen et celui du thorax. Que l'abdomen soit projeté en avant, le thorax est repoussé en arrière d'autant, en vertu de raisons purement statiques, c'est-à-dire que l'exagération de la lordose lombaire détermine à coup sûr une exagération de la cyphose dorsale. Dans ces conditions, voulant lutter contre la cyphose dorsale, nous nous appliquons avant tout à ne permettre en aucune façon une exagération de la lordose lombaire. D'où le remplacement de la fenêtre abdominale par une fenêtre thoracique.

Un autre point à signaler, spécial cette fois au mal de Pott dorsal supérieur, c'est la façon dont la tête doit être maintenue. A cause des raisons statiques dont nous venons de parler, il est absolument indispensable d'empêcher la flexion de la tête ou sa projection en avant. A cet effet, le bord supérieur de l'appareil passe derrière l'occiput, contourne le lobe de l'oreille et redescend sur le menton parallèlement, et à un travers de doigt au-dessous du maxillaire supérieur, il est articulé avec la partie cervicale du corset. Trois montants d'acier susceptibles de coulisser et d'être fixés par des écrous à des hauteurs différentes, permettent de donner à la tête le degré de flexion voulue.

La gibbosité du *mal de Pott cervico-dorsal* se manifeste par une projection en avant de la tête accompagné d'un certain degré d'abaissement du menton. La tête n'est plus dans le prolongement de la colonne cervicale, elle subit un mouvement de translation en avant. Aussi cette déviation est-elle rendue impossible par un procédé identique à celui que nous venons de décrire pour le mal de Pott dorsal supérieur : trois tiges à coulisses fixées, d'une part, au thorax, et, d'autre part, à la partie céphalique, permettent d'immobiliser le sujet en une position correcte fig. 170 et 171.

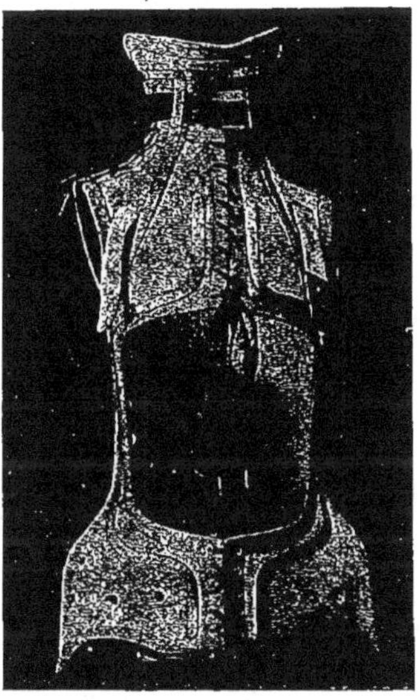

Fig. 170.

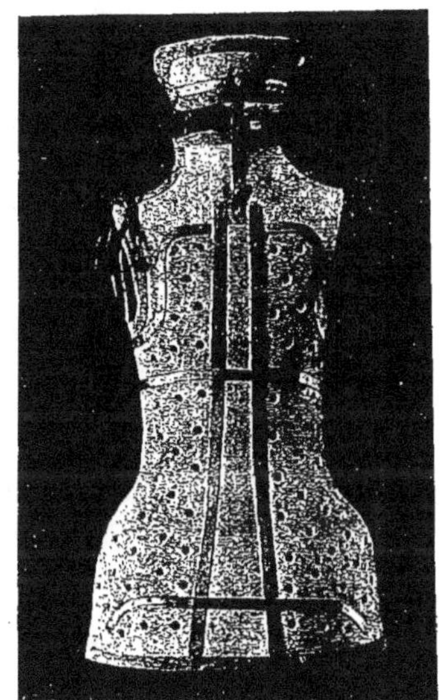

Fig. 171.

Les minerves. — La minerve est un appareil orthopédique destiné au maintien de l'extrémité céphalique.

On distingue deux catégories de minerves : celles qui ont pour but de lutter contre des attitudes vicieuses établies et celles qui ont pour but d'assurer le maintien de la tête dans la rectitude convenable. Ces minerves sont applicables chez des sujets qui n'ont pas d'attitudes vicieuses. Elles n'ont à remplir qu'une seule indication, c'est d'empêcher la flexion de la tête qui se traduit par une diminution de la distance entre le sternum et la tête et par une disparition de la lordose physiologique de la colonne cervicale.

Ces minerves comprennent une partie céphalique et une partie thoracique. L'extrémité céphalique entoure le menton, remonte parallèlement au bord du maxillaire inférieur à un travers de doigt au-dessus, contourne le lobe de l'oreille et remonte à la partie postérieure jusqu'à la protubérance occipitale externe.

La partie thoracique comprend deux ailerons : l'un antérieur, l'autre postérieur. De ces deux ailerons, seul l'antérieur joue un rôle actif et est véritablement indispensable. Toute tentative de flexion de la tête se traduit, en effet, par une pression du plastron sternal sur le sternum, c'est-à-dire que la tête ne peut aucunement se fléchir. La partie céphalique et la partie thoracique de cette minerve sont complètement indépendantes, mais elles sont rendues solidaires par trois tiges d'acier verticales et réglables qui permettent de donner à la tête le degré de déflexion qui devient possible ou nécessaire.

ART. III. — TROISIÈME PÉRIODE OU PÉRIODE DE CONVALESCENCE.

Ce serait une erreur de croire que du jour où le processus tuberculeux d'un mal de Pott est arrêté, on puisse sans danger abandonner le malade à lui-même et lui laisser quitter l'appareil dont on l'avait muni. Il faut au contraire apporter la plus grande attention au port d'appareils dits de convalescence qui sont destinés à servir d'intermédiaires entre l'immobilisation complète absolue de l'appareil de la période d'état et la liberté totale qui résulte de l'absence de tout appareil.

Les appareils de convalescence sont indispensables. Un pottique guéri n'est en effet nullement restitué à l'état normal. Tout l'appareil musculaire sous-jacent au corset, qui a été maintenu pendant toute la période d'état, se trouve en effet extrêmement atrophié et absolument incapable de maintenir d'une façon normale les différentes parties du rachis. Si donc, du jour où l'on constate que le processus tuberculeux est arrêté, on se contente d'enlever purement et simplement tout appareil, l'insuffisance de la musculature ne tardera pas à se déceler d'une façon clinique par la formation d'entorses vertébrales et par l'apparition d'attitudes en scoliose le plus souvent.

Il est donc nécessaire de ne restituer au rachis sa liberté que d'une façon progressive, à mesure que les muscles récupéreront leur vigueur. Nous ne parlons pas du massage qui, dans la circonstance, est un auxiliaire extrêmement précieux. Il faut, pour permettre à l'individu de marcher, le munir d'un corset demi-souple ou combiné de façon à rendre possible des mouvements limités. La conduite à tenir est différente selon que l'on a affaire à des malades d'hôpital ou à des malades de ville.

A l'hôpital, où les conditions économiques limitent le choix des moyens, on aura recours à des appareils amidonnés qui forment des corsets demi-souples que l'on peut laisser en place pendant trois semaines, quitte à les remplacer lorsqu'ils se montrent avachis.

L'enfant est préparé comme pour la fabrication d'un corset plâtré ordinaire (double jersey, tampon respiratoire, suspension) et l'on procède à la fabrication du corset comme pour un plâtre. Le seul point différent est qu'au lieu d'avoir une bande plâtrée, on déroule une bande amidonnée que l'on trempe en outre dans une solution d'amidon : la chaleur du corps suffit à donner à l'appareil la demi-rigidité suffisante. Il est évident qu'un tel corset ne comporte aucune espèce d'ouverture.

Pour les maux de Pott cervicaux l'appareil est constitué par un collier amidonné dont la partie supérieure vient raser le maxillaire inférieur et va rejoindre la nuque en arrière. C'est en somme un faux-col très élevé.

Pour les malades de la ville, on utilisera les corsets construits soit en celluloïde, soit en étoffe à la façon des corsets de Hessing.

Les corsets de Hessing, destinés par leur auteur à réaliser l'immobilisation pendant la période d'état, sont à ce point de vue des

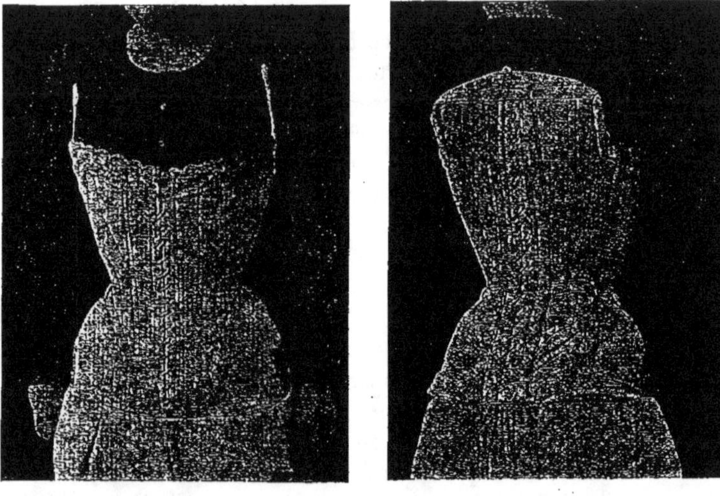

Fig. 172.   Fig. 173.

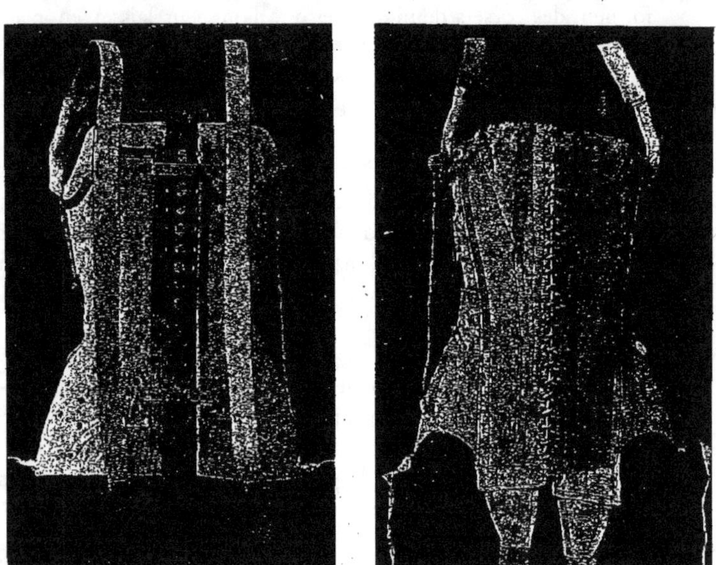

Fig. 174.   Fig. 175.

appareils insuffisants : l'immobilisation qu'ils procurent n'est pas suffisamment complète. Mais cette particularité, qui est un défaut pour un appareil destiné à la période d'état, devient une qualité pour un appareil destiné à la période de convalescence.

Le corset de Hessing peut être réalisé suivant deux types différents, suivant qu'on a besoin ou non d'immobiliser la tête.

Le corset proprement dit est un corset ordinaire en étoffe montant très haut et descendant très bas, et intéressant tout l'abdomen à la façon de Gaches-Sarraute. Sur ce corset est monté une armature métallique qui en constitue la particularité. La base de l'armature est constituée par une tige droite à peu près verticale, montant de la pointe du sacrum jusqu'à l'épine iliaque postérieure et supérieure ; à ce niveau, elle se courbe à angle droit et décrit une courbe qui vient épouser très exactement la forme du bord de l'aile iliaque et redescend à la partie antérieure jusqu'à l'épine pubienne où une lanière horizontale la réunit à la tige symétrique qui a parcouru le même trajet du côté opposé. On peut considérer ces deux tiges assises sur le dôme des hanches comme formant la base du corset. Sur elles en effet viennent s'attacher les parties supérieures de l'armature : 1° une tige dorsale qui vient s'insérer au niveau de la réunion à angle droit des deux parties, c'est-à-dire à la hauteur de l'épine iliaque postérieure et supérieure. Cette tige remonte le long de la partie dorsale jusqu'au niveau de l'épine de l'omoplate ; 2° une attelle latérale qui s'insère au niveau de l'aile iliaque en un point correspondant au prolongement de la ligne axillaire moyenne, cette tige remonte jusqu'à l'aisselle et se termine par un béquillon destiné non pas à surélever l'aisselle, mais à récliner l'épaule sur la partie postérieure de l'appareil. A cette armature du corset de Hessing nous avons ajouté une tige horizontale passant sur le dos à la hauteur des épines de l'omoplate se réunissant aux deux tiges dorsales supérieures et venant aboutir de chaque côté par une concavité ouverte en haut aux deux tiges latérales qui supportent les béquillons. De cette façon l'armature est pour ainsi dire fermée et la solidarité des diverses parties en devient beaucoup plus grande (fig. 172 et 173).

Dans le cas où le corset de Hessing comporte une partie cervicale il devient un peu plus compliqué.

Quatre tiges supplémentaires, deux antérieures, deux postérieures servent à supporter la tête qui est maintenue par un anneau métallique passant sous le maxillaire et l'occiput. Les deux tiges antérieures passent sur le cou latéralement, arrivent à la région préaxillaire où elles passent un peu en avant des béquillons et se prolongent en suivant la ligne axillaire antérieure jusqu'à deux ou trois travers de doigt des hanches.

Les tiges postérieures descendent de même sur la partie latérale de la nuque, passent à peu de distance du moignon de l'épaule et se prolongent en bas jusqu'au même niveau que les précédentes.

Ce système surajouté est relié à l'armature du corset proprement dit par un système de muscles artificiels ou de bandes de caoutchouc reliant l'extrémité inférieure de la tige antérieure que nous venons de décrire à l'extrémité supérieure du béquillon parti du corset. Une seconde bande de caoutchouc réunit de même la partie inférieure de la tige postérieure à l'extrémité de la tige horizontale qui prolonge le béquillon par-dessous l'aisselle. Une ceinture de cuir passant sur le tout empêche que les tiges s'écartent du torse.

Corsets en celluloïde. — Le principe de ces appareils réside dans la division du corset en deux parties munies d'une articulation réglable. C'est pour ainsi dire deux corsets superposés qui permettent certains mouvements du rachis à l'endroit de leur réunion. Un dispositif mécanique très simple permet de régler l'amplitude des mouvements ou de la rendre nulle s'il y a lieu. Les deux parties du corset sont réunies à la partie supérieure par une bande de caoutchouc tendant à redresser le rachis et faisant l'office de tenseur artificiel. La constitution de ces corsets varie suivant que la lésion siège : *a*) à la région lombaire, *b*) à la région dorsale, *c*) à la région cervico-dorsale. Ce corset est exactement celui que nous avons décrit pour cette région, avec cette différence que l'on a supprimé au niveau de la région malade une hauteur d'environ trois travers de doigts, et que sur les parties latérales de chacun des demi-corsets, on a ménagé une articulation qui permet d'augmenter très progressivement l'amplitude de flexion accordée au rachis. L'extension se maintient d'elle-même, grâce à la présence du muscle artificiel postérieur.

Pour la région cervicale on utilise les minerves telles que nous les avons décrites pour la période d'état. Elles sont de même divisées en deux par la suppression d'une bande de trois travers de doigt de l'appareil, autour du cou ; et les tiges verticales qui maintiennent la distance entre la tête et le thorax deviennent des tiges à coulisses dont la course est facilement réglable. Elles sont constituées par le glissement d'une tige pleine (appartenant à la partie supérieure de l'appareil) à l'intérieur d'une tige creuse (solidaire de la partie thoracique). Un simple ressort à boudin de force convenable est placé au fond de la tige creuse ; la flexion de la tête détermine l'enfoncement de la tige pleine que limite la tension du ressort. Les figures 174 et 175 représentent un corset de convalescence pour mal de Pott dorsal moyen. Il n'est pas articulé. Le devant est d'étoffe, des mortaises permettent de l'élargir à volonté à sa partie postérieure. Il permet beaucoup plus de mobilité qu'un corset ordinaire, d'autant plus qu'il est loisible d'avancer un peu les béquillons dont la butée limite la flexion en avant.

CHAPITRE V

Le traitement des attitudes vicieuses.

Suivant la région atteinte nous utilisons : *a*) des corsets ou *b*) des minerves.

a) *Les corsets*. — La déformation rachidienne symptomatique du mal de Pott est directement proportionnelle aux lésions osseuses. C'est dire qu'un mal de Pott au début ne saurait entraîner qu'une déformation assez légère.

Mais certains sujets se présentent, dès le début de leur affection, avec une déformation considérable tout à fait hors de proportion avec l'étendue des lésions. Il faut incriminer dans ce cas une contracture de défense qui surajoute à la déformation légitime, faible, une autre déformation énorme et purement fonctionnelle.

Pour de tels cas l'indication opératoire est très nette et nous avons un procédé assez rapide pour supprimer cette déformation fonctionnelle. Il ne s'agit nullement de redresser une bosse par des moyens de brutalité, ainsi que certains l'ont préconisé.

Ce que nous supprimons, c'est la difformité surajoutée, la difformité de contracture.

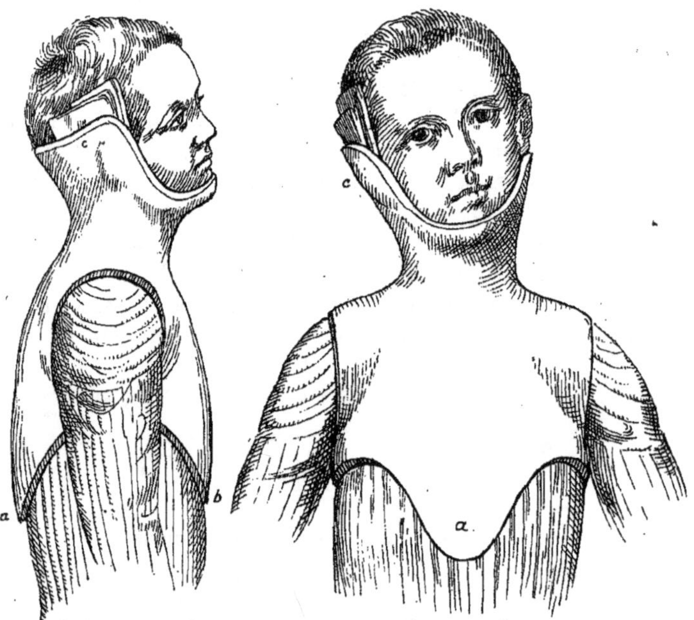

Fig. 176. — Minerve pour attitudes vicieuses de mal de Pott cervical.

Fig. 177. — Minerve pour attitudes vicieuses; des tampons aident au redressement.

La méthode que nous employons pour arriver à ce but est très simple. Nous construisons pour le rachis un appareil articulé tout à fait analogue aux appareils articulés que nous avons utilisés pour le redressement progressif des attitudes vicieuses dans les articulations des membres. La lésion vertébrale siège en un point déterminé du rachis, la première lombaire par exemple. Nous appliquons au sujet un corset en celluloïd construit selon les indications que nous connaissons. Mais au lieu de faire ce corset d'une seule pièce, nous le faisons en deux parties indépendantes l'une de l'autre : un corset supérieur et un corset inférieur, la vertèbre malade représentant la limite supérieure du corset inférieur, inférieure du corset supérieur. Ces deux corsets sont réunis par une articulation réglable qui permet de diminuer progressivement la cyphose acquise jusqu'à obtenir le degré de lordose nécessaire. C'est ce que nous avons dénommé le corset de réclinaison. Il est bien entendu d'ailleurs qu'un tel corset n'est applicable que dans certains cas très spéciaux. Mais alors il rend d'incontestables services.

b) Les minerves. — Elles sont utilisées dans le cas du mal Pott cervical compliqué de torticolis. Si l'enfant peut être surveillé chaque jour, il est bien évident qu'on peut recourir à l'extension continue. Les minerves de redressement ont pour but de lutter contre une attitude vicieuse établie. Nous construisons dans ces cas un appareil identique au précédent dans sa partie thoracique, mais différent dans sa partie céphalique. L'appareil remonte très haut et englobe le pavillon de l'oreille du côté où penche la tête ; en outre, du côté opposé au niveau du maxillaire inférieur, l'appareil n'est pas dégagé et présente une petite ailette (fig. 176 et 177). Veut-on redresser la tête, on place successivement des tampons de gaze de plus en plus nombreux entre l'oreille et la plaque qui y correspond. Le redressement une fois obtenu, une autre minerve est appliquée en bonne position. Il suffit généralement de 10 à 20 jours pour arriver à ce résultat.

Les minerves de redressement peuvent être des minerves orthopédiques. Celles-ci ont pour but de lutter contre une attitude vicieuse établie. Or, ces attitudes vicieuses consistent presque toujours en une inclinaison latérale de la tête, combinée à un mouvement plus ou moins net de rotation. La correction de ces attitudes vicieuses, véritables torticolis d'origine osseuse, ne saurait être obtenue que d'une façon progressive. Il faut donc que l'appareil soit muni de crans d'arrêts qui permettent de modifier peu à peu la position de la tête. Nous venons de voir dans les minerves simples comment on peut lutter progressivement contre la flexion de la tête : en relevant la tige latérale de la minerve correspondant au côté abaissé, nous luttons

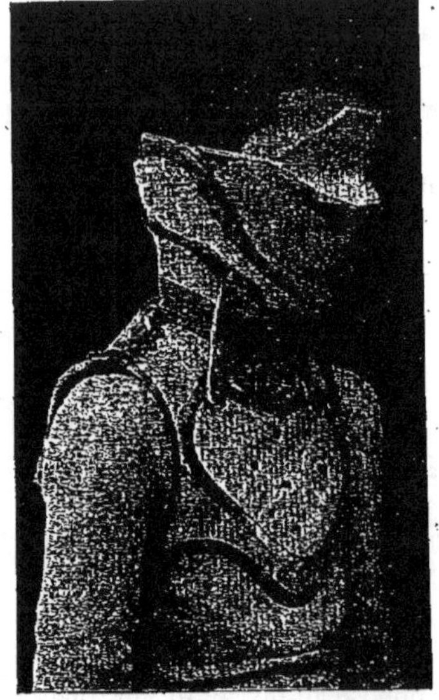 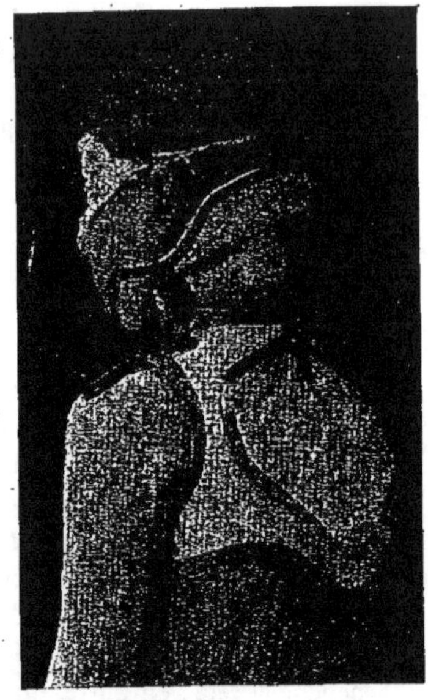

Fig. 178. Fig. 179.

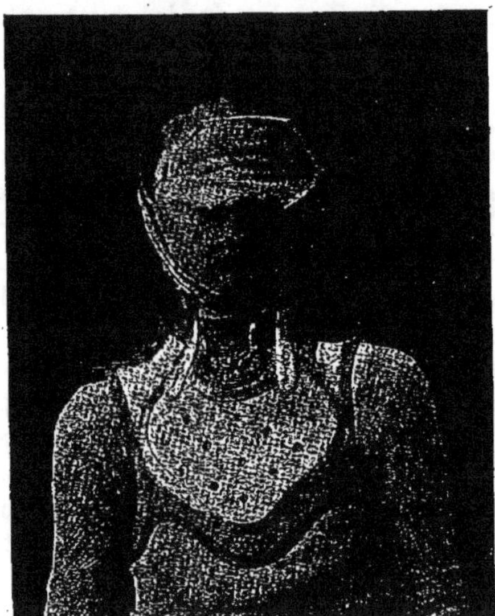

Fig. 180.

contre l'inclinaison latérale. Aussi, les trois tiges que nous avons décrites dans la minerve simple (une tige postérieure, deux tiges latérales) nous servent ici pour lutter contre l'inclinaison latérale, avec cette différence que, lorsque nous luttions contre la flexion simple, il nous fallait relever en même temps et d'une même longueur les deux tiges latérales, tandis que si nous voulons lutter contre l'inclinaison latérale, il nous faut relever la tige de l'autre côté d'une longueur correspondante (fig. 178, 179 et 180).

D'ailleurs, dans ce mouvement d'inclinaison latérale (combiné toujours à un mouvement de rotation), la tête pivote sur sa base comme centre de mouvement, c'est-à-dire que le déplacement de l'extrémité céphalique est d'autant plus grand que l'on considère un point plus éloigné des vertèbres cervicales. Si donc nous prenions notre point d'appui céphalique sur le maxillaire lui-même, nous serions dans des conditions beaucoup moins favorables qu'avec un point d'appui plus haut situé : la contention exercée sur le temporal est à la fois plus facile et plus efficace ; c'est pourquoi, du côté où il faut prendre un point sur la tête, nous surélevons notablement le bord de la minerve ; au lieu de contourner le lobe de l'oreille, nous passons plus haut que le bord supérieur de l'oreille réalisant ainsi des conditions plus favorables de tout point.

Voilà donc pour le mouvement d'inclinaison ; il nous reste à voir comment lutter contre les mouvements de rotation. Les minerves précédemment construites respectaient scrupuleusement le même principe pour lutter contre la rotation. Ce principe consistait en une tige postérieure fixée à la partie céphalique et pouvant être maintenue en un degré de rotation variable par des systèmes de crans tournants sur la partie thoracique de l'appareil. Une minute d'attention suffit à montrer qu'un tel procédé n'a aucune raison d'être à moins d'arracher la tête des épaules pour la placer derrière le sujet : le centre de rotation physiologique de la tête n'est nullement la tige postérieure d'un tel appareil (fig. 181 et 182).

Pour rester dans des conditions physiologiques, nous avons recours à un procédé très simple qui est le suivant : la partie céphalique de l'appareil est munie d'une mortaise ouverte, de telle façon qu'un écrou peut y coulisser en suivant la rotation même de la tête. Dans ces conditions, la partie céphalique de l'appareil muni de son écrou tourne le long de sa mortaise comme tournerait deux tubes concentriques. Il suffit de serrer l'écrou en un point donné pour fixer la tête au degré de rotation où elle se trouve à ce moment. Pratiquement, la tige d'acier qui se trouve du côté à redresser comporte à sa partie thoracique la mortaise qui permet le réglage du degré d'inclinaison latérale

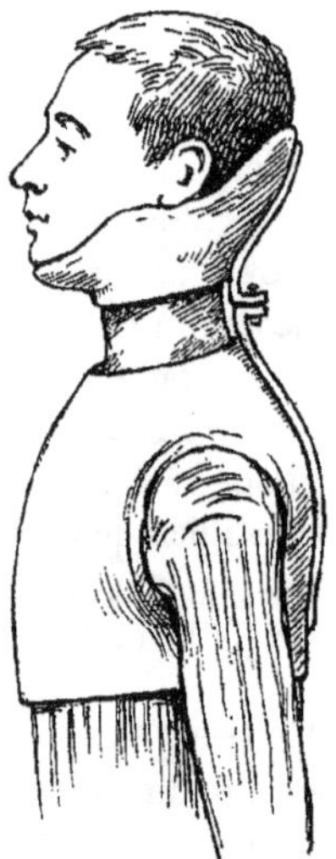

Fig. 181.— Minerve avec axe de rotation en arrière du cou.

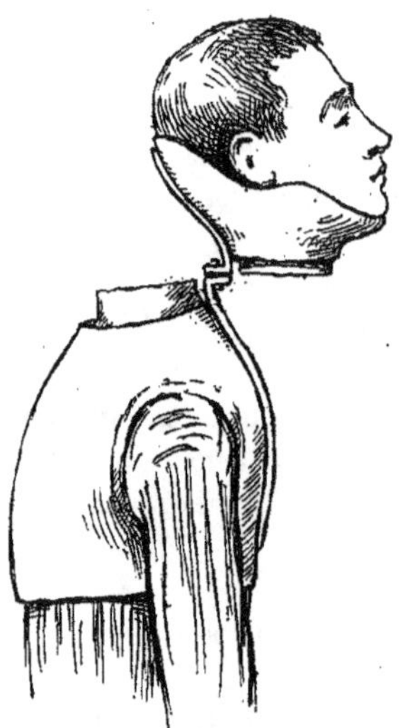

Fig. 182.— Axe impossible, la rotation complète amènerait la section du cou.

de la tête et à sa partie supérieure, suivant un angle d'environ 100°, la mortaise qui permet le réglage du degré de rotation.

Les figures 178, 179 et 180 présentent une minerve de redressement. La tête du sujet très fortement inclinée a pu être redressée en une dizaine de jours. Le torticolis datait de plus de six semaines.

CHAPITRE VI

Guérison du mal de Pott avec disparition de la gibbosité.

La technique employée arrive, nous l'avons démontré, à donner une décompression des vertèbres malades. Ce n'est pas là un redressement, c'est une attitude exagérée ; ce n'est pas une manœuvre brusque et brutale, c'est un procédé de lenteur et de continuité. La façon dont est placé l'appareil reporte la pression de la partie antérieure du corps vertébral malade à sa partie postérieure saine. S'il arrive que cette partie postérieure soit elle-même atteinte, et c'est le cas habituel, l'ulcération se développe à ce niveau et il se produit un tassement. Nous avons donc substitué à l'ulcération compressive de la partie antérieure du corps vertébral dont le tassement donne une gibbosité, l'ulcération compressive de la partie postérieure du corps vertébral dont le tassement amène un très faible raccourcissement de la hauteur du rachis, sans déformation apparente.

Dès lors, les corps vertébraux entrent en contact par leur totalité et s'il est possible que l'ulcération continue, elle se fait du moins d'une façon régulière, sans déterminer de gibbosité. L'appareil rectifie la fonte des vertèbres.

La consolidation se fait généralement par soudure osseuse directe entre les deux corps vertébraux ; on peut avoir dans ce cas un tissu osseux de cicatrice extrêmement résistant. Dans une autopsie que nous avons faite sur un malade dont l'affection remontait à 12 ans, il nous a été impossible de rompre ce cal dont la solidité était extrême ; le mode ordinaire de consolidation est donc la cicatrisation d'os à os après résorption des fongosités tuberculeuses.

Ce mécanisme présente quelques différences suivant la région atteinte. Puisque nous faisons appel à la résistance des parties postérieures, nous faisons entrer en jeu l'articulation des apophyses articulaires. Celles-ci, horizontales dans la partie cervicale,

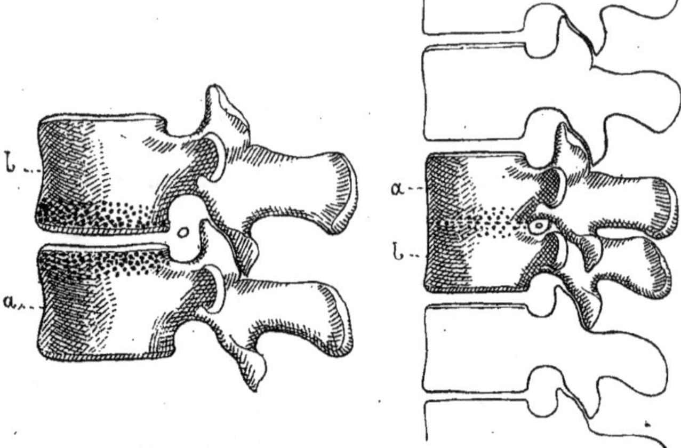

Fig. 183. — Montre les deux vertèbres *a* et *b* atteintes de tuberculose osseuse au niveau des parties marquées de points.

Fig. 184. — Avec un bon appareil
l'ulcération compressive a lieu
aussi bien en avant qu'en arrière
de la vertèbre. La luxation des
apophyses articulaires empêche
la gibbosité de se produire.

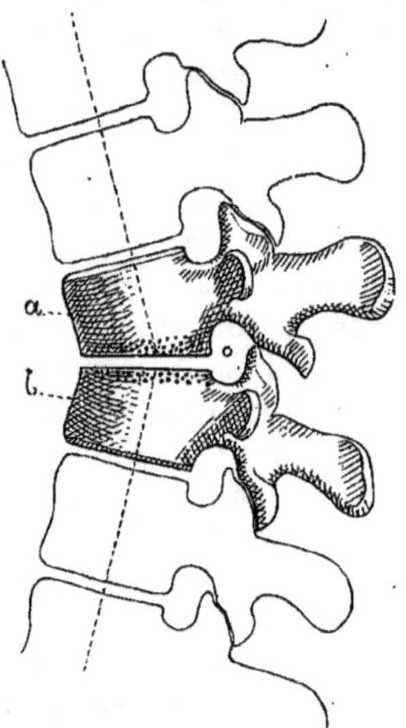

Fig. 185. — Mauvais appareil ; l'ulcération compressive a lieu seulement
en avant, d'où gibbosité.

deviennent, comme on le sait, verticales à la région lombaire. Ces petites articulations ont des ligaments peu résistants, incapables en tout cas de supporter le poids de toute la partie du corps sus-jacente à cette vertèbre ; il en résulte fatalement une subluxation en avant de la vertèbre supérieure sur l'inférieure ; de plus il y aura emboîtement réciproque des arcs postérieurs, et la luxation ne cessera d'augmenter que lorsque les lames vertébrales seront arrêtées par leur contact réciproque. Si plusieurs vertèbres ont été détruites par la carie, le même phénomène se produisant sur chacune d'elles, la cavité médullaire se trouvera fortement réduite. La radiographie met en évidence ce fait en faisant voir une subluxation des apophyses articulaires les unes sur les autres (fig. 183, 184 et 185).

Il est facile de voir que ce processus de réparation se produira d'autant plus facilement que la vertèbre se trouve plus bas située. La situation des apophyses articulaires supérieures, étant donné la faiblesse relative du poids qu'elles ont à supporter, facilite moins le mécanisme de ce redressement.

Il est des cas où seulement la moitié latérale d'un corps vertébral se trouve détruite ; la lésion représente un coin à grand axe transversal. Cliniquement, cette lésion est la cause de ce cas que l'on a improprement dénommé scoliose pottique (fig. 83). Il y a ici déformation latérale pour la même raison qu'il y a déformation postérieure ou gibbosité dans le cas d'une lésion à grand axe antéro-postérieur. Ce point particulier exige, dans la fabrication de l'appareil, des indications spéciales que nous avons vues en temps et lieu. Les chances de guérison en bonne position sont donc d'autant plus grandes que la lésion est *située plus bas*. Aux vertèbres lombaires, les lames vertébrales fortement pressées les unes contre les autres vont se dénuder et se souder ensemble. La soudure pourra se faire sur toute l'étendue de l'arc postérieur.

Il est évident qu'une pareille méthode ne peut donner de bons résultats qu'à la condition de l'appliquer dans les cas où la gibbosité n'est pas trop prononcée, c'est-à-dire où les corps vertébraux ne sont pas détruits dans leur totalité. Comme le tassement mécanique est un des éléments actifs de ce traitement, nous conseillons l'application d'un appareil construit suivant les lois que nous avons déterminées pour venir en aide à ce travail de consolidation.

C. Ducroquet.

LIVRE III

TUBERCULOSE DU PIED

CHAPITRE I

Lois d'immobilisation.

Nous devons envisager deux choses :
Les points de fixation et
Les points d'appui.

Les points de fixation.

La région du pied, de même que celle de la hanche, de par sa forme même comporte les points de fixation dont nous avons besoin ; ces points sont donc tous *directs*.

1° *Les points de support* sont représentés par le dos du pied. La partie jambière de l'appareil, descendant à l'angle du cou-de-pied se trouve arrêtée par celui-ci ; théoriquement donc, l'angle du cou-de-pied représenterait un excellent point de support, mais une pression aussi localisée ne manquerait pas d'avoir de nombreux inconvénients ; ceux-ci se trouvent évités en prolongeant l'appareil sur tout le dos du pied. On transforme ainsi le point de support en une large surface.

Les points de contre-ascension sont représentés par la plante du pied dont le rôle est évident.

Les points de contre-rotation sont représentés par la forme même de la région, le pied ne pouvant effectuer aucun mouvement de rotation relativement à l'axe de la jambe. La partie jambière de l'appareil ne peut exécuter aucun mouvement de rotation sur la jambe, à cause de la solidarité qui la lie à la partie podale. La réciproque est également vraie.

Points indirects. — D'après ce que nous avons dit, ils ne présentent aucune espèce d'utilité. Cependant dans certains cas on est amené à construire des appareils où la partie jambière se trouve séparée de la partie podale par un intermédiaire flexible ; cet intermédiaire permet à la partie jambière de remonter le long de la jambe, rendant ainsi possibles les mouvements de bascule latérale du pied (valgus ou varus). Seule la butée sur les plateaux tibiaux arrête l'ascension de la partie jambière et empêche par conséquent tout mouvement de bascule latérale du pied.

La partie inférieure des plateaux tibiaux utilisée comme point de contre-ascension représente donc le seul point indirect de fixation que l'on utilise pour la région du pied.

Les points d'appui.

Le pied présente trois catégories de mouvements : les mouvements d'extension-flexion ; les mouvements de latéralité, et les mouvements de rotation du pied, soit en dedans, soit en dehors.

Nous étudierons successivement les conditions à remplir pour empêcher chacune de ces catégories de mouvements. Une guérison en équin n'est ni meilleure ni pire qu'une guérison en varus : c'est pourquoi il faut apporter autant d'attention aux positions vicieuses latérales qu'aux positions d'extension. Toutefois, il est bon de reconnaitre que la marche avec un pied immobilisé en varus donne des résultats beaucoup moins mauvais que la marche avec un pied soit en valgus, soit en équin.

Cette particularité est due à la constitution même du pied. On sait, en effet, que la voûte plantaire est constituée par deux voûtes distinctes : une voûte externe formée par le calcanéum, le cuboïde et les deux derniers métatarsiens, et munie d'un appareil ligamentaire, voûte qui joue un rôle prépondérant dans la station et dans la marche ; et une voûte interne à courbure beaucoup plus accentuée, où passent les paquets vasculo-nerveux, constituée par les trois premiers métartasiens, les cunéiformes et l'astragale ; cette seconde voûte est munie d'un appareil ligamentaire beaucoup plus lâche et doué par suite d'une mobilité plus grande ; dans la marche normale, elle n'a qu'un très faible rôle de sustentation. Ces notions de physiologie du pied nous expliquent pourquoi le varus peut marcher sans inconvénient ni douleurs, tandis que le valgus, tiraillant ses ligaments, comprimant ses organes vasculo-nerveux, ne peut accomplir qu'une marche très mauvaise et d'ailleurs très pénible.

Voyons maintenant quels moyens nous mettrons en œuvre pour empêcher ces positions vicieuses.

1° *Moyens de s'opposer à l'établissement des positions vicieuses dérivant des mouvements de flexion-extension.* — Disons immédiatement qu'en pratique, on ne voit jamais de position vicieuse en flexion ; toutes les positions observées sont en équin. Pour empêcher donc l'établissement de l'équinisme, il faut limiter l'amplitude du jeu articulaire, de telle sorte que l'extension du pied ne puisse dépasser l'angle droit ; il faudra donc emprisonner le pied au moyen d'une semelle fixée à angle droit sur une attelle remontant le long de la jambe. Pour réaliser un empêchement efficace à toute tendance d'extension, deux conditions sont à respecter : *a*) L'attelle jambière postérieure doit remonter le plus haut possible le long de la jambe ; il est facile de comprendre, en effet, que cette attelle postérieure, n'étant plus en rapport avec le plan osseux que par l'intermédiaire de parties molles, le bord supérieur de cette attelle pourra toujours déprimer celles-ci, c'est-à-dire permettre des mouvements d'extension au pied lui-même ; ces mouvements d'extension étant d'autant plus faibles que le bord supérieur de l'attelle remonte plus haut, il y a avantage à faire remonter celle-ci jusqu'à la partie supérieure des plateaux tibiaux, ce qui réalise en pratique une immobilisation suffisante (fig. 186 et 187).

L'attelle jambière postérieure doit être fixée au moyen d'une bride antérieure à la partie jambière. Elle est rendue de cette façon solidaire de la jambe et ne peut s'en éloigner (fig. 188 et 189).

b) La seconde condition est que le cou-de-pied ne puisse s'éloigner du plan de l'attelle postérieure ; il est bien évident que le pied lui-même sera muni d'une semelle qui descend jusqu'à la racine des orteils.

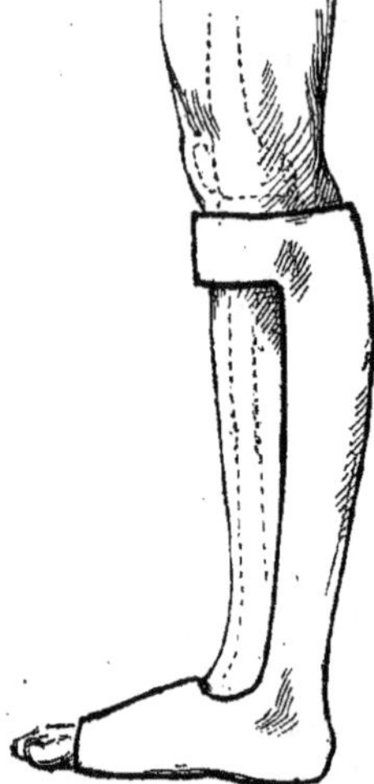

Fig. 186.

Bon appareil remontant jusqu'à la
face postérieure des plateaux
tibiaux, empêche l'extension.

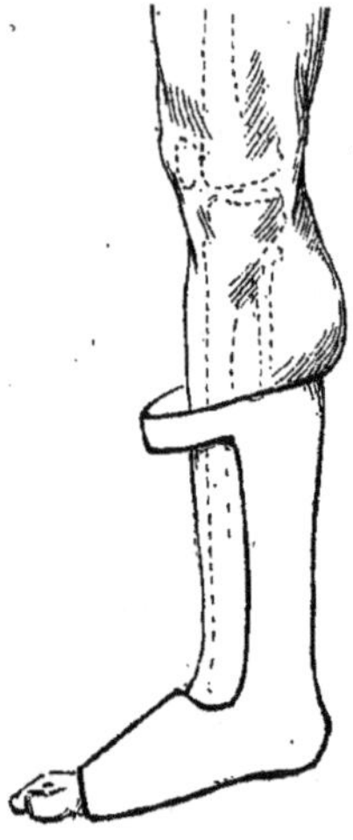

Fig. 187.

Mauvais appareil, le bord supérieur
n'a pas de point d'appui osseux,
l'extension est possible.

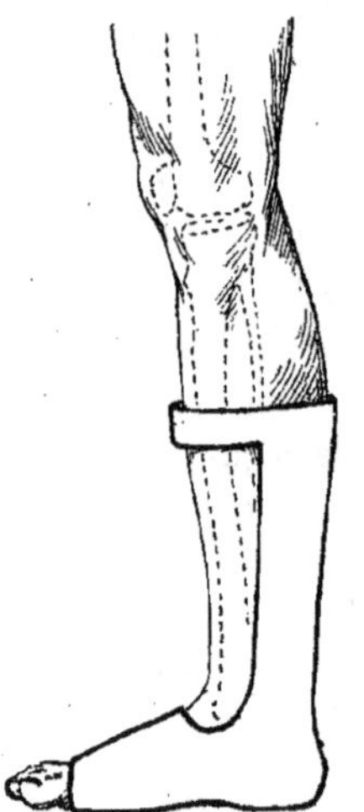

Fig. 188.

Botte avec bride antérieure
empêchant les mouvements
de flexion.

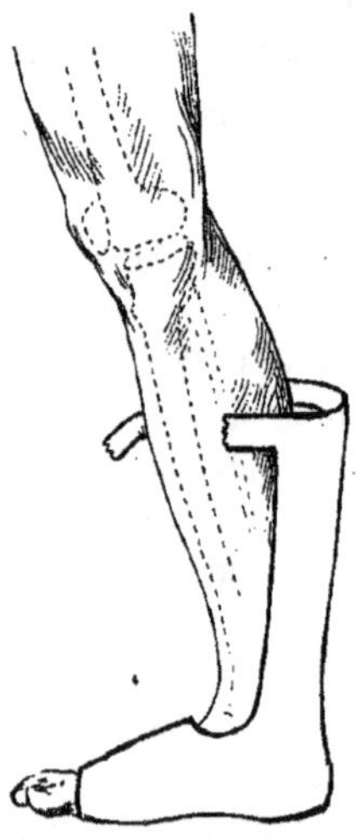

Fig. 189.

Mauvais appareil, la rupture de la
bride permet la flexion.

La fixation du pied sur l'attelle postérieure est réalisée d'une façon très simple par une anse qui étreint le cou-de-pied et est fixée à l'attelle postérieure.

2° Moyens à employer pour empêcher l'établissement du varus. — L'appareil de fixation doit répondre à certaines conditions : *a*) du côté de la partie podale, *b*) du côté de la partie jambière.

a) Du côté de la partie podale. — Il s'agit ici d'empêcher un mouvement de rotation du pied dans l'appareil, c'est-à-dire que, si l'appareil enveloppant n'épouse pas exactement la forme triangulaire du pied ou bien si entre l'enveloppant et l'enveloppé sont intercalées de plus ou moins épaisses couches d'ouate, la rotation s'effectuera et la position vicieuse fera son apparition : donc, pas d'ouate, modelage exact et minutieux du pied.

b) Du côté de la partie jambière. — Les mêmes remarques que nous avons faites pour la flexion sont ici valables : la partie jambière devra remonter aussi haut que possible, le point d'appui sur la tête du péroné, et les plateaux tibiaux fournissant d'ailleurs un excellent butoir.

Les mouvements de déviation du pied en varus se traduisent en effet sur la partie jambière par un mouvement de bas en haut en même temps que de dedans en dehors. La complexité de ce mouvement est telle que seul un butoir à forme conique (à grande base supérieure) peut s'y opposer d'une façon efficace, si l'attelle latérale unissant la bride jambière à la partie podale est flexible. Un simple plan osseux sous-jacent propre à empêcher les mouvements de dehors en dedans permettrait encore le glissement de bas en haut et par conséquent laisserait au valgus une possibilité mécanique. Voilà pourquoi nous sommes obligés de remonter jusqu'à la partie supérieure de la jambe. De plus, il est évident qu'une bride (fig. 190 et 191) devra fixer la partie externe de l'appareil à la jambe elle-même.

Pour empêcher le valgus, les conditions de fixation sont analogues, à cette différence près que les parties opposées de la jambe entrent en jeu.

3° Rotation du pied perpendiculairement au grand axe de la jambe. — Le mouvement de rotation du pied est un mouvement impossible à l'état normal ; il n'apparaît que lorsque les parties articulaires ont subi certaines altérations pathologiques.

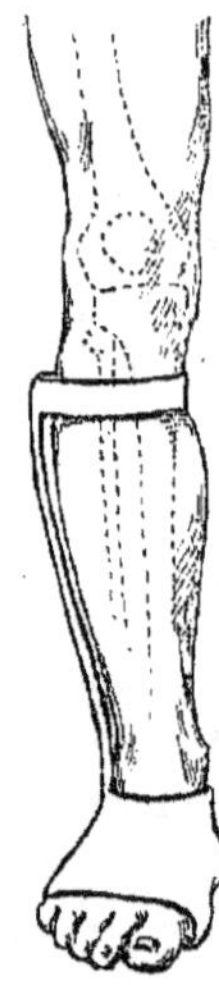

Fig. 190.

Boîte à bride externe empêchant
la déviation du pied en varus.

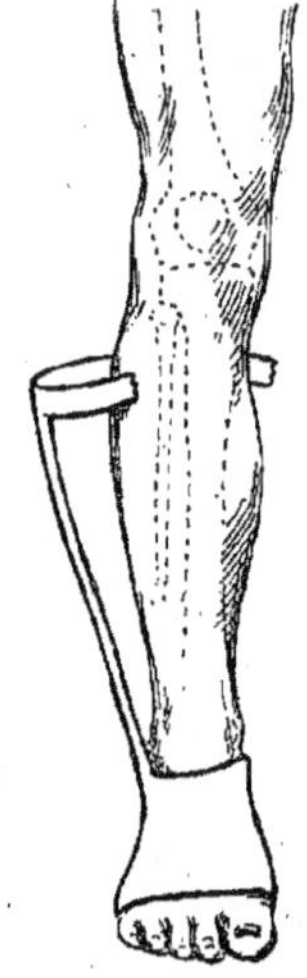

Fig. 191.

Mauvais appareil, permet l'établissement en varus.

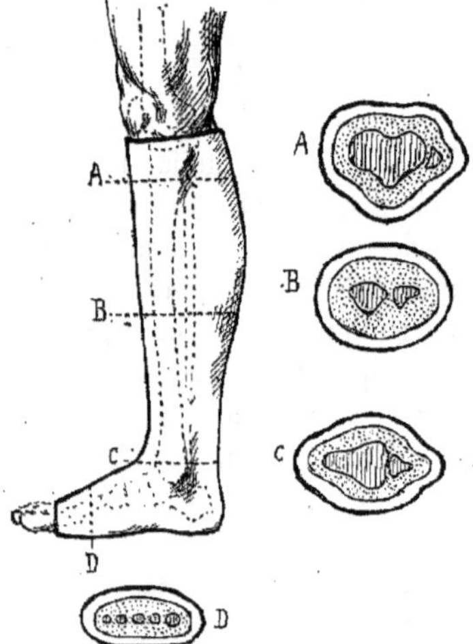

Fig. 192.

Bon appareil, empêche les mouvements de rotation du pied sur la jambe.
La rotation de la jambière sur la jambe est rendue impossible par le
modelage non régulièrement circulaire de ses extrémités A et C. La
coupe D montre l'impossibilité de la rotation du pied.

Ce mouvement consiste en une rotation du pied avec, pour centre, l'axe longitudinal de la jambe, celle-ci étant immobile.

Les mouvements de rotation du pied ne peuvent se produire dans la partie podale elle-même ; ils entraînent cette partie podale et se traduisent dans la partie jambière par un mouvement de rotation de l'appareil autour de la jambe.

La question revient donc à fixer la partie jambière sur la jambe. D'une façon générale, la jambe cylindrique se prête fort peu à ce genre de fixation. Toutefois il est facile de voir sur les coupes transversales que le problème n'est pas insoluble : au niveau des malléoles d'une part et au niveau des plateaux tibiaux d'autre part (fig. 192) le contour du membre est suffisamment irrégulier pour permettre un modelage efficace ; il sera donc prudent de remonter jusqu'au genou, si l'on veut s'opposer réellement à tout mouvement de rotation du tibia dans la gaine qui l'entoure et par suite sur le pied (fig. 192).

CHAPITRE II

Technique de l'appareil plâtré.

Préparation du malade.

Le malade est couché ou assis de telle façon que le bord de la table se trouve à mi-cuisse ; la jambe à recouvrir étant ainsi complètement libre, de même que le genou. On place les deux jerseys habituels, on dispose sur la crête du tibia une bande de feutre ou de gaze ; si le sujet a des malléoles saillantes, on prend vis-à-vis d'elles, ainsi que du côté du calcanéum, la même précaution, et il n'y a plus qu'à commencer l'enroulement des bandes (fig. 193).

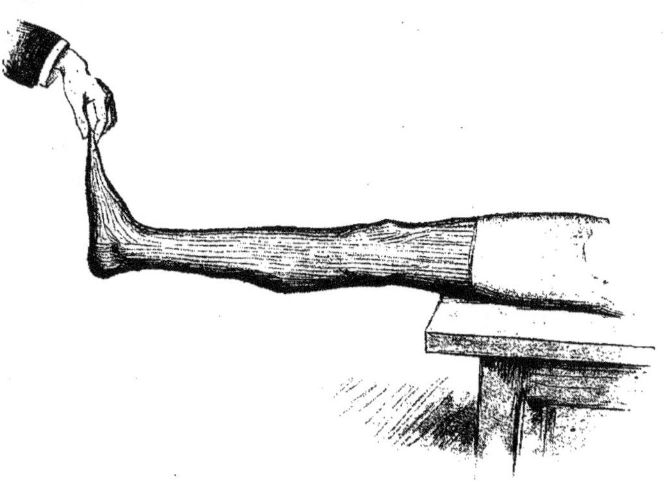

Fig. 193.
Position du malade pour l'application de l'appareil.

Technique des bandes plâtrées.

Nous savons que pour pratiquer l'immobilisation du pied, il est nécessaire d'immobiliser deux unités orthopédiques : le pied et la jambe.

a) Le pied. — Vu transversalement, il affecte très nettement la forme d'un cône à grande base inférieure qui correspond au cou-de-pied. Nous plaçons notre jet de bande parallèlement à la base des orteils à la face dorsale du pied. Il parcourt à la face plantaire un trajet perpendiculaire à l'axe du pied, mais à la face dorsale il prend une direction nettement oblique, se dirigeant sur la base du cône, c'est-à-dire vers la malléole opposée. Pour corriger cette direction, l'opérateur (fig. 194), qui est placé en face du pied, pratique alors sur la ligne médiane un double retourné en un temps, dont l'angle regarde les orteils. A la partie plantaire qui est sensiblement plate, le trajet de la bande reste parallèle à la base des orteils, et, chaque fois que la bande revient sur la face dorsale du pied, on recommence la même manœuvre que précédemment.

Lorsque le pied entier a été ainsi recouvert, on ramène la bande à la base des orteils et, dès lors, les tours de bande précédents pouvant servir d'assise, on pourra enrouler une seconde série de bandes, dont la direction sera encore corrigée par le double retourné en un temps.

b) La jambe. — Elle nous présente une forme très nette de tronc de cône à grande base supérieure. La technique consiste à redresser le jet de bande de gauche (qui s'en va de gauche à droite et de bas en haut relativement à l'opérateur), au moyen d'un double retourné de main libre qui lui impose une direction inverse de gauche à droite et de haut en bas. On a ainsi, au niveau de la crête du tibia, une série de retournés qui déterminent un angle ouvert vers le bas (fig. 195 et 196).

c) Union de la jambe avec le pied. — Pour consolider l'union de ces deux parties, on fait deux étriers. L'un, étrier inférieur, est constitué par des jets de bandes récurrentes qui passent sous le talon et remontent de chaque côté jusqu'à la ligne des retournés simples, constituée par une ligne horizontale passant au-dessus de chacune des malléoles (fig. 195).

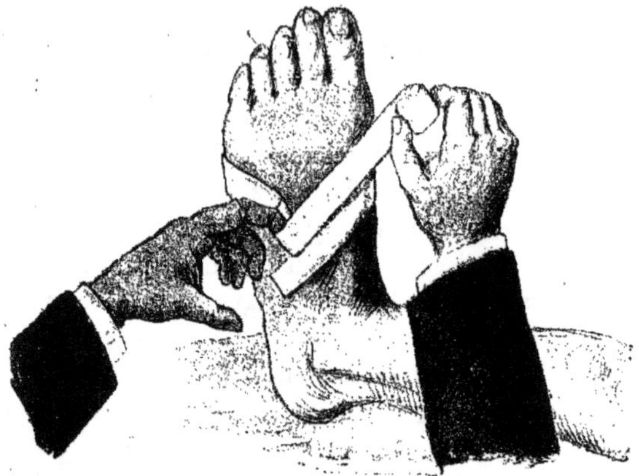

Fig. 194.
Double retourné en un temps sur le dos du pied.

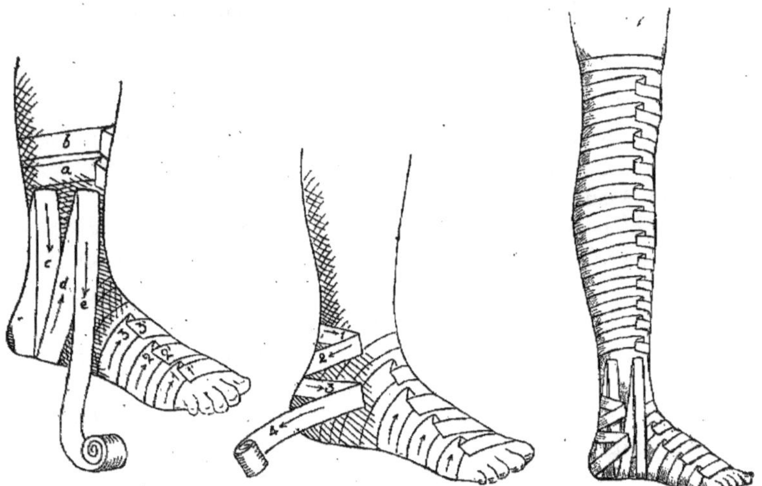

Fig. 195.   Fig. 196.
On voit les bandes récurrentes formant l'étrier postérieur 1, 2, 3 et 4
et l'étrier inférieur c, d, e.

L'autre, étrier postérieur, est constitué par des bandes récurrentes qui embrassent le tendon d'Achille et viennent se terminer au pli de leurs retournés simples qui siègent sur une ligne verticale passant par les malléoles et parallèle à l'axe de la jambe. En pratique, ces deux étriers, inférieur et postérieur, sont imbriqués parmi les circulaires mêmes qui constituent l'enveloppement du pied et de la jambe, afin d'obtenir une plus grande homogénéité. Il est évident, en effet, qu'il faut terminer toute cette partie de l'appareil avant de remonter vers les parties supérieures de la jambe.

Modelage de l'appareil.

Lorsque le plâtre de l'appareil commence à prendre, ce que l'on reconnaît à une sensation poisseuse particulière, il est temps de s'inquiéter d'une façon spéciale du modelage des points d'appui. Assurément, les bandes plâtrées ont enveloppé ces points comme les autres, mais il est nécessaire que la main de l'opérateur sache imposer au plâtre, à l'endroit opportun, la dépression qui servira à le fixer solidement.

Le pied. — Un appareil destiné à immobiliser le pied comporte les points de modelage suivants : les malléoles internes et externes ; la voûte plantaire ; la partie inférieure des plateaux tibiaux.

Malléoles. — On réalise le modelage d'une saillie osseuse, en général, en accentuant, avec le bord externe radial du pouce ou le bord cubital de la main, la dépression de l'appareil tout autour de l'éminence osseuse. C'est là le précepte général. Cette manœuvre détermine une sorte de dépression du plâtre dans laquelle la saillie osseuse elle-même se trouve emprisonnée. Pour les malléoles donc, au moyen du pouce et de l'index, ou, si l'on veut, au moyen du pouce et du bord cubital de l'autre main, on déprime progressivement le plâtre en suivant le profil de la saillie osseuse ; on dessine ainsi deux lignes verticales correspondant au bord antérieur et au bord supérieur des malléoles et réunies par une ligne courbe à leur partie inférieure ; on a de la sorte imprimé à l'appareil une dépression en forme d'U ou de V qui loge exactement la malléole elle-même. De par cette précaution, on voit que tout mouvement ascendant de l'appareil sera empêché par une butée immédiate d'une dépression de plâtre contre une saillie osseuse.

Voûte plantaire. — Au moyen du bord radial du pouce, on suit exactement la voûte du pied, de façon à ce que le plâtre prenne exactement la même courbure, de la même façon que si l'on voulait prendre une empreinte pour un moulage et, par là, le pied se trouve enclavé dans l'appareil, sans que l'effondrement de la voûte soit possible. Celle-ci conserve nécessairement la courbure imposée par une telle semelle, qui ne permet aucun jeu aux articulations du pied proprement dit.

Plateaux tibiaux. — L'opérateur, se plaçant en face du genou, étreint celui-ci de ses deux mains dont les bords cubitaux, partis du creux poplité, redescendent vers la partie antérieure de la jambe en suivant la courbure des plateaux tibiaux dans leurs parties postérieure, latérale et antérieure. La partie externe de l'articulation doit être traitée d'une façon particulière à cause de la présence de la tête du péroné, que l'on doit fixer comme les malléoles, à moins que le tissu adipeux n'y mette opposition. Mais le bord cubital de chaque main n'a ainsi pu étreindre que le profil postérieur et latéral des plateaux tibiaux ; c'est la pulpe des deux pouces partant de chaque côté du tendon rotulien qui doit venir étreindre d'une façon exacte la partie antérieure proprement dite de ces plateaux. Un tel modelage forme une espèce de coupe qui peut supporter de haut en bas un effort aussi grand que l'on voudra (fig. 226-227).

CHAPITRE III

Des diverses étapes du traitement.

Nous avons vu (livre I) que la thérapeutique des tuberculoses osseuses comportait trois étapes successives :

1° Une période de repos absolu avec immobilisation rigoureuse de l'articulation ;

2° Une période où la marche est permise, l'immobilisation rigoureuse de l'articulation étant conservée ;

3° Une période de récupération progressive des mouvements avec acheminement vers la suppression complète de l'appareil.

Voyons les indications spéciales que comportent ces diverses phases thérapeutiques de l'évolution d'une tuberculose convenablement traitée.

ART. I. — PÉRIODE DE REPOS ABSOLU
AVEC IMMOBILISATION COMPLÈTE DE L'ARTICULATION

L'immobilisation articulaire comporte nécessairement l'application d'un appareil. On peut avoir recours soit à un appareil plâtré, soit à un appareil orthopédique.

Dans l'un et l'autre cas, il est indispensable de se conformer aux diverses lois d'immobilisation que nous avons examinées.

Dans un cas très grave de tuberculose du pied, il sera nécessaire d'entraver tous les mouvements de l'articulation. C'est une éventualité fort rare. On se contente généralement d'empêcher l'extension et le valgus.

Les points d'appui de l'appareil varient, comme toujours, suivant le mouvement auquel on veut s'opposer. Le mouvement de flexion-extension est de beaucoup celui que l'on a à combattre le plus souvent. Nous savons qu'il nécessite un appareil montant jusqu'à mi-jambe si l'on veut une immobilisation approximative, jusqu'au genou si on veut une immobilisation rigoureuse; en tout cas, la partie antérieure et moyenne de l'appareil peut être fenestrée largement.

Le point de support est représenté par le dos du pied.

La fixation de bas en haut trouve dans la voûte plantaire un butoir naturel.

L'appareil est renouvelé tous les trois à quatre mois si c'est le plâtre qui est employé. Le celluloïde, au contraire, dure une bonne année.

On ne peut donner de limites précises pour la durée de cette période. Elle oscille entre huit et quinze mois, suivant la gravité de la lésion. La marche ne sera permise que lorsque toute trace d'empâtement aura disparu ; de plus, la mobilisation prudente des diverses articulations du pied devra être indolore.

Art. II. — Moyen de faciliter la marche et la station dans les maladies du pied

Pour nous, cette phase du traitement se divise en deux périodes: à une *première période*, la marche est permise sans que l'articulation entre en jeu, ni au point de vue mouvement, ni au point de vue transmission ; ce résultat est obtenu grâce à *l'appareil de décharge* dont les points d'appui sont combinés de telle sorte que le segment malade n'ait aucun rôle à jouer.

Nous avons étudié ailleurs (page 54) les principes généraux qui doivent présider à la confection des appareils de décharge. Pour le traitement des tumeurs blanches du pied, nous avons recours à deux appareils, un appareil d'immobilisation du pied (fig. 197 et 198) sur lequel se trouve, surajouté et indépendant du précédent, un appareil de décharge. L'appareil d'immobilisation (fig. 197) remonte comme on le voit jusqu'au tiers supérieur de la jambe, il entoure la majeure partie de la jambe et du pied. La région du cou-de-pied est la seule partie dégagée.

L'appareil de décharge se compose d'une guêtre modelée sur les plateaux tibiaux, la partie antérieure du genou et la tête du péroné. De cette guêtre part un étrier qui passe à plusieurs centimètres sous le talon. Lorsque le malade marche, le genou, par l'intermédiaire de ses points de modelage, transmet au sol le poids du corps. La guêtre de l'appareil de décharge se lace derrière le genou (détail important, les points d'appui tibiaux et péroniers étant surtout antérieurs), cette façon de faire assure une meilleure stabilité que le laçage en avant.

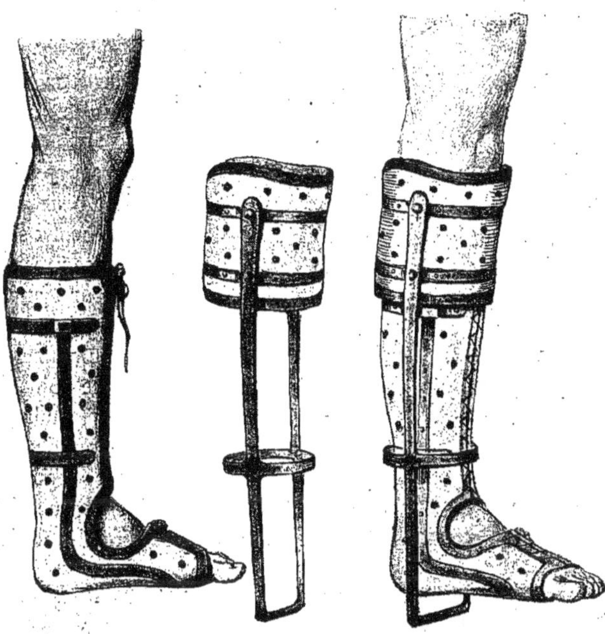

<table>
<tr><td>Fig. 197.
Appareil d'immobilisation et appa-
reil de décharge avant son appli-
cation.</td><td>Fig. 198.
Appareil de décharge appliqué par-
dessus l'appareil d'immobilisation.</td></tr>
</table>

Le point de support de l'appareil de décharge se trouve sur la bague la plus élevée de l'appareil d'immobilisation. Si cela présentait quelques inconvénients, on pourrait se servir, comme point de support de l'appareil de décharge, d'une guêtre en celluloïde agrafée sur la partie supérieure des condyles fémoraux (fig. 19 et 20).

J'ai eu l'occasion d'appliquer cet appareil un assez grand nombre de fois. Je l'ai employé pour une malade que m'avait adressé le Dr Jalaguier (vieille tumeur blanche du pied, datant de sept à huit ans, très douloureuse et dont les tissus étaient bourrés de fongosités). Cette malade, qui allait péniblement avec des béquilles depuis trois ans, put marcher facilement grâce à cet appareil ; au bout de quinze mois, le pied était devenu tout à fait indolore, les fongosités avaient disparu, une fistule qui existait à la face externe du pied s'était cicatrisée.

Bref l'appareil de décharge supprimé, la malade marche avec l'appareil d'immobilisation du pied depuis plus de deux ans. Sachant la gravité des tuberculoses du pied chez l'adulte, on se rendra compte de la valeur de ce procédé.

La caractéristique de la *deuxième période* est la suppression de l'appareil de décharge, l'appareil d'immobilisation reste seul en place. Une grande prudence doit présider à la marche dans de telles conditions, le moindre symptôme de douleur commande à nouveau l'emploi de l'appareil de décharge. La tumeur blanche du pied est la plus grave des tuberculoses articulaires. La marche elle-même expose le pied une série de traumatismes. Au moment de l'appui sur la pointe des pieds, tout le poids du corps repose sur les parties malades et tend à les distendre, à tirailler les parties fibreuses rétractées, à créer en somme une série de petites entorses des parties ankylosées. Ces entorses réitérées arrivent à réveiller les lésions. Au point de vue thérapeutique, c'est une des tuberculoses les plus difficiles à bien soigner.

Quant à l'appareil employé dans la période d'appui, il est semblable à celui que nous avons employé comme appareil d'immobilisation pendant la période de décharge et en fait on se sert du même. Nous ajouterons toutefois que la tige verticale qui consolide les parties podale et jambière doit être très résistante ; elle est appelée, nous le savons, à suppléer le pied et à supporter tout le poids du corps, pendant l'appui sur la pointe des pieds.

Si on se sert de l'appareil plâtré, il devra pouvoir supporter cette pression du poids du corps, c'est dire qu'il sera circulaire, qu'il enveloppera le pied et la jambe et qu'il ne possédera pas de fenêtres. La partie podale de l'appareil plâtré s'effrite assez vite, il est nécessaire de la remplacer tous les deux mois environ. Ces appareils devront être conservés de un à deux ans.

ART. III. — PÉRIODE FONCTIONNELLE

La troisième période est le but et la conclusion de tout le traitement. Le pied récupère peu à peu sa fonction. Si l'articulation malade est ankylosée, on confectionnera des appareils de plus en plus insuffisants au point de vue de la contention, c'est dire que la partie jambière remontera de moins en moins haut sur la jambe.

A la fin du traitement, il est bon d'enlever l'appareil pendant une heure ou deux par jour. Il faut aller lentement et s'acheminer très progressivement vers la suppression complète de tous moyens de contention ; quatre à cinq mois suffisent généralement.

S'il n'y a pas ankylose, l'articulation malade récupère peu à peu ses mouvements normaux grâce à un appareil spécialement combiné et qui permet une mobilisation progressive. Malheureusement les données cliniques ne nous permettent pas d'affirmer dès le début quel sera le résultat de nos efforts, et ce n'est guère qu'au moment où nous pouvons enlever l'appareil d'immobilisation qu'il nous est permis d'émettre une opinion autorisée.

Il faut redoubler de prudence et savoir se contenter de peu à la fois. Notre appareil se compose de deux parties, une jambière et une podale articulées ensemble. La partie jambière remonte très haut et enveloppe les points d'appui de l'appareil de décharge grâce à cela, elle permet de répartir le poids du corps pendant la marche mi-partie sur l'appareil et mi-partie sur le pied. En outre, un des côtés de l'articulation du pied permet, au moyen d'une butée, d'augmenter progressivement l'amplitude des mouvements.

Malheureusement il ne nous est pas possible d'employer cet appareil dans la clientèle hospitalière ; nous avons un autre moyen.

Nous remplaçons le plâtre utilisé durant la période d'appui

direct par un appareil en tarlatane fortement amidonnée, que nous remplaçons tous les huit jours. La contention n'est pas parfaite, c'est précisément ce que nous cherchons.

Enfin il est prudent de faire porter au malade pendant longtemps une chaussure munie de deux tuteurs latéraux. On construit cet appareil, en ajoutant à une bottine dont la semelle est traversée par un étrier, deux montants latéraux articulés au niveau des malléoles avec l'étrier qui passe dans la chaussure. Ces tuteurs sont réunis à leur extrémité libre par une jarretière qui entoure la jambe. On empêche ainsi les déviations latérales tout en permettant les mouvements de flexion-extension.

CHAPITRE IV

Les attitudes vicieuses. — Leur traitement.

La position vicieuse la plus fréquemment observée à la suite des affections tuberculeuses du pied est l'équinisme. C'est le plus souvent le résultat d'un traitement imparfait. Le redressement du pied a pour objet de le ramener dans une position telle qu'il fasse un angle droit avec la jambe. Le bord externe du pied doit être un peu abaissé, c'est-à-dire placé en varus. La position valgus est, on le sait, à peu près incompatible avec l'exercice de la marche.

Nous savons qu'au point de vue thérapeutique divers moyens sont utilisés, suivant qu'on a à traiter :

Une attitude vicieuse du début de la maladie ;

Une attitude vicieuse de la période d'état ;

Une attitude vicieuse ancienne.

1° *Positions vicieuses récentes.*

Il est très rare de trouver à cette période de la maladie le pied en attitude vicieuse. Au début, l'affection se manifeste, soit par des douleurs, soit par de l'empâtement. Si toutefois le pied se trouve en position incorrecte, il est toujours facile de corriger l'attitude vicieuse pendant l'application de l'appareil plâtré.

2° *Positions vicieuses de la période d'état.*

C'est ici que doit intervenir la méthode de redressement dénommée *redressement par étapes* (J. Wolf). Deux moyens sont à notre disposition :

L'appareil plâtré ;

L'appareil orthopédique.

L'appareil plâtré. — Avec l'appareil plâtré on fixe l'articulation dans la position de redressement qu'il est possible d'obtenir sans chloroforme. Au bout de 15 jours, l'appareil est enlevé et remplacé par un autre avec lequel on essaie de fixer le membre en une position de redressement plus grande encore. On arrive ainsi très laborieusement, par *une série d'étapes* au redressement (fig. 199).

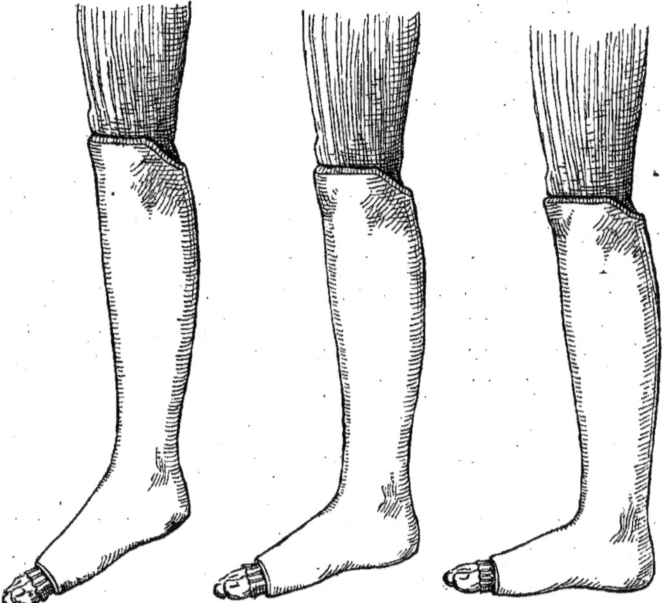

Fig. 199.— Montre les 3 appareils nécessités pour le redressement d'une attitude vicieuse du pied.

L'appareil orthopédique. — Nous nous sommes servis à cet effet d'un appareil formé d'une jambière prenant point d'appui à sa partie supérieure sur le cône formé par les plateaux tibiaux et articulée au niveau des chevilles avec une partie podale.

La fixation de l'appareil sur le cône inférieur du genou empêche l'appareil de remonter ; en outre tout mouvement de varus ou de valgus se trouve rigoureusement entravé. Le mouvement d'extension est limité par un cran d'arrêt ramené plus ou moins en avant. Un muscle artificiel placé à la partie antérieure de l'appareil aide l'action de flexion de la jambe.

Grâce aux crans d'arrêt, le redressement une fois obtenu, il est très facile de se servir du même bandage comme appareil d'immobilisation. On utilise à cet effet un cran d'arrêt antérieur et postérieur.

3° Positions vicieuses anciennes.

Si l'attitude vicieuse date d'une année à peine, on arrive souvent à obtenir le redressement sous chloroforme sans aucune section tendineuse ; mais si la maladie date de plu-

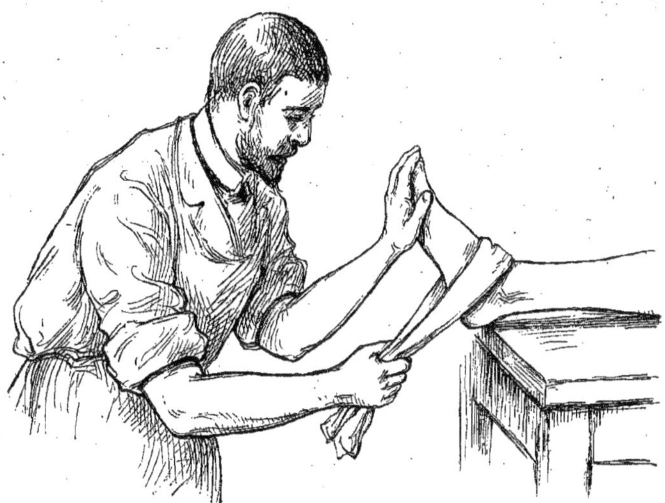

Fig. 200. — La main droite tire sur la sangle, la main gauche repousse l'avant-pied.

sieurs années et surtout chez l'adulte, on est obligé de recourir à la section du tendon d'Achille, que l'on peut faire chez l'enfant par les manœuvres du myorrhexis. Pour le redressement du pied, l'opérateur se place vis-à-vis du malade, passe sur le cou-de-pied de celui-ci une forte sangle dont il maintient les chefs avec la main qui correspond au bord interne du pied du sujet. L'autre main saisit le pied par sa partie antéro-externe et pousse de façon à dérouler le pied lui-même pendant que les tractions sur le cou-de-pied par l'intermédiaire de la sangle fournissent un point d'appui et complètent l'effort de déroulement appliqué sur la voûte plantaire. Le début de cette manœuvre présente une résistance considérable qui diminue sensiblement dès qu'on a commencé à gagner sur la position ; il est nécessaire de pousser la correction jusqu'à une attitude exagérée, et pour cela l'opérateur appliquant son ventre sur l'avant-pied toujours embrassé par la main, travaillera dans des conditions de puissance maxima. La main ne travaillant pas seulement par les muscles du poignet mais transmettant l'effort des reins de l'opérateur, il est évident que, dans ce second temps de la manœuvre, la sangle n'a plus aucune utilité. C'est d'ailleurs dans cette dernière partie de la manœuvre que se fait la correction de l'équinisme qui doit être poussée jusqu'à une flexion exagérée (fig. 200).

La réduction obtenue, le pied est immobilisé et la marche interdite pendant un à deux mois, si la maladie a cessé d'évoluer.

CHAPITRE V

La marche dans les ankyloses du pied

L'ankylose du pied donne naissance à des troubles de la marche particulières ; ces troubles diffèrent légèrement, suivant que l'on se trouve en présence :

a) D'une ankylose à 90° ;

b) D'une ankylose en extension ;

c) D'une ankylose à moins de 90°, c'est-à-dire en flexion.

Une condition physiologique générale unique régit les trois cas : l'ankylose rend impossible le déroulement du pied pendant la marche et le sujet est obligé de poser le pied à plat d'emblée et de le soulever en bloc par la flexion de la cuisse. Aussi le pivotage du corps, au lieu de se faire sur l'articulation du pied, se fait sur l'articulation du genou ; voilà la condition générale de toutes ces ankyloses (fig. 201 et 202).

a) Ankylose à 90°.

La cuisse étant en flexion sur la jambe au moment où commence le pas postérieur de la jambe saine (le pied malade étant sur le pied portant), il se produit une flexion en avant du torse. Cette flexion est corrélative de la flexion de la cuisse, et n'a d'autre but que d'assurer l'équilibre du sujet. Le pas antérieur de la jambe saine (et par conséquent le pas postérieur de la jambe malade) se trouve notablement plus petit que le pas postérieur de la jambe saine et par conséquent que le pas antérieur de la jambe malade.

b) *En extension.* — Des considérations identiques sont applicables, avec cette différence qu'ici le pas antérieur de la jambe saine (et par conséquent le pas postérieur de la jambe malade) se trouve encore plus réduit, jusqu'à être à peu près nul. Comme conséquence aussi de cette nouvelle position, la flexion de la cuisse sur le bassin se trouve notablement accentuée, et par là même l'inclinaison en avant de tout le torse au moment du pas antérieur de la jambe malade est beaucoup plus grande.

c) *En flexion*. — Dans la flexion, au contraire, c'est le pas postérieur de la jambe saine (et par conséquent le pas antérieur de

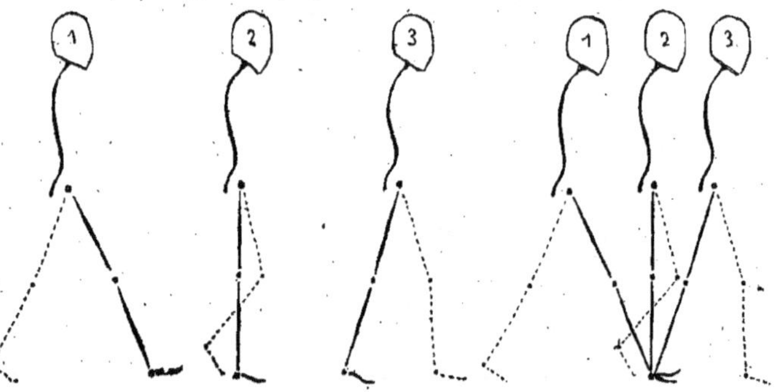

Fig. 201 A.
Fig. 201 B.

A. A l'état normal, dans l'appui unilatéral, la jambe droite dans sa totalité décrit un cercle ayant le pied pour centre ; 1, 2, 3, montrent la décomposition de ce mouvement.

B. Le même mouvement non décomposé.

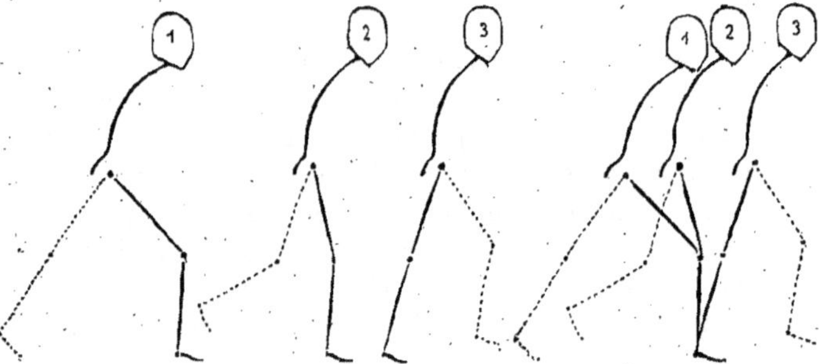

Fig. 202 A.
Fig. 202 B.

A. Décomposition de l'appui sur le pied malade, montre que dans l'ankylose du pied tout le mouvement de translation du corps en avant est le résultat d'une rotation du fémur sur la jambe qui reste en position à peu près fixe.

B. Le même mouvement non décomposé ; grâce à la rotation de la cuisse autour du genou, le corps va de 1 à 3.

la jambe malade) qui se trouve plus petit. La flexion de la cuisse compense la flexion de la jambe sur le pied, ce qui permet au torse de rester droit.

DES MOYENS PROTHÉTIQUES DE REMÉDIER A L'ANKYLOSE DU PIED

Les fonctions de la marche subissent de très gros troubles, de par la simple ankylose du pied ; le sol sur lequel on marche ne représente pas toujours un plan horizontal, ce qui pour l'ankylosé constitue une grosse gêne ; de plus, même dans la marche

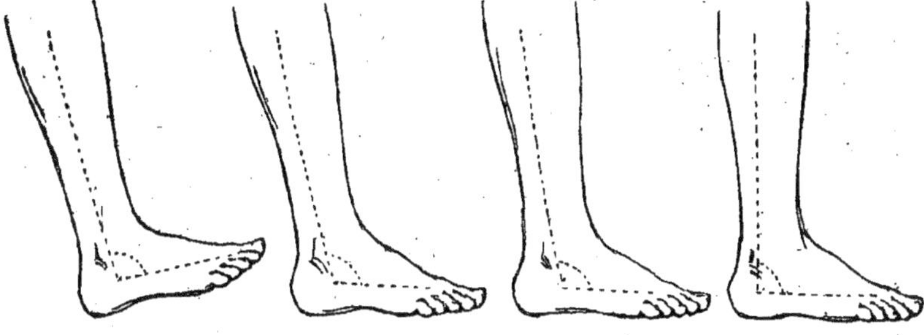

Fig. 203.
Montre les diverses phases de l'appui du pied
dans le pas postérieur.

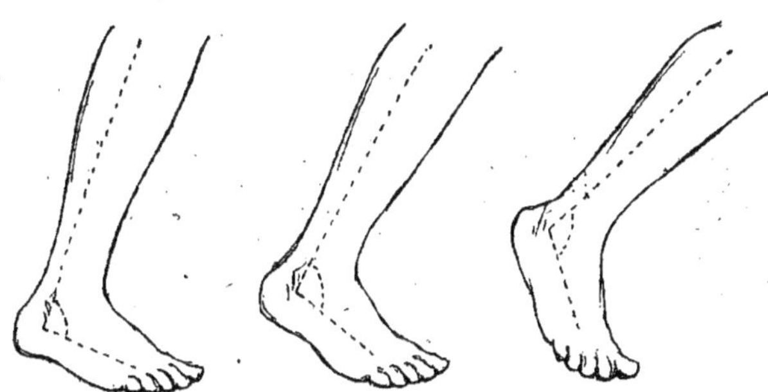

Fig. 204.
Montre les diverses phases de l'appui du pied
dans le pas antérieur.

sur sol horizontal, le *déroulement* du pied a une grande importance (fig. 203 et 204). C'est pourquoi nous avons imaginé *une semelle physiologique* qui permet au malade de marcher d'une façon satisfaisante. Sous une semelle rigide plaçons une semelle d'une certaine hauteur fixée sous le pied par une planchette transversale située sous l'axe même des malléoles, de façon que le pied puisse basculer en avant ou en arrière sur l'arête de cette planchette. Voilà les mouvements physiologiques restitués. Mais notre semelle n'est pas vide, nous la remplissons de ballonnets de caoutchouc disposés suivant un compartiment antérieur et un compartiment postérieur. Il est facile de voir que nous obtenons de la sorte une souplesse réglable, en même temps qu'une grande sûreté dans le fonctionnement de cette articulation artificielle.

LIVRE IV

TUBERCULOSE DU GENOU

CHAPITRE I

Lois d'immobilisation.
Points de fixation et points d'appui.

Nous savons que l'immobilisation d'une articulation nécessite
l'utilisation :
A. Des points de fixation et
B. Des points d'appui.

A. — LES POINTS DE FIXATION

Pour fixer un appareil sur le genou nous disposons de points
de *fixation directs*, c'est-à-dire empruntés au genou lui-même. Ce
sont les suivants :

Les points de support sont représentés par la partie supérieure
des condyles fémoraux qui affectent, comme on le sait, l'aspect
approximatif d'un cône à grande base inférieure. Ce point de
support est d'autant meilleur qu'on a affaire à un sujet plus
maigre et plus avancé en âge (fig. 13 et 205).

Les points de contre-ascension sont représentés par la partie inférieure des plateaux tibiaux et par la tête du péroné ; ces parties
osseuses affectent, comme on le sait, l'aspect d'un cône à grande
base supérieure (fig. 14 et 205).

Les points de contre-rotation seront représentés par le genou lui-
même considéré dans sa totalité ; on sait en effet que cette arti-

culation offre à la coupe un aspect nettement triangulaire (fig. 206).

Mais si l'on se trouve en présence d'un sujet spécialement gras, l'aspect du genou devient globuleux et les saillies osseuses des condyles fémoraux, ainsi que des plateaux tibiaux, n'offrent aucune prise à notre appareil (fig. 207). Il est donc nécessaire de recourir à d'autres points de fixation. Ce sont les points de fixation indirects. D'ailleurs, même avec un sujet maigre, lorsqu'on veut appliquer *un appareil articulé*, la prise des points directs devient insuffisante.

Le support de l'appareil ne peut être assuré sérieusement par la saillie des condyles fémoraux, à cause de la place qu'on est obligé de réserver pour que la flexion soit possible; il est donc indispensable de recourir à un point de support indirect.

Les points de fixation indirects sont les suivants : Les points de support sont représentés par le dôme des hanches et le dos du pied. Le dôme des hanches représente un point de support idéal auquel on ne peut guère reprocher que son encombrement. Le dôme des hanches est utilisé lorsque le malade porte déjà un corset (mal de Pott ou scoliose et tuberculose du genou).

Le dos du pied oblige à construire une partie podale (fig. 235) et à donner au sujet une chaussure spéciale.

En pratique on peut tourner la difficulté d'une façon très simple : on utilise l'empeigne de la chaussure comme point de support par l'intermédiaire d'un étrier métallique qui prolonge l'appareil. Cet étrier est muni d'une semelle à sa partie inférieure et vient occuper le fond de la chaussure. La pression de l'appareil s'exerçant sur la semelle du soulier est transmise au dos du pied par l'intermédiaire de l'empeigne.

Les points de contre-ascension sont représentés par la plante du pied.

L'ischion, qui théoriquement pourrait être considéré comme un point de contre-ascension, ne peut être ici utilisé, parce qu'il cesse de faire butoir dès le moment où la hanche exécute un mouvement de flexion.

Les points de contre-rotation sont représentés par la prise du pied lui-même.

En résumé, la bonne fixation de l'appareil oblige à la prise du pied dans deux circonstances.

1° Toutes les fois que notre appareil sera articulé au niveau du genou. Rentrent dans cette catégorie les appareils à mobilisation progressive de la période de convalescence (fig. 235) et les appareils à redressement (fig. 241).

2° Dans les cas où les points de fixation directs sont insuffisants,

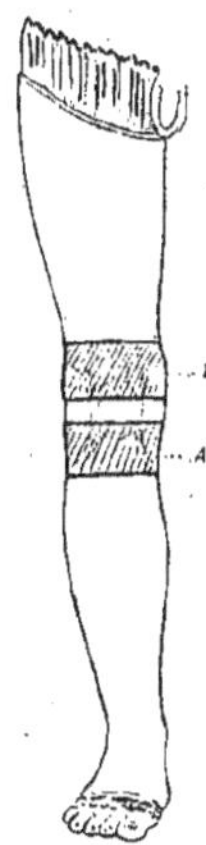

Fig. 205. — B point de support, A point de contre-ascension.

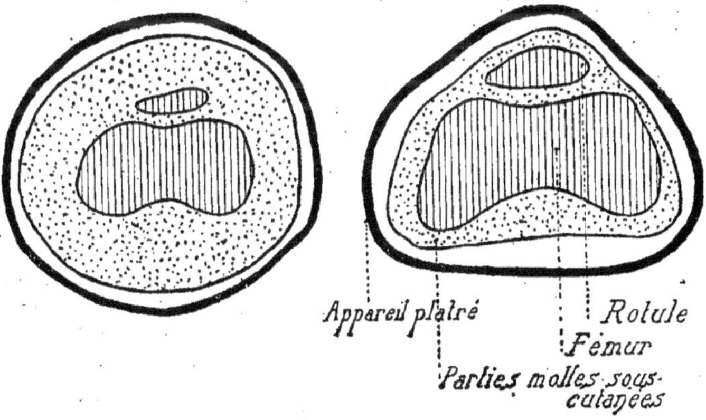

Fig. 207. — Appareil non modelé. L'appareil peut tourner.

Fig. 206. — Appareil modelé sur le genou. L'appareil ne peut tourner.

alors que pour le traitement une simple genoullière plâtrée suffirait (période de convalescence).

Il arrive souvent que les points de fixation directs et indirects
soient pris à la fois, alors que les premiers assureraient une fixation parfaite ; c'est qu'alors, les points indirects sont utilisés non
pas comme points de fixation, mais comme points d'appui.

B. — LES POINTS D'APPUI

A l'état normal, l'articulation du genou ne possède qu'un seul
mouvement, celui de flexion. La rotation est empêchée par
l'appareil des ligaments. L'immobilisation du genou normal
paraît donc très simple : on n'aurait à se préoccuper que des
mouvements de flexion. Mais il n'en va pas de même pour le
genou atteint de tuberculose. Les lésions osseuses font alors
apparaître des mouvements anormaux d'adduction et d'abduction, même de rotation, contre lesquels devra lutter notre appareil de contention. Néanmoins, la flexion reste le principal mouvement auquel nous avons à nous opposer. Nous étudierons
donc successivement les moyens à mettre en œuvre pour immobiliser l'articulation.

a) Flexion.

Pour empêcher efficacement tout mouvement de flexion, il
est indispensable de prendre tout le membre inférieur dans un
appareil circulaire, depuis la racine de la cuisse jusqu'à l'extrémité du pied ; tout appareil qui ne sera pas construit sur ce
principe sera mauvais, que son imperfection porte sur son
cuissard ou sur sa partie jambière. Voyons d'abord le cuissard.

Cuissard imparfait. — La fig. 208 montre le fémur dans l'appareil. Il est évident que si celui-ci ne remonte pas jusqu'à la
racine de la cuisse, le fémur, enveloppé de toutes parts par des
parties molles, reste susceptible d'évoluer en arrière, en compri-

mant celles-ci contre le rebord résistant de l'appareil. Il développe ainsi un mouvement de flexion d'autant plus accusé que le bord supérieur de l'appareil est moins éloigné du genou (fig. 208).

Assurément, l'appareil qui remonte jusqu'à la racine de la cuisse présente, quoique atténué, le même défaut : il n'y a pas fixation absolue ; mais la possibilité de flexion est d'autant moins grande que l'appareil remonte plus haut au-dessus du genou. Si le genou a tendance à faire de la flexion, le cuissard complet est insuffisant ; il est nécessaire de pratiquer une immobilisation plus absolue. Celle-ci peut être obtenue de deux façons différentes : avec les appareils plâtrés, une plaque de contre-flexion, venant mouler une partie de la fesse et l'ischion correspondant, vient buter contre celui-ci à la moindre tentative de flexion ; avec les appareils de celluloïd, l'immobilisation est obtenue par la solidarisation du cuissard avec une ceinture modelée sur le bassin. Une tige articulée au niveau de la hanche est unie au cuissard par sa branche inférieure, à la ceinture pelvienne par sa branche supérieure. Ce mécanisme s'oppose à toute flexion, car qui dit flexion de la cuisse sur la jambe dit propulsion en avant de la partie postérieure du cuissard qui vient s'écraser contre le fémur (fig. 208). Or la ceinture pelvienne par son union au cuissard s'y oppose de façon absolue. Ce dernier procédé est beaucoup plus pratique, parce que les fesses restant libres, la station assise n'est pas gênée, ainsi qu'il arrive avec l'appareil plâtré.

Jambe imparfaite. — De même que la partie postérieure du fémur, la partie postérieure du tibia et du péroné est recouverte de parties molles dont la compression permet à la jambe un certain jeu de flexion (fig. 209). Le seul point d'appui réel de l'appareil est la partie postérieure du calcanéum (fig. 210) ; si donc notre bord inférieur s'arrête à un endroit quelconque situé au-dessus du talon, nous avons une compression des parties molles et une escarre consécutive. Aussi est-il essentiel, lorsqu'on place un appareil muni d'un étrier, de vérifier avec soin si le talon de la partie podale prend bien contact avec le calcanéum.

J'ai eu occasion d'observer la démonstration clinique de ce principe. Une jeune Espagnole, que m'avait envoyée mon maître

Jalaguier, pour une poussée récente dans une vieille tumeur blanche du genou, fut placée dans un appareil avec partie podale articulée. Le soulagement fut immédiat, mais non absolu : des douleurs persistèrent. En vérifiant l'étrier, je constatai que le calcanéum était distant d'environ un demi-centimètre de la partie postérieure de l'appareil. Je corrigeai celui-ci de façon à ce qu'il y eût contact immédiat. Dès le lendemain, toute douleur avait disparu, et au bout de quinze jours, la marche fut possible dans des conditions tout à fait satisfaisantes. Je fis la contre-épreuve ; enlevant la partie podale de l'appareil, j'essayai d'imprimer au pied de légers mouvements de translation d'avant en arrière : de vivres douleurs dans l'articulation du genou se manifestèrent immédiatement.

Nous conclurons donc que tout appareil destiné à empêcher la flexion du genou doit :

1° Prendre toute la fesse ou avoir son cuissard solidaire d'un cercle pelvien ;

2° Englober immédiatement la partie postérieure du calcanéum ;

3° Englober le genou.

Cette troisième conclusion ne s'applique qu'au cas où, rejetant l'appareil complètement circulaire, on veut obtenir l'immobilisation au moyen d'une simple gouttière postérieure. Celle-ci peut donner d'excellents résultats, mais il faut que le genou ne puisse s'en écarter. Le niveau de cette articulation sera donc le seul point où l'appareil doive présenter une partie antérieure. D'ailleurs, quel que soit le procédé adopté, simple attelle postérieure avec plaque d'arrêt au genou en avant, ou bien appareil circulaire, il est de toute importance de n'interposer aucune sorte d'ouate (toujours susceptible de tassement) entre la partie antérieure du genou et l'appareil ; c'est là un point essentiel, car tout espace se traduirait par une imperfection dans l'immobilisation, comme il arrive avec les appareils ouatés.

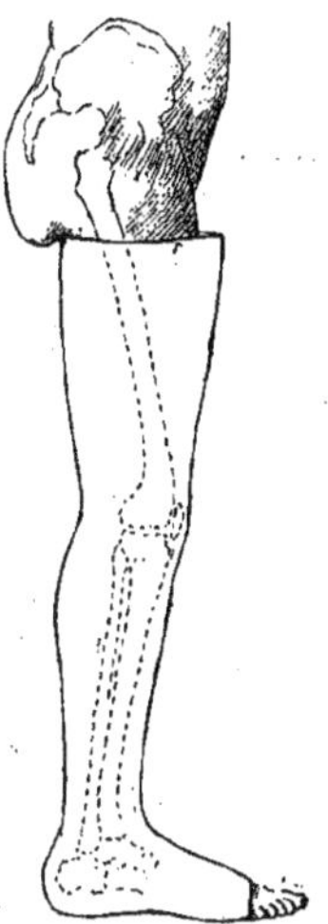

Fig. 208. — Appareil insuffisant, permet la flexion : l'ischion et le sacrum ne sont pas pris.

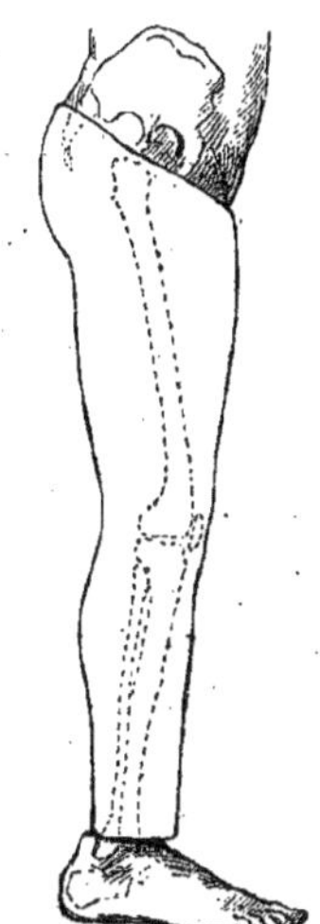

Fig. 209. — Appareil insuffisant, permet la flexion de la jambe ; le calcanéum n'est pas pris.

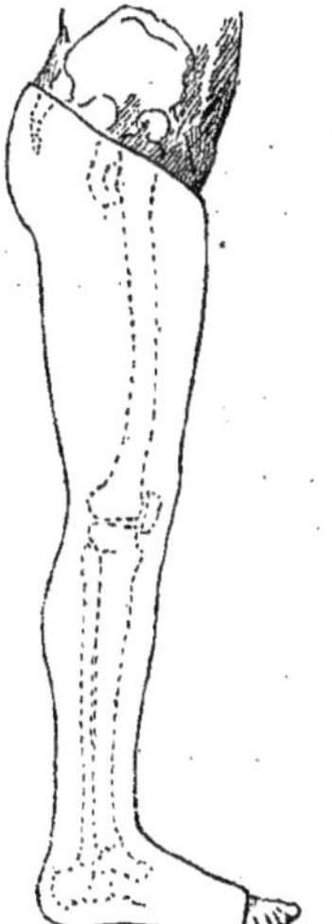

Fig. 210. — Bon appareil, s'oppose à la flexion, calcanéum et ischion sont fixés.

Déviation en varum.

La lésion d'un condyle, d'un plateau tibial ou d'un cartilage de conjugaison est susceptible, nous le verrons, de déterminer des mouvements anormaux d'adduction en genu varum.

En réalité, les conditions requises pour l'appareil sont ici les mêmes que pour la flexion.; tout appareil qui ne remonte pas jusqu'au bassin et qui ne descend pas jusqu'au talon (fig. 211) est mauvais. Voyons pourquoi, d'abord du côté :

Cuissard. — De même que pour la flexion, nous voyons que de toute façon la compression des parties molles entre le fémur et le cuissard permet un certain mouvement d'adduction, accompagné d'un bâillement de l'appareil en dehors (fig. 212). Ce mouvement d'adduction est d'ailleurs d'autant plus grand que le bord de l'appareil remonte moins haut. Nous voyons que pour la tendance du genu varum, dans le cas où l'on a besoin d'une immobilisation complète, il faut absolument solidariser le cuissard avec une ceinture pelvienne. Il n'y a ici que cet expédient réellement pratique. Du côté de la :

Jambière. — Il n'y a que le calcanéum qui puisse nous servir réellement de point d'appui (fig. 213). Assurément, nous avons ici d'autres points d'appui osseux : le tibia et les malléoles, mais l'absence même de parties molles sur une partie résistante, mais non modelable, comme toute la face interne du tibia, est une perpétuelle menace d'escarre. D'autre part, les malléoles seraient bien modelables, mais la nécessité de permettre le jeu de l'articulation tibio-tarsienne empêche en réalité de le faire. D'ailleurs, si l'on voulait sacrifier les mouvements du pied, autant prendre point d'appui directement sur le calcanéum.

Nos conclusions pour l'adduction seront à peu près les mêmes que pour la flexion :

1° Il faut remonter le plus haut possible à la racine de la cuisse et *prendre la ceinture pelvienne* ;

2° Prendre point d'appui sur la partie interne du calcanéum ;

3° Englober le genou.

L'adduction n'est pas l'attitude vicieuse que l'on rencontre le

Points d'appui s'opposant au varum.

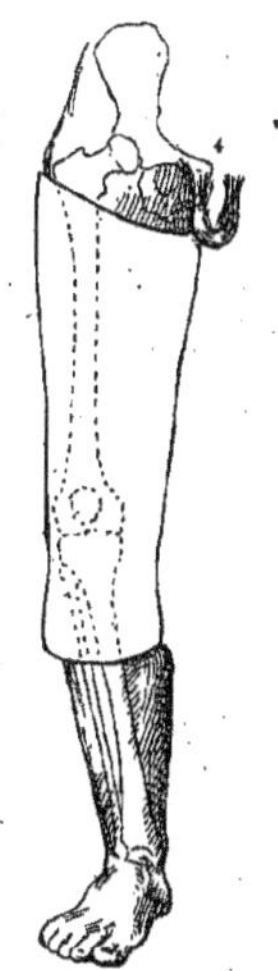

Fig. 211.— Appareil insuffisant, ne prend pas les malléoles. Possibilité du genu varum.

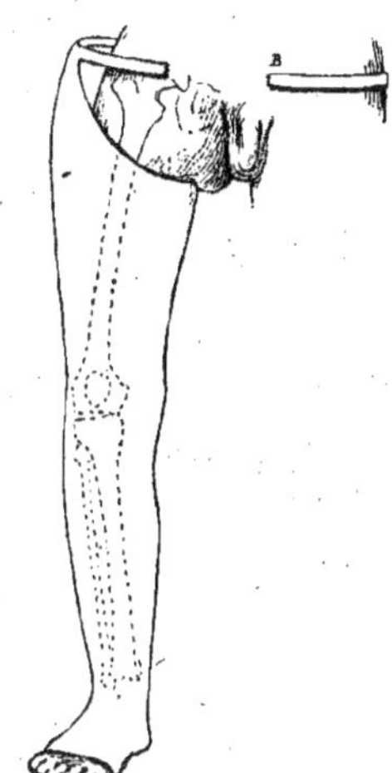

Fig. 212. — Appareil insuffisant, ceinture pelvienne rompue. Possibilité du genu varum.

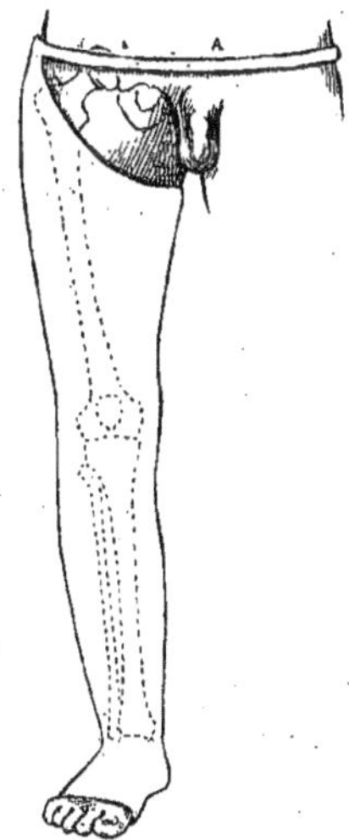

Fig. 213. — Bon appareil. Les malléoles sont prises, une ceinture pelvienne fixe l'appareil. Impossibilité du genu varum.

plus fréquemment, parce que la tuberculose atteint plus souvent le condyle externe ou le plateau tibial externe.

Déviation en valgum.

Le seul point particulier à signaler pour le valgus c'est, du côté de la cuisse, des conditions plus favorables : les parties molles y sont moins dépressibles et d'ailleurs le trochanter modelable offre un point d'appui de toute sécurité, ce qui dispense de recourir à la ceinture pelvienne. Du côté de la jambe, le point d'appui nécessaire reste le calcanéum à sa partie externe, l'arrêt de l'appareil en un point supérieur n'étant pas une menace d'escarre comme du côté interne, mais seulement une menace de mobilité, due à la compression des parties molles interposées. Les points d'appui contre l'établissement du valgus sont : du côté externe, le grand trochanter et la face externe du calcanéum, et du côté interne la partie interne du genou (fig. 214, 215 et 216).

Rotation.

Les mouvements de rotation sont un phénomène pathologique assez fréquent. Combinée au valgus et à la flexion, la rotation externe constitue une attitude vicieuse assez commune. Fréquemment c'est la première étape de la subluxation du genou. Nous avons donc là une première raison d'empêcher le membre de prendre cette attitude vicieuse. Mais il y a plus : le simple effort dans le sens d'un mouvement de torsion sur une tumeur blanche en période de poussée inflammatoire suffit à déterminer des douleurs très violentes : nous avons observé un cas avec lésion au niveau de l'épine des plateaux tibiaux, à l'insertion des ligaments croisés, où les mouvements de rotation étaient spécialement douloureux. Il y a donc, au point de vue pathologique, une grande importance à empêcher, non seulement les mouvements de rotation eux-mêmes, qui ne sont possibles que lorsqu'ont été effectuées certaines destructions

Points d'appui s'opposant au valgum.

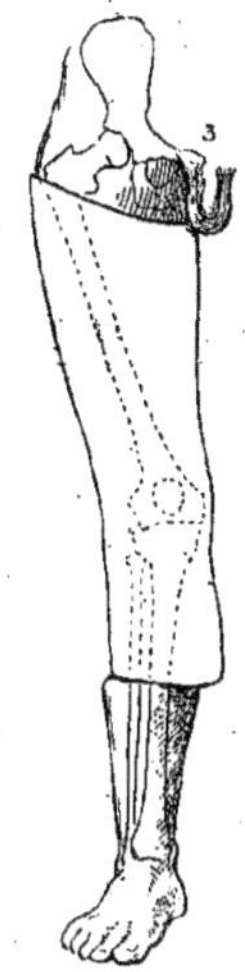

Fig. 214. — Appareil insuffisant. Ne prend pas les malléoles. Possibilité du genu valgum.

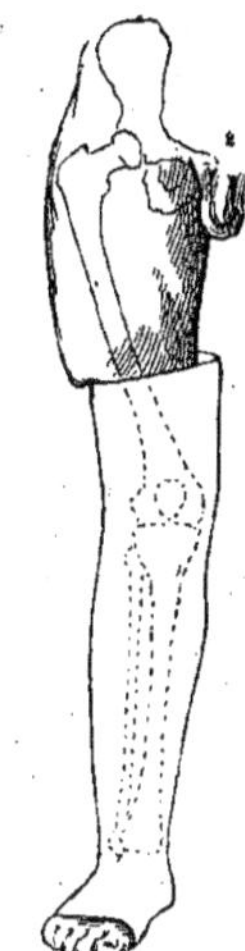

Fig. 215. — Appareil insuffisant. Ne prend pas le trochanter. Possibilité du genu valgum.

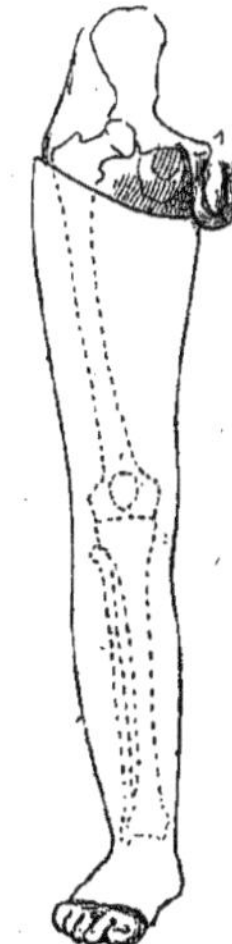

Fig. 216. — Obstacle à la production du genu valgum. Bon appareil. Le trochanter et les malléoles sont pris.

osseuses ou ligamentaires, mais même toute possibilité d'effort dans le sens de la rotation. Pour mettre obstacle à ces mouvements de rotation du fémur sur le tibia, il faut immobiliser chacun des deux segments : fémur et tibia.

Immobilisation du fémur. — Si notre appareil est exactement modelé sur la rotule et les condyles fémoraux, ceux-ci représenteront un triangle inclus et apposé côte à côte dans le triangle exactement superposé de l'appareil : il y aura solidarité entière entre le contenant et le contenu, le fémur ne pourra pas tourner sans que l'appareil tourne en même temps. La seule condition requise est que les formes s'épousent exactement ; si nous avons interposé des couches d'ouate ou si nous n'avons pris qu'un modelage approximatif, il ne saurait exister quoi que ce soit qui ressemble à de la solidarité entre le fémur et l'appareil (fig. 217 B).

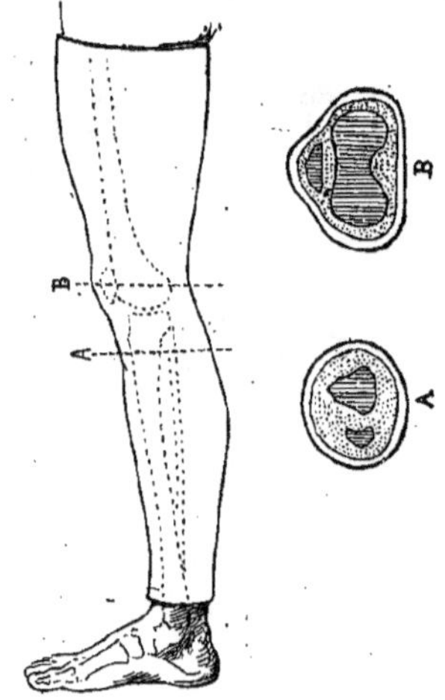

Fig. 217.
Coupe B triangulaire montrant que le fémur ne peut tourner dans le cuissard.
Coupe A circulaire montrant que la jambe peut tourner dans la jambière.

Immobilisation du tibia. — A quelque hauteur que nous la

considérions, la jambe ne nous offre jamais qu'une forme plus ou moins régulièrement circulaire (fig. 217 A).

Si exactement qu'il l'enveloppe, l'appareil circulaire ne saurait être solidarisé avec la jambe ; si l'on veut que l'appareil puisse faire corps avec les membres, il faudra englober le pied, dont la forme se prête mieux à l'étreinte de l'appareil. Comme, d'autre part, le tibia est par la mortaise tibio-tarsienne absolument solidaire du pied (quant aux mouvements de rotation), nous avons ainsi rendu impossible, indirectement, tout mouvement de rotation du tibia. Les conclusions à tirer, relativement à l'appareil, sont :

1° De bien modeler les condyles fémoraux et la rotule ;

2° D'englober le pied dans l'appareil.

Dans quelques cas rares, la partie supérieure de la jambe et la tête du péroné deviennent assez saillantes pour que leur modelage apporte un certain obstacle à la rotation de la jambe, mais ce n'est là qu'une circonstance exceptionnelle.

CHAPITRE II

L'appareil plâtré. — Sa technique.

Préparation du malade.

Nous avons déjà précisé quels points doivent être pris pour la confection d'un appareil immobilisant le genou : le talon à la partie inférieure de l'appareil, l'ischion ou simplement la partie supérieure de la cuisse pour le haut de l'appareil. Avec de tels points d'appui, et seulement avec eux, nous sommes certains de réaliser l'immobilisation absolue de l'article.

Comme pour l'application de n'importe quel appareil, le sujet doit être préparé d'une façon spéciale, c'est-à-dire revêtu de deux jerseys superposés, le premier mis à l'envers, le second à l'endroit. La nécessité de remonter jusqu'à l'ischion contraint à mettre au sujet un jersey dont les manches viennent entourer la cuisse et une partie de la jambe, le jersey lui-même enveloppant le bassin. C'est donc à ce point de vue la même préparation que si l'on voulait appliquer un appareil sur la hanche (fig. 218). Mais l'appareil du genou doit intéresser toute la jambe et le pied, puisque nous savons que le talon constitue un des principaux points d'appui de l'appareil. On recouvrira donc la partie inférieure de la jambe que la manche de jersey a laissée à nu ; pour cela, il suffit d'utiliser l'autre manche de jersey dont la jambe saine n'a que faire. Pour le cas où il n'est pas nécessaire de prendre point d'appui sur l'ischion (et c'est ce qui se rencontre spécialement dans les appareils de convalescence), le jersey entourant le tronc devient inutile, le bassin reste libre, et les manches du jersey viennent englober la cuisse, la jambe et le pied.

Cette préparation est suffisante pour permettre l'application de l'appareil sous la seule condition que l'on aura placé le membre du sujet en position convenable.

La position à donner au sujet varie suivant l'attitude de son genou. Notre but est d'immobiliser l'articulation en état d'extension complète ; c'est en effet dans cette position que le membre rendra le plus de services au malade, s'il se trouve qu'il doive rester définitivement ankylosé.

Deux cas se présentent donc suivant que le genou malade se trouve en position droite ou en position fléchie, c'est-à-dire suivant que le genou doit être immobilisé dans la position même qu'il occupe ou doit au préalable subir l'opération du redressement.

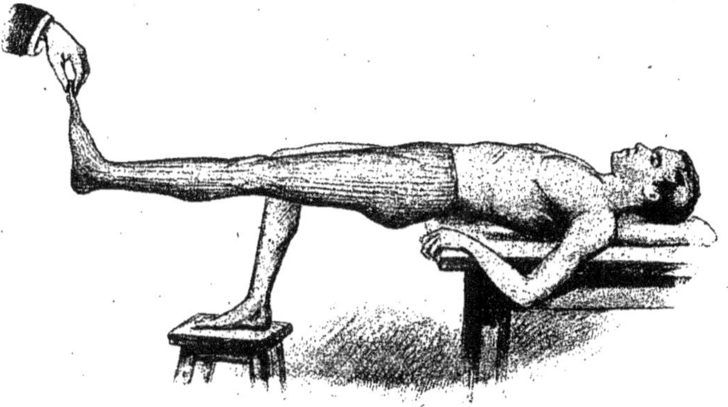

Fig. 218.—Position à donner au malade pour la pose d'un appareil d'immobilisation du genou.

Si le genou est immobilisé en position directe, le sujet est placé sur la table de telle façon que le siège se trouve au bord de celle-ci, le membre inférieur étant complètement libre jusqu'à la hauteur de l'ischion environ (fig. 218).

Le membre inférieur privé d'appui tend ainsi à retomber par son propre poids mais un aide soutient le pied par l'intermédiaire du maillot dont on a réservé une longueur supplémentaire. Ce procédé permet à l'opérateur d'envelopper le pied complètement sans être gêné par les mains de l'aide. Celui-ci doit toutefois veiller à maintenir le maillot pincé suivant une ligne correspondant à la largeur du pied et non pas suivant un point entre le pouce et l'index par exemple ; ce détail a son importance : faute d'y songer,

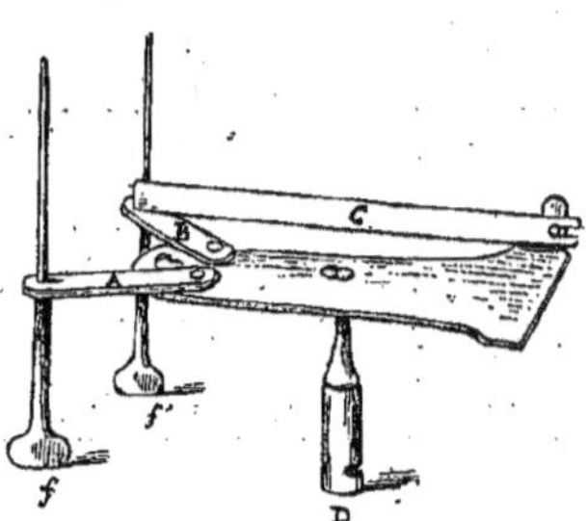

Fig. 219. — Semelle amovible de
l'auteur permettant de fixer le
pied et de faire l'appareil autour.

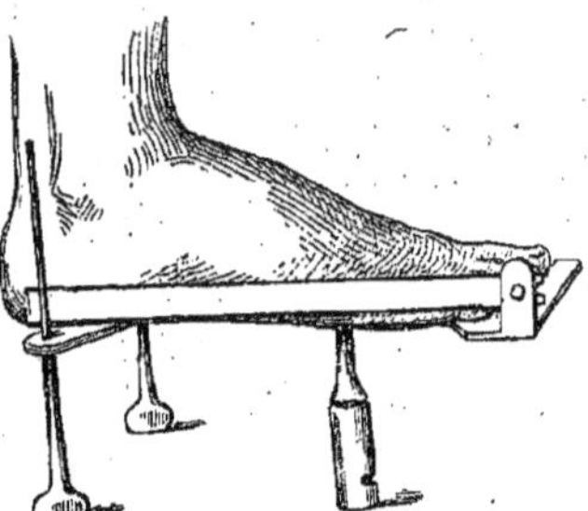

Fig. 220. — Le pied sur la semelle
amovible.

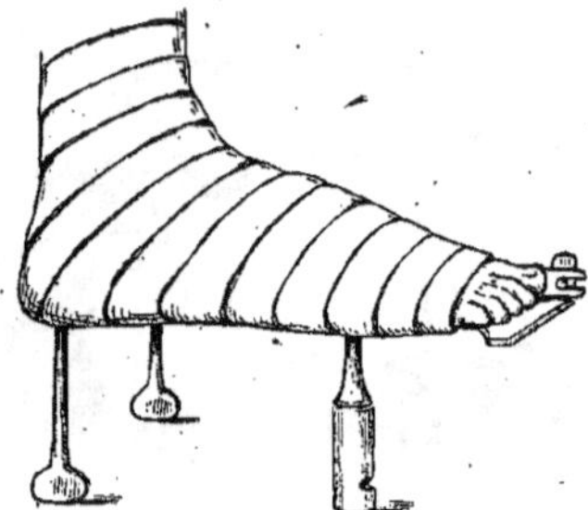

Fig. 221. — Fixation du pied au moyen d'une bande en tarlatane sur
la semelle amovible avant l'application de l'appareil.

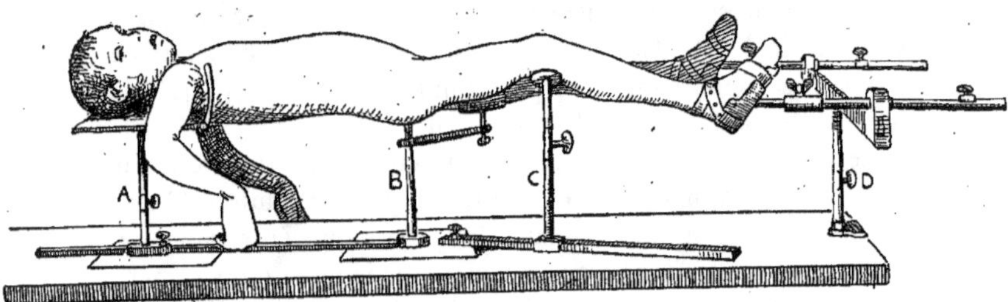

Fig. 222. — La tige verticale C est formée de deux tiges coulissant l'une
dans l'autre, son extrémité libre présente une petite plate-forme qu'on
amène sous le genou placé en flexion.

on détermine une compression des orteils les uns sur les autres et la prise de l'appareil consacrant cette position vicieuse devient rapidement la cause de douleurs qu'il est absolument inutile d'infliger au malade.

On n'oubliera pas non plus de ménager un rembourrage, chez les sujets maigres aux endroits ou les crêtes osseuses pourraient venir léser le tégument : la crête tibiale, les deux malléoles, la région du talon, six à huit doubles de gaze convenablement découpés suffisent à cette indication, sans risquer pourtant de donner aucun jeu à l'appareil.

Quant aux genoux qui se trouvent en position vicieuse et qu'il est nécessaire de redresser, la technique opératoire sera différente suivant que l'opérateur aura ou n'aura pas à sa disposition l'appareil que j'ai décrit sous le nom de table orthopédique.

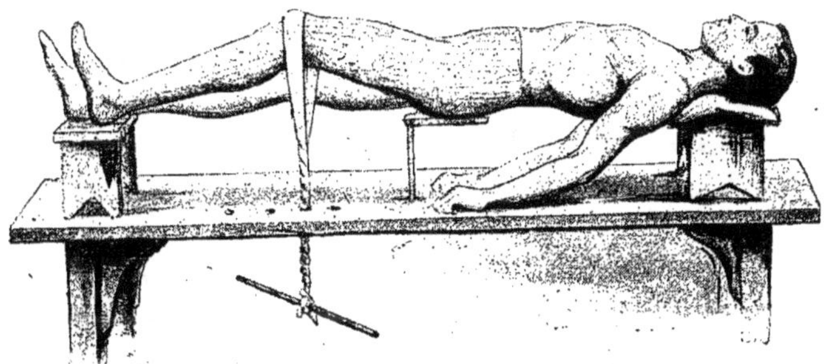

Fig. 223. — Réduction de la flexion vicieuse du genou.
Moyen de maintenir le genou étendu pendant la pose de l'appareil.

Avec la table orthopédique, le pied est disposé sur une semelle spéciale amovible (fig. 219, 220, 221) permettant de faire autour d'elle l'appareil et le siège repose sur la partie pelvienne de l'appareil. Une tige verticale, présentant une petite rondelle à sa partie libre et qu'un réglage très simple permet d'amener au-dessous du genou, est fixée à celui-ci au moyen d'une bande qui vient embrasser le genou et la rondelle de telle sorte que si par le moyen d'une coulisse placée dans la tige verticale on exerce une pression de haut en bas, on augmente ainsi peu à peu la déflexion du genou jusqu'au moment où l'attitude correcte est obtenue (fig. 222). Cette tige, ne subissant pas de mouvements de rotation, ne saurait communiquer aucune torsion à la sangle. La sangle en question n'apporte d'ailleurs aucune espèce d'obstacle à la constitution de l'appareil qui fixe ainsi la bonne position sans erreur possible.

Si l'on ne dispose pas de la table orthopédique, on s'arrangera de façon à y suppléer tant bien que mal : le sujet, couché sur une table quelconque, sera surélevé au moyen de trois petits bancs, un sous le siège, un sous le talon, un sous les épaules. Cette surélévation permet à l'opérateur de faire son appareil. Le siège et le talon se trouvant fixes, on passera sur le genou une sangle de *toile* dont les deux chefs viendront directement se nouer sous la table après avoir traversé un trou ménagé à cet effet. Il suffit alors de passer un bâton quelconque (fig. 223) entre ces deux chefs noués pour réaliser un garrot au moyen duquel on obtiendra la déflexion progressive et précise du genou. Les bandes plâtrées prennent d'abord la cuisse et la jambe jusqu'aux malléoles ; cette partie de l'appareil plâtré une fois terminée et prise, on coupe le garrot et l'on termine par la prise du pied.

Technique des bandes plâtrées.

Nous savons que pour immobiliser le genou, il est nécessaire d'immobiliser le pied, ce qui nous donne comme unités orthopédiques à recouvrir : le pied, la jambe, le genou et la cuisse.

Nous avons étudié la façon de recouvrir la région du pied et la région de la jambe (fig. 195 et 196), voyons maintenant comment il faut procéder pour l'enveloppement du genou et de la cuisse.

a) Le genou. — Le genou est constitué par la réunion de deux troncs de cône se touchant par leurs grandes bases. Il faut remarquer toutefois que la partie postérieure est plane. Une bande roulée perpendiculairement à l'axe du membre sur les parties postérieure et inférieure de cette région, c'est-à-dire sur la petite base du cône inférieur dès qu'elle apparaît à la partie antérieure, prend une direction diagonale qui l'amène au côté opposé de la petite base du cône supérieur ; coupant ainsi la rotule dans son parcours, elle traverse de nouveau, perpendiculairement à l'axe du membre, la région postérieure du genou et, réapparaissant à l'autre extrémité de la petite base du cône supérieur, elle redescend dans une direction diagonale qui coupe la rotule symétriquement à la bande précédente et rejoint le côté opposé de la petite base du cône inférieur. En résumé, notre bande, dans son trajet postérieur, décrit deux lignes perpendiculaires à l'axe du membre et, dans son trajet antérieur, une double diagonale en croix de saint André (fig. 224) que l'on désigne généralement sous le nom de croisé antérieur du genou.

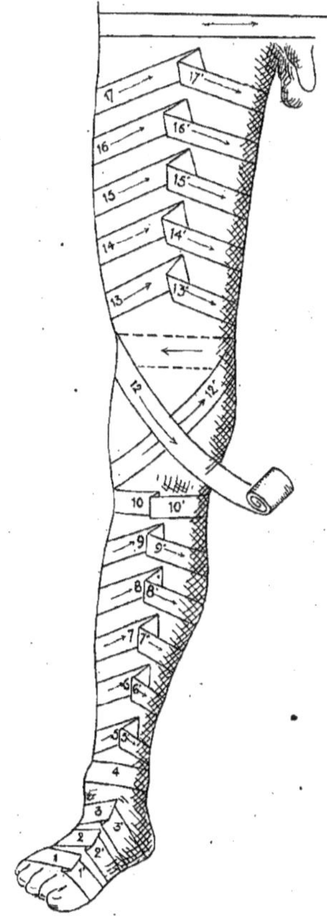

Fig. 224. — Technique des bandes sur le membre inférieur.

Nous utilisons ce trajet comme moyen de réunion du cuissard à la partie jambière.

Mais, à lui seul, ce parcours ne nous fournirait pas un enveloppement suffisant, attendu que toute la partie postérieure située entre la bande supérieure et inférieure serait absolument dénuée de bandes.

C'est pourquoi nous recouvrons séparément chacun des deux cônes. Le cône inférieur nous ramenant toujours la bande vers le haut, nous pratiquons vers la ligne médiane une série de retournés de main libre dont l'angle regarde en bas ; il se passe exactement la même chose pour le cône supérieur avec cette différence que l'angle des retournés se trouve cette fois ouvert en haut à cause de la disposition inverse du cône. Ici, comme dans les autres appareils, les trajets en sautoir d'union sont imbriqués parmi les circulaires à renversés.

b) La cuisse. — Tronc de cône à grande base supérieure, la cuisse est recouverte par le même procédé que nous avons décrit, c'est-à-dire renversés de main libre pratiqués sur sa partie médiane. L'angle des retournés est tourné vers le bas. Les derniers circulaires sont remontés jusqu'au périnée.

c) Ischion et partie supérieure de la cuisse. — Si nous considérons notre dernier trajet de bande au moment où il arrive à la base du *triangle de Scarpa*, nous voyons que sa direction livrée à elle-même le conduirait sur l'abdomen du côté opposé. Au moyen d'un double retourné de main libre, nous ramenons la direction de notre bande vers le bas de façon à ce qu'elle vienne s'appliquer sur la partie supéro-interne de la cuisse et sur une partie du périnée. Dans son trajet postérieur elle suit une direction très oblique et vient ressortir au niveau du grand trochanter et un peu au-dessus arrive au pli de l'aine, un double retourné de main libre permet de recommencer un jet de bande semblable au précédent. Grâce à cette nouvelle série de bandes, la fesse et partant l'ischion et le grand trochanter sont englobés par l'appareil.

Modelage de l'appareil.

Les points de modelage du genou sont au nombre de trois :

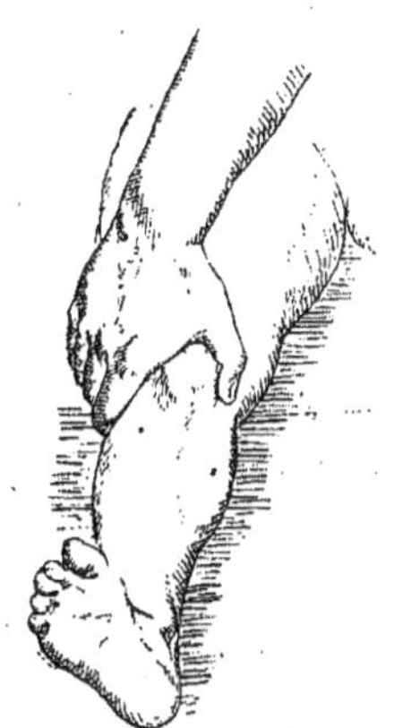

Fig. 225. — Modelage de la rotule
à sa partie supérieure.

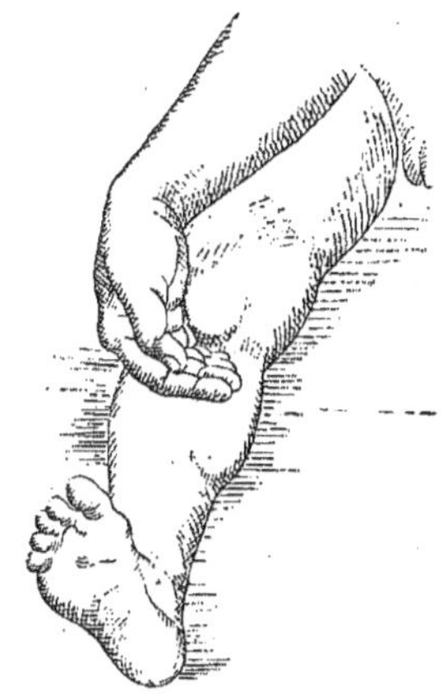

Fig. 226. — Modelage de la rotule à
sa partie inférieure.

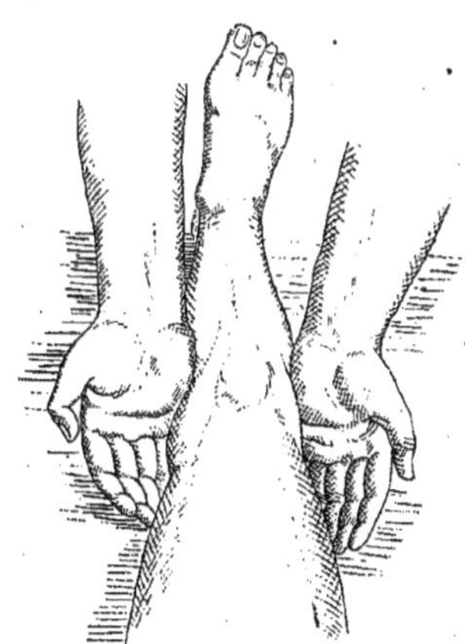

Fig. 227. — Modelage du genou
à sa partie inférieure.

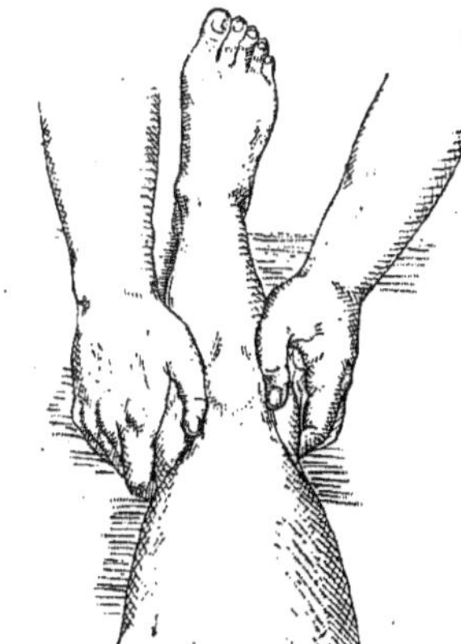

Fig. 228. — Les deux pouces à la
fin de leur course, après avoir
pratiqué le modelage des condyles à leur partie supérieure.

la partie inférieure des plateaux tibiaux et la tête du péroné que nous avons étudiées ; la rotule et les condyles fémoraux.

Rotule. — Le bord cubital d'une main et le pouce de l'autre main partant de chaque côté de la partie supérieure de la rotule décrivent autour de celle-ci une double parenthèse qui enferme la rotule (fig. 225 et 226).

Plateaux tibiaux. — L'opérateur, se plaçant en face du genou, étreint celui-ci de ses deux mains dont les bords cubitaux partis du creux poplité redescendent vers la partie antérieure de la jambe et suivant la courbure des plateaux tibiaux dans leurs parties postérieure, latérale et antérieure. La partie externe de l'articulation doit être traitée d'une façon particulière à cause de la tête du péroné que l'on doit fixer comme les malléoles, à moins que le tissu adipeux n'y mette opposition. Mais le bord cubital de chaque main n'a ainsi pu étreindre que le profil postérieur et latéral des plateaux tibiaux, c'est la pulpe de deux pouces partant de chaque côté du tendon rotulien qui doit venir étreindre d'une façon exacte la partie antérieure proprement dite de ces plateaux. Un tel modelage forme une espèce de coupe qui peut supporter du haut en bas un effort aussi grand que l'on voudra (fig. 227).

Condyles fémoraux. — Nous avons vu que le modelage des plateaux tibiaux consiste à étreindre ceux-ci dans un croissant à concavité supérieure ; si nous voulons de plus pratiquer le modelage des condyles fémoraux, il nous faut décrire à la partie inférieure du fémur un croissant à concavité inférieure dont la courbe continue d'une façon très nette avec celle que nous avons décrite sur les plateaux tibiaux (fig. 228). Dans la pratique il y aura donc avantage à faire d'un seul coup le modelage de ces deux régions. Le bord cubital de chacune des mains partant de la partie supérieure des condyles fémoraux descendant à la partie postérieure puis inférieurs du tibia, décrit autour du genou une demi-circonférence ouverte en avant ; dans un second temps, chacun des deux pouces modèle à la partie antérieure une demi-circonférence symétrique à celle décrite en arrière par le bord cubital de la main. De chaque côté du genou sont ainsi dessinés deux ovales tangentiels à la rotule en avant et séparés en arrière par le creux poplité.

CHAPITRE III

Leš diverses étapes du traitement.

I. — Ire PÉRIODE DE REPOS ABSOLU AVEC IMMOBILISATION
COMPLÈTE DE L'ARTICULATION

La fixation de l'appareil est très suffisamment assurée, puisque
les points de fixation directs et indirects sont utilisés. L'attitude
vicieuse ordinaire que tend à prendre le membre au début de
la maladié, c'est la flexion. Notre appareil va donc utiliser comme

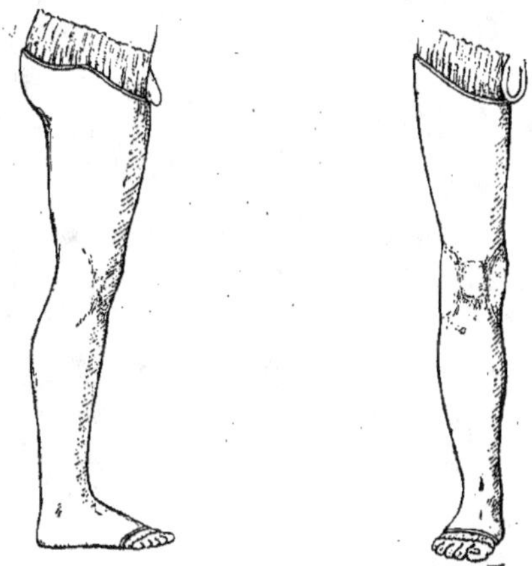

Fig. 229. — Appareil d'immobilisation du genou.

points d'appui : en avant, la partie antérieure du genou ; en
arrière, la partie postérieure du calcanéum, et englober une
partie de la fesse en prenant la partie postérieure de l'ischion ;
de plus, le modelage du genou empêche le *fémur* de tourner sur
le tibia et donne une immobilisation parfaite (fig. 229) dans les
tuberculoses très douloureuses.

Dans certains cas, la lésion a tendance à amener une déviation latérale en genu valgum ou varum ; il faut y penser pendant la confection de l'appareil et prendre les points d'appui que nécessite ce nouvel élément.

Nous avons déterminé que pour là déviation du genu valgum la contention était assurée du côté externe par une attelle prenant point d'appui en haut sur le grand trochanter, en bas sur la face externe du calcanéum et en dedans à la partie latérale interne du condyle interne. Pour le genu varum au contraire, si les trois points d'appui inférieurs sont les mêmes, sur la face opposée du membre, il n'en est plus ainsi du point d'appui supérieur qui doit être pris sur le bassin au moyen d'une ceinture, comme nous l'avons vu.

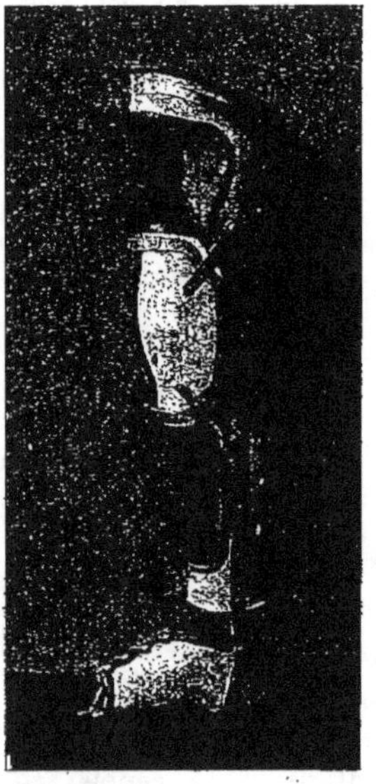

Fig. 230. — Appareil pour le traitement de la tumeur blanche du genou au début.

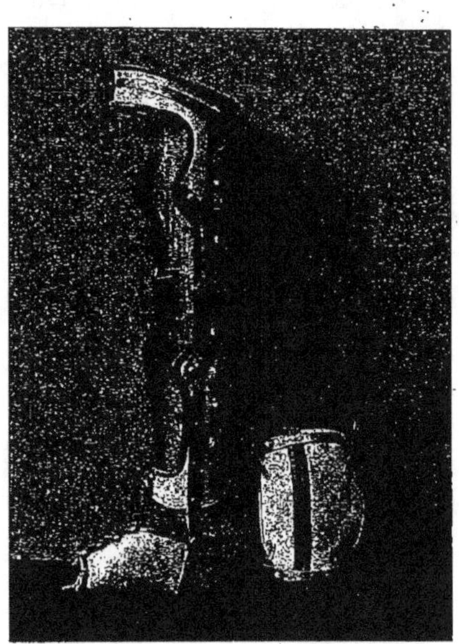

Fig. 231. — Le même appareil, le volet antérieur est enlevé et montre l'intérieur de la gouttière.

Avec l'appareil plâtré il faut avoir soin d'envelopper une partie de la fesse : la partie postérieure de (fig. 229) l'ischion. Les attitudes du genou en flexion sont très fréquentes, l'imperfection de l'appareil à ce niveau en est la cause. On peut d'ailleurs, si l'on veut, fenêtrer la partie antérieure de la cuisse et de la jambe, garder une bride à la racine de la cuisse et une partie pleine devant le genou.

Avec l'appareil en celluloïde nous pouvons découvrir la partie antérieure de la jambe et de la cuisse. Le pied est dégagé à sa face dorsale. Le genou est englobé en avant grâce à un volet que l'on fixe (fig. 230 et 231), d'autre part, au moyen de deux crochets spéciaux, sur la partie postérieure de l'appareil formant attelle. Ce système d'attaches ne permet aucun jeu des deux parties l'une sur l'autre, l'appareil n'entoure à nouveau tout le membre qu'au niveau de la racine de la cuisse.

Dans beaucoup de cas nous nous servons d'un appareil qu'on peut utiliser lorsque le malade commence à marcher. Il consiste en une grande gaine fémoro-tibiale, ouverte en arrière, et réunie à une partie podale au moyen d'une articulation libre au niveau de la cheville. La gaine fémoro-tibiale est ouverte en arrière et cela a grande importance. En effet, les points de fixation contre la rotation et le point d'appui contre la flexion (partie antérieure de la rotule) se trouvant surtout en avant, il est important de ne pas laisser de fuite dans l'appareil à leur niveau. L'ajustage de l'étrier doit être fort exact : trop antérieur, il occasionne sur la calcanéum une pression intolérable, trop postérieur, il permet une certaine flexion du genou.

La durée de cette période oscille entre huit et quinze mois. L'appareil plâtré doit être renouvelé tous les trois à quatre mois environ.

2. — MOYENS DE FACILITER LA MARCHE ET LA STATION

Nous avons à considérer deux cas différents, suivant que la lésion que nous devons traiter, prête ou ne prête pas à l'ulcération compressive. Nous avons décalqué sur des radiographies trois exemples de ces lésions. La figure 232 *a* nous montre une lésion tuberculeuse de peu d'étendue qui a envahi une partie du plateau tibial interne, et la partie correspondante du fémur. Dans la figure 232 *b*, la lésion est très éloignée des surfaces articulaires, et siège à la partie supérieure du condyle externe, tout près du cartilage de conjugaison, sur l'accroissement duquel elle pourra avoir un retentissement fâcheux. Dans la figure 232 *c*, la lésion siège sur la partie diaphysaire du tibia, juste au-dessous de l'épiphyse. Dans ces deux derniers cas, si le malade appuie le pied sur le sol, il n'a pas à craindre de voir sa lésion s'inoculer à l'autre segment articulaire. Dans le premier cas tout au contraire le poids du corps se transmet directement au sol en passant par la lésion elle-même et presse par conséquent les points malades

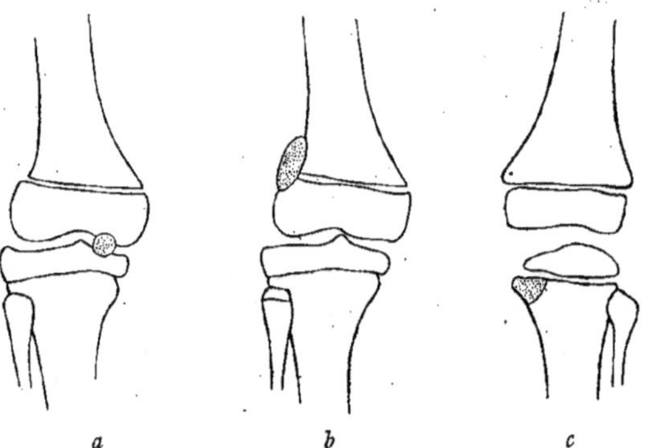

Fig. 232. — *a* Lésion prêtant à l'ulcération compressive ;
b et *c* lésions ne prêtant pas à l'ulcération compressive.

plus fortement l'un contre l'autre. Cette forme est beaucoup plus grave, elle reste douloureuse fort longtemps, et la marche est un appel constant à la récidive. Un examen attentif permet assez souvent de faire le diagnostic du siège de la lésion, la radiographie lève tous les doutes. L'avenir fonctionnel de l'articulation est très compromis et la guérison par ankylose est de règle.

Voyons donc le traitement de chacune de ces deux formes.

a) La lésion ne se prête pas à l'ulcération compressive.

Cette forme peu douloureuse, surtout chez l'enfant, nous

autorise à permettre la marche assez vite, ordinairement au bout
d'une année d'immobilisation complète. Il faut toujours avoir
bien présent en l'esprit que ces lésions touchent presque toujours au cartilage épiphysaire, dont l'accroissement est troublé.
La jambe tend à se dévier, soit en dedans, soit en dehors, les
points d'appui de l'appareil doivent être convenablement choisis,
pour empêcher ces déviations. Pour le traitement, nous avons
à notre disposition deux moyens : l'appareil plâtré et l'appareil
orthopédique.

L'appareil plâtré ne diffère en rien de celui qui est employé
pendant la première période. Il est nécessaire de le remplacer
tous les deux à trois mois, la partie podale de l'appareil se dété-
riorant assez vite. On évite souvent de prendre le talon, le résultat ne tarde pas à apparaître. Le tendon d'Achille au moment de
sa contraction forme corde et vient s'écraser contre le rebord de
l'appareil. La peau s'ulcère, et pour éviter cela on coupe l'appareil
de plus en plus haut, ce qui amène fatalement la flexion de la
jambe sur la cuisse.

Si on emploie l'appareil orthopédique, on utilisera l'appareil
employé dans la période d'immobilisation, appareil s'ouvrant
en arrière et muni d'un pied articulé (fig. 233).

b) La lésion prête à l'ulcération compressive.

Ces formes plus graves et d'un pronostic plus sombre ont
avantage à être traitées avec l'appareil de décharge.

On emploie cet appareil d'une façon systématique chez deux
catégories de malades :

1° Chez ceux dont la lésion prête à l'ulcération compressive ;

2° Chez les adultes et les adolescents dont la lésion reste douloureuse et qui souffrent en appuyant le pied sur le sol. On se
trouve fréquemment en présence d'un sujet alité depuis longtemps pour un genou douloureux. Le repos au lit semble avoir
donné tout ce qu'il pouvait, on a le plus grand avantage à permettre la marche, l'état général s'améliore et partant la lésion
évolue plus rapidement vers la guérison.

Il est malheureusement impossible d'utiliser les appareils de décharge d'une façon pratique en se servant du bandage plâtré.

On comprend facilement pour le genou l'importance qu'il y a à scinder en deux parties bien différentes l'appareil de décharge et l'appareil d'immobilisation. Si ce dernier est bien conditionné, il englobe le cône formé par la partie supérieure du genou, et

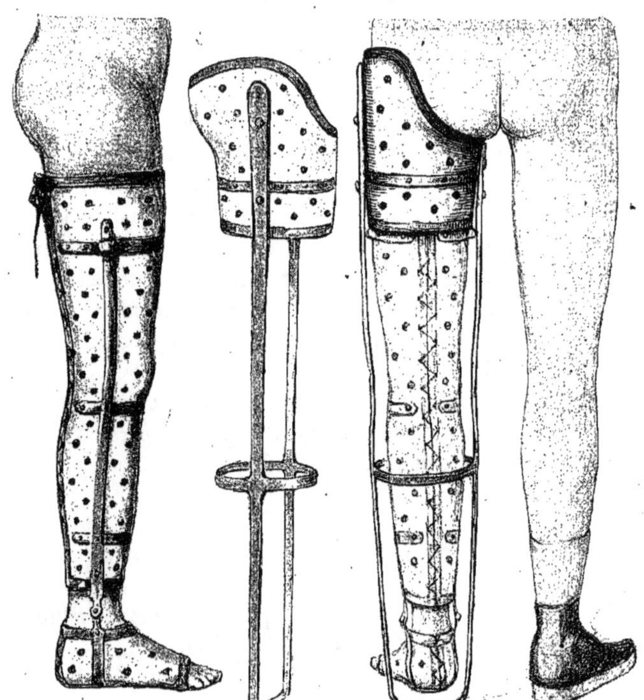

Fig. 233.— Appareil de décharge et appareil d'immobilisation vus isolément.

Fig. 234. — Appareil de décharge appliqué par-dessus l'appareil d'immobilisation.

si cet appareil est destiné à transmettre de l'ischion au sol le poids du corps, il pressera fatalement la surface articulaire tibiale contre la surface fémorale.

Avec notre principe séparant les deux appareils, il n'en est plus de même, la gaine de l'appareil de décharge transmet directement au sol la pression du poids du corps.

En pratique, l'appareil d'immobilisation est représenté par une gaine fémoro-tibiale munie à sa partie inférieure d'un étrier articulé au niveau des malléoles et réuni à une partie podale (fig. 233).

L'appareil de décharge est constitué par un cuissard très court d'où partent deux longues attelles qui suivent, l'une la partie interne, l'autre la partie externe du membre inférieur et se réunissent à 2 ou 3 centimètres au-dessous du pied. Une semelle surélevée du côté sain compense la différence de longueur que cela occasionne (fig. 234).

La partie supérieure de l'appareil d'immobilisation présente une bande circulaire en saillie qui s'oppose à la descente de l'appareil de décharge ; reposant sur l'appareil d'immobilisation, il utilise son point de support, le dôme des condyles fémoraux ou la face dorsale du pied, suivant le cas. Mais si cela entraînait un inconvénient quelconque, il serait facile de prendre comme point de support de l'appareil de décharge une ceinture articulée à la hanche et entourant le bassin.

J'ai retiré de cet appareil les résultats les meilleurs.

Chez l'adulte il rend grand service ; j'ai appareillé ainsi un jeune étudiant qui était immobilisé au lit depuis fort longtemps et qui put grâce à cela reprendre ses cours et marcher très facilement. Il y a deux ans, j'appliquai mon appareil à une femme professeur de piano ; il s'agissait d'une vieille tumeur blanche très douloureuse et qui rendait toute marche impossible. Au bout d'un mois cette malade arriva à parcourir une distance de deux lieues sans la moindre douleur.

Cette période a une durée de un à deux ans et parfois beaucoup plus.

3. — PÉRIODE FONCTIONNELLE.

Il n'est pas au pouvoir du chirurgien d'obtenir dans tous les cas une guérison complète ; il est très fréquent au contraire que le traitement le mieux conduit aboutisse à une ankylose, soit totale, soit partielle. D'ailleurs l'ankylose partielle, si vraiment elle limite trop le jeu de l'articulation, est un résultat moins favorable que l'ankylose complète. Le faible jeu articulaire détermine en effet des tiraillements, des entorses successives, avec réveil possible des lésions et poussées congestives d'origine traumatique, qui sont tout à fait défavorables. Dans ces conditions, lorsqu'on se trouve en présence d'une guérison avec ankylose limitée, il y a lieu de choisir suivant les cas entre deux solutions possibles : chercher à établir une ankylose complète ou bien une mobilisation progressive.

Deux éléments nous serviront à prendre notre décision, savoir: l'âge du malade et l'amplitude du mouvement; si l'amplitude du mouvement est vraiment par trop restreinte, pour éviter les entorses successives, on a avantage à s'orienter franchement vers l'ankylose complète ; dans le cas contraire on fait usage d'un appareil approprié qui permet d'utiliser les mouvements articulaires sans risque d'entorse. Le principe de cet appareil, qui doit être conservé très longtemps, est de ne permettre à l'articulation que des mouvements d'une amplitude inférieure à celle que lui laisserait l'ankylose abandonnée à elle-même.

La laxité des ligaments étant beaucoup plus grande avant vingt ans qu'après, le jeune âge du sujet permettra d'espérer que progressivement l'ankylose diminuera, tandis que, passé cet âge, il n'y a rien de tel à escompter. C'est pourquoi, chez l'adulte, on s'orientera de préférence vers l'ankylose totale; c'est la solution la plus sûre.

C'est ainsi que j'ai eu l'occasion de soigner un homme de quarante ans atteint d'ankylose fibreuse incomplète du genou depuis l'âge de quinze ans. Le peu de mobilité de son articulation était pour lui l'occasion fréquente de petites entorses qui entretenaient la douleur dans son genou ; la marche n'était possible qu'avec le secours d'une genouillère rigide restreignant la mobilité même de son ankylose ; chaque poussée douloureuse n'était soulagée qu'à la condition de restreindre encore plus les mouvements de l'articulation.

Autre exemple : une jeune fille de vingt ans, de constitution robuste, atteinte d'une arthrite tuberculeuse du genou avec ankylose incomplète, était obligée depuis dix ans de subir des périodes d'immobilisation plus ou moins longues dès qu'elle essayait de marcher. Ayant à la soigner, je pratiquai une immobilisation complète du genou. Au bout d'un mois de repos absolu, les douleurs cessèrent complètement, l'appareil d'immobilisation resta en place, et, au bout de trois mois, une ankylose fut établie. Dès lors la malade put reprendre la vie ordinaire en toute sécurité (gardant toutefois pendant quelque temps encore son appareil d'immobilisation).

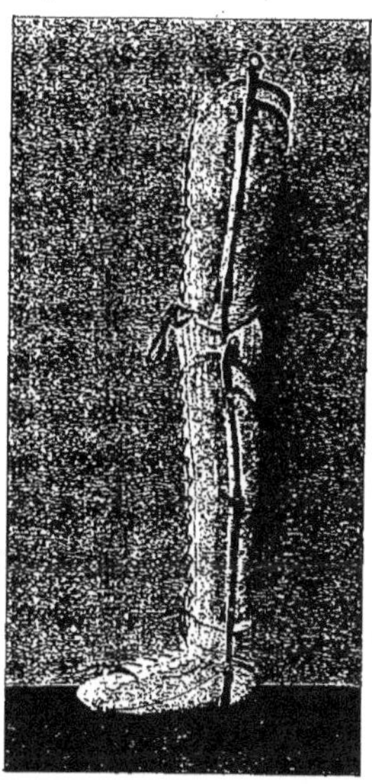

Fig. 235. — Appareil de convalescence pour la tumeur blanche.
Un cran d'arrêt limite le jeu de l'articulation.

Lorsque la mobilité articulaire est assez grande, on peut espérer obtenir une guérison fonctionnelle.

L'appareil approprié à la mobilisation du genou est constitué par une jambière, un cuissard et une partie podale, les articulations placées de chaque côté du genou et réunissant les parties jambières présentant des crans d'arrêt qui permettent de limiter à volonté le jeu de l'articulation ; de plus, une bague circulaire passant au-devant du genou et portant un bouton à sa partie médiane sert à fixer deux longues bandes caoutchoutées entre-croisées et prenant leurs insertions d'une part à la cuisse, d'autre part à la jambe ; ces muscles artificiels se comportent comme le quadriceps, c'est-à-dire tendent à ramener le genou en extension et à réduire la flexion où le genou se trouve attiré d'une façon vicieuse (fig. 235).

Ces temps derniers, j'ai remplacé ces caoutchoucs qui se distendent rapidement et qui forment saillie au niveau de la bague, par un ressort à boudin placé dans un tube et fixé à la partie postérieure de la jambe. Ce ressort se tend pendant la flexion et ramène la jambe en extension. L'appareil est ainsi d'une seule pièce.

Dans la clientèle hospitalière, les appareils plâtrés sont les seuls possibles.

On fait des appareils de plus en plus petits. L'ischion d'abord est dégagé. L'appareil remonte à la racine de la cuisse. Le pied ensuite est dégagé et finalement il ne reste de l'appareil qu'une simple genouillère. Pour que cette simple genouillère soit possible, il est nécessaire, on le comprend, d'utiliser le point de support direct, c'est-à-dire qu'il faut modeler avec le plus grand soin la partie supérieure des condyles fémoraux.

CHAPITRE IV

Attitudes vicieuses du genou.

I.— DES DIVERSES FORMES D'ATTITUDES VICIEUSES

Les processus tuberculeux intéressant l'articulation du genou se traduisent cliniquement par différentes positions vicieuses. Nous étudierons celles-ci sous deux catégories : les positions vicieuses récentes qui surviennent alors que l'articulation n'a encore subi aucune lésion destructive; les positions vicieuses anciennes et celles de la période d'état qui ne sont autre chose que le résultat de la déformation locale due au processus tuberculeux.

a) *Positions vicieuses récentes*. — Elles sont le résultat des contractions musculaires réflexes provoquées par la douleur de l'article. Résultat assez complexe d'ailleurs. Ces positions vicieuses consistent toujours en une flexion plus ou moins accentuée de la jambe sur la cuisse et à laquelle peut s'adjoindre ou non un mouvement de rotation. Cette position en flexion, qui se retrouve dans toutes les attitudes vicieuses récentes, est généralement expliquée par ce fait qu'une légère flexion de l'article malade atténue la sensation douloureuse parce que dans une telle position il y aurait relâchement maximum de la capsule. Mais il faut admettre en outre que le premier réflexe de la douleur consistant à immobiliser l'articulation, il se produit bientôt un processus atrophique plus ou moins notable, et que la prédominance de la flexion sur l'extension n'est pas due à autre chose qu'à la puissance plus grande des muscles fléchisseurs.

Quant au mouvement de rotation que l'on observe d'autant plus que l'attitude en flexion est plus prononcée, il n'est plus qu'un expédient physiologique employé par le sujet pour effectuer la marche dans des conditions plus favorables. On sait en effet que dans la marche normale, au moment où la jambe non portante passe d'arrière en avant, elle se fléchit pour ne pas se heurter au sol : si cette flexion est devenue impossible, le sujet est obligé de *faucher* pour pouvoir marcher, mais si la jambe se trouve immobilisée en une position de flexion légère, elle se trouve un peu raccourcie, d'une façon insuffisante pour pouvoir passer, mais d'une façon suffisante pour que le léger raccourcissement fourni en outre par une position en rotation externe lui permette de passer sans accrocs. Cet expédient donne en effet une marche moins fatigante que celui qui consiste à faucher ; mais il ne permet la marche qu'à la condition que la jambe soit un peu raccourcie, comme elle l'est en position de flexion légère.

Telles sont les positions vicieuses récentes. Le traitement sera étudié en même temps que le traitement des positions vicieuses anciennes.

b) Positions vicieuses de la période d'état et positions diverses anciennes. — Ces positions vicieuses peuvent être :

1° Des positions en flexion ; 2° Des positions en déviations latérales (genu valgum et genu varum) et 3° des positions en hyperextension.

1° **Positions vicieuses en flexion.** — La position vicieuse ancienne en flexion est l'aboutissant naturel du processus tuberculeux abandonné à lui-même ; c'est cette attitude qu'adopte fatalement un malade non soigné ou mal soigné.

En effet, nous avons vu que dans les attitudes vicieuses récentes, la flexion est constante ; c'est dire que le maximum de compression et d'ulcération compressive se fera au milieu de la partie postérieure des plateaux tibiaux ou des condyles fémoraux, c'est dire que la destruction osseuse trouvera son maximum en ce point et que le malade est condamné à une attitude en flexion de plus en plus prononcée.

L'attitude en flexion, suite d'absence de traitement, s'accompagne toujours d'une subluxation des plateaux tibiaux en arrière et en dehors, et d'une position en rotation externe plus ou moins accentuée.

Une autre cause de cette attitude vicieuse ancienne réside dans la résection de la partie postérieure des cartilages articulaires que certains chirurgiens pratiquent encore à l'heure actuelle, obligés qu'ils s'y trouvent en voulant pratiquer par voie de résection le redressement immédiat de l'articulation. L'ankylose osseuse du début se trouve bien en bonne position, mais peu à peu la partie antérieure du cartilage juxta-épiphysaire participant seul à l'accroissement en longueur du membre, il y a inflexion de la jambe sur la cuisse.

Mais que l'attitude vicieuse en question soit due à l'une ou l'autre de ces deux causes, on voit qu'elle est un accident qui peut toujours être évité si le traitement est institué dès le début.

2° Attitudes vicieuses avec déviations latérales. —L'articulation fémoro-tibiale qui est une au point de vue physiologique se comporte en pathologie comme une articulation double : chacun des plateaux tibiaux ou des condyles correspondants pouvant être intéressé à l'exclusion de l'autre. Cette notion seule permet de comprendre les attitudes vicieuses dont nous parlons en ce moment. Si donc l'articulation interne est atteinte, la position vicieuse deviendra un genu varum, si c'est l'articulation externe, nous aurons un genu valgum par un mécanisme absolument identique. L'intérêt réel de ces lésions réside dans la localisation du processus morbide. Cette localisation peut en effet être soit articulaire, soit juxta-épiphysaire, et il est important de faire le diagnostic tant au point de vue du pronostic qu'au point de vue du traitement.

Dans un premier cas, la déviation latérale du membre inférieur est due à une perte de substance osseuse, il s'agit alors de lésion articulaire.

Dans un deuxième cas, la déviation latérale reconnaît comme cause un arrêt de développement du cartilage à sa partie interne ou à sa partie externe. La lésion osseuse avoisine le cartilage et le détruit dans l'une de ses parties.

Voyons d'abord *les lésions articulaires.*

Ainsi une lésion siégeant sur le plateau tibial externe du condyle correspondant donne lieu, par ulcération compressive, à une perte de substance de ce côté, c'est-à-dire à une inclinaison de l'axe du membre qui est précisément la cause de l'attitude dénommée genu valgum (fig. 236).

De même, la destruction par ulcération compressive et effondrement du plateau tibial interne et du condyle correspondant donne lieu à du genu varum.

Si la lésion est articulaire, la réaction morbide beaucoup plus grave détermine soit une ankylose osseuse, soit une ankylose fibreuse très serrée, la fonction articulaire est définitivement perdue.

Voyons maintenant *les lésions juxta-épiphysaires*.

Juxta-épiphysaire, la lésion peut siéger soit au-dessous, soit au-dessus du cartilage ; elle sera d'autant plus grave qu'elle se rapproche davantage de l'articulation elle-même et elle peut déter-

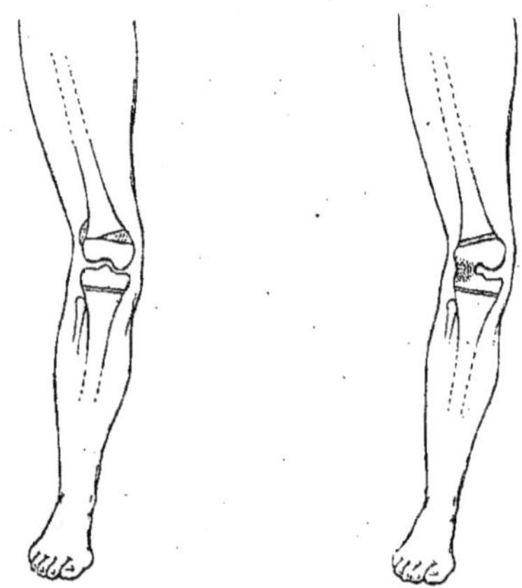

Fig. 236. — Destiné à montrer la production d'un genu-valgum par arrêt de développement du cartilage fémoral dû à une lésion de sa partie externe.

Fig. 237. — Destiné à montrer la production du genu-valgum du plateau tibial externe et du condyle correspondant.

miner un processus d'arthrite plus ou moins considérable, mais elle reste notablement moins grave qu'une lésion à localisation franchement articulaire (fig. 237). D'ailleurs la lésion juxta-épiphysaire laisse assez souvent une articulation morbide, et que l'on ait affaire à un genu valgum ou a un genu varum, la conservation d'une certaine amplitude de mouvements permet presque d'affirmer que l'on se trouve en présence d'une lésion juxta-épiphysaire.

Ainsi une lésion juxta-épiphysaire suivant sa localisation à la partie externe ou interne du cartilage (soit du tibia, soit du fémur), peut donner naissance à un genu valgum ou varum

qui au premier abord ne se différencie nullement du génu valgum ou varum d'origine articulaire. Les différences sont pourtant considérables : seul l'aspect intérieur permet la confusion.
Si l'origine est articulaire, on se trouve en présence d'une ankylose osseuse ou fibreuse serrée, la marche est interdite, car elle
détermine de la compression des parties malades et par conséquent de l'ulcération compressive. Si l'origine est au contraire
juxta-épiphysaire, il y a lieu d'interdire la marche également,
mais il n'est pas nécessaire de l'interdire pour une période
aussi longue. Ici l'ankylose osseuse ou fibreuse est moins
à redouter ; par contre, il faut savoir que la localisation
juxta-épiphysaire comporte un pronostic très défavorable sur
le développement ultérieur du membre lui-même. L'os, atteint
dans sa partie vitale par excellence, cessera de s'accroître, ce
qui déterminera une infirmité d'autant plus considérable que
l'affection a saisi le sujet à un âge plus jeune.

3° *Positions vicieuses en extension.* — Dans certains cas, une
lésion articulaire de la partie antérieure des plateaux tibiaux
arrive jusqu'au cartilage et a pour répercussion une diminution
d'accroissement de la partie antérieure de l'épiphyse tibiale, de
telle sorte que l'épiphyse, au lieu de se présenter comme une
bande faite de demi-lignes parallèles, prend la forme d'un triangle
dont la pointe se trouve en avant et la base en arrière. Le résultat de ce changement de forme, c'est que la diaphyse du tibia
subit un mouvement de bascule et prend ainsi l'aspect d'une
hyperextension plus ou moins considérable ; c'est là ce qu'on
appelle le genu recurvatum de Sonnenburg.

Comme on le voit par cet exemple, il n'est pas rare de
trouver des lésions osseuses articulaires qui arrivent jusqu'au
cartilage. Cette lésion contribue à elle seule à augmenter dans
de grandes proportions la déviation produite par l'effondrement
osseux et cela quelle que soit la déviation à laquelle on ait
affaire.

2. — TRAITEMENT DES ATTITUDES VICIEUSES

Comme pour tout redressement d'attitudes vicieuses, deux
méthodes s'offrent ici à nous : la méthode lente au moyen de

l'extension continue ou au moyen d'appareil, qui permettent de modifier progressivement l'attitude vicieuse ; la méthode rapide ou redressement manuel en une seule séance sous anesthésique.

Que la position vicieuse soit récente ou ancienne, la méthode de choix pour le traitement est toujours la méthode lente. On n'aura recours à la méthode rapide que dans les cas où pour une raison étrangère la méthode lente ne peut être appliquée. Les malades qui ne peuvent être surveillés ont avantage à être redressés en une seule séance.

Nous éliminons bien entendu les ankyloses osseuses et fibreuses très serrées, la méthode chirurgicale leur est seule applicable. Nous aurons surtout pour objectif le traitement des attitudes en flexion, quel que soit leur degré. Les attitudes vicieuses latérales anciennes dues à une lésion cartilagineuse ne sont pas passibles des méthodes de redressement que nous allons décrire.

1° *Positions vicieuses récentes.*

Au début de la maladie, il est rare de recontrer autre chose qu'un peu de flexion ; on pourra avoir recours à l'extension continue. L'extension continue se pratique suivant la méthode ordinaire. On choisira un poids approprié à la résistance qu'il s'agit de vaincre, et l'extension sera maintenue jour et nuit jusqu'à obtention d'un résultat satisfaisant. Si on a affaire à une attittude vicieuse récente, le résultat sera obtenu très rapidement.

2° *Positions vicieuses de la période d'état.*
Redressement par étapes.

Il n'en va pas de même si on se trouve en présence d'une attitude vicieuse ancienne ; outre qu'ici la difficulté se trouve plus grande, il faut bien savoir que quelle que soit la méthode que l'on emploie, il est nécessaire d'apporter les plus grandes précautions à éviter la production d'une subluxation des plateaux tibiaux sur le fémur. Cette subluxation est en effet l'écueil des réductions dont nous parlons. Elle est due au mécanisme suivant : la partie osseuse malade est comprimée (postérieure dans le cas de flexion, latérale dans le cas de genu varum ou valgum) et, par l'attitude vicieuse même qu'elle détermine, a provoqué un raccourcissement capsulaire qui a la plus grande importance. Supposons en effet que nous voulions redresser un genou en flexion. La partie postérieure de la capsule se trouve fortement rétractée en même temps que renforcée. Si donc nous voulons

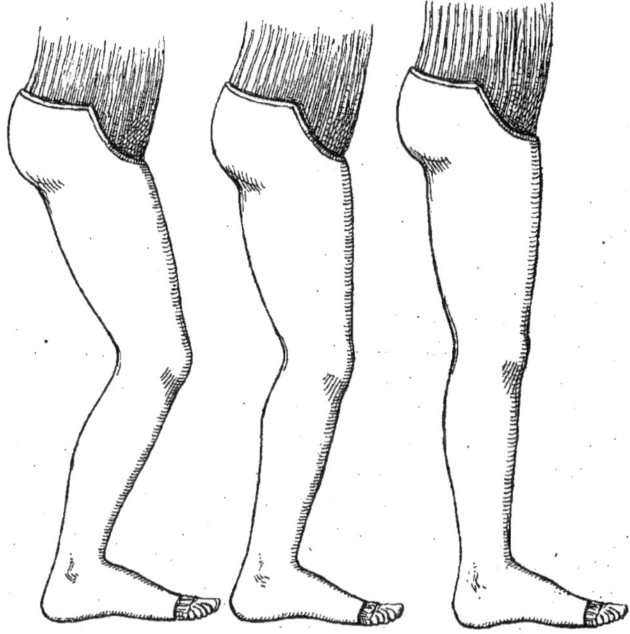

Fig. 238. — Diverses phases du redressement.

réduire cette position de flexion, il nous faudra allonger ou déchirer cette partie postérieure de la capsule, sinon il arrive que les plateaux tibiaux se subluxent plus ou moins complètement en arrière. On ne peut obvier que difficilement à cet inconvénient lorsqu'on a recours à la méthode par l'extension continue, qui du reste aurait difficilement raison des rétractions fibreuses.

Deux procédés s'offrent à nous, suivant que nous utiliserons

a) Les appareils plâtrés ;

b) Les appareils orthopédiques.

a) *Les appareils plâtrés.* — C'est l'utilisation de la méthode générale que nous avons décrite page 30. On arrive au redressement par étapes progressives en fixant tous les 15 jours, au moyen d'un nouvel appareil plâtré, la position de déflexion qu'on peut obtenir. Dans ces cas l'utilisation de la sangle pendant la confection de l'appareil est fort utile (fig. 223). La figure 238 montre les trois appareils utilisés pour le redressement d'un genou placé en flexion. Pour le traitement d'une attitude vicieuse en varum ou valgum les principes du traitement sont les mêmes.

b) *Les appareils orthopédiques.* — La méthode lente au moyen des appareils est en somme tout à fait analogue à la méthode lente au moyen de l'extension continue. Elle présente d'ailleurs de grands avantages sur la précédente. Mais ici, au lieu d'exercer la traction dans le sens correction au moyen d'un poids, on place les deux segments de l'articulation dans un appareil articulé dont le degré de flexion peut être progressivement modifié au moyen de crans d'arrêt.

Si l'on voulait pratiquer le redressement avec un appareil ordinaire, c'est-à-dire à axe fixe, il est facile de voir que la tige métallique qui réunit le tibia au pivot condylien déterminera un coincement du fémur contre le tibia aussitôt que le mouvement d'extension du fémur aura amené au contact du tibia la partie du profil condylien qui appartient à la grande courbure antérieure. En effet, en même temps que le fémur se redresse, son *centre articulaire remonte et recule* (fig. 240). La fixité absolue des tiges tibiales et fémorales s'oppose donc à tout redressement. Si la tige tibiale pouvait s'allonger en gardant une même direction par rapport à l'axe tibial, le centre fémoral pourrait se relever et le redressement deviendrait possible (fig. 239 A), mais ne pouvant reculer, il occasionnerait une subluxation du genou (fig. 239 B).

Nous avons dans un chapitre précédent établi d'une façon précise les conditions physiologiques dans lesquelles s'accomplit le flexion du genou. Rappelons ici simplement que nous sommes arrivés à la conception d'une articulation nouvelle constituée comme il suit : Suppression du pivot fixe situé à la réunion des

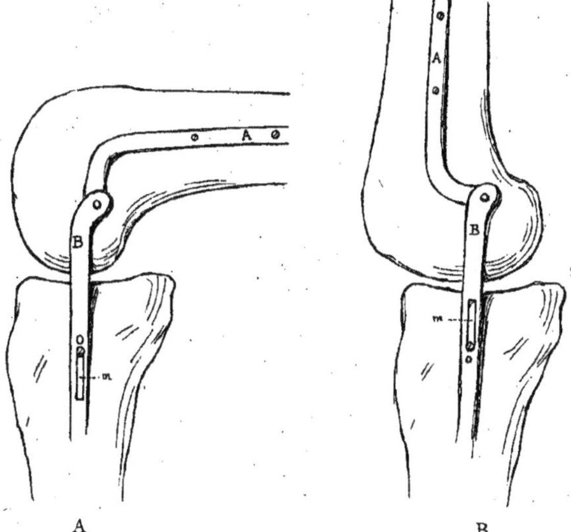

A   B

Fig. 239. — A. montre un genou en flexion muni de 2 attelles latérales A B. L'attelle inférieure peut coulisser dans une mortaise *m*.

B. montre que, le genou redressé, le fémur s'est luxé en avant du genou.

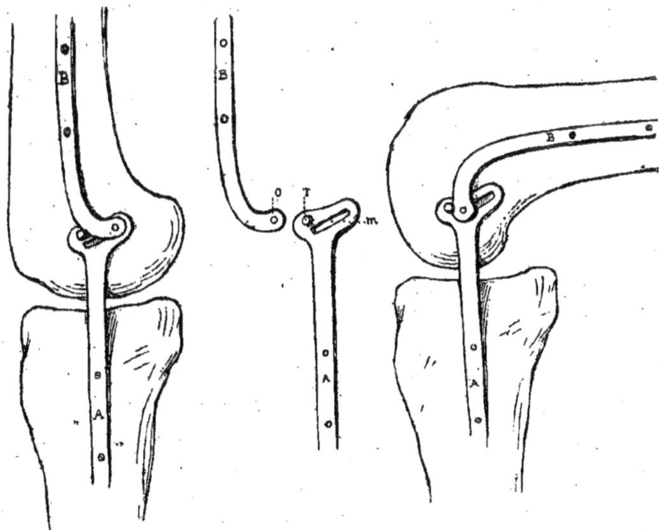

Fig. 240. — Destinée à montrer que, lorsque le fémur placé en flexion se redresse, son centre articulaire remonte et recule.

trois quarts antérieurs avec le quart postérieur. Remplacement comme nous l'avons vu de cette charnière par un axe mobile pouvant exécuter en même temps que les mouvements de flexion un mouvement de déplacement selon une mortaise à courbure spéciale placée transversalement sur la face latérale du condyle ; telle est notre articulation et c'est à elle que nous aurons recours dans les appareils de redressement (fig. 240).

La mortaise dans laquelle glisse l'axe du genou est nous le savons le lien géométrique des points décrits par ce centre dans les mouvements de flexion-extension du genou. Pour construire cette mortaise, nous avons à notre disposition le genou sain dont il est facile d'inscrire les déplacements de l'axe fémoral.

Nous n'avons donc pas à insister davantage pour démontrer la nécessité d'une articulation comme celle que nous avons décrite lorsque l'on veut pratiquer le redressement au moyen d'un appareil articulé. La seule addition que subisse notre articulation dans le cas où il s'agit de redresser une attitude vicieuse consiste en ce que la tige condylienne dans laquelle l'axe mobile se trouve vissé est prolongée à sa partie inférieure en une sorte de tête qui décrit un arc de cercle sur le cadran de la pièce tibiale. Ce cadran étant lui-même muni de trous au-dessous de la mortaise, il est très facile de fixer l'articulation en telle position de flexion ou d'extension que l'on juge convenable (fig. 241). Grâce à cette vis d'arrêt, le fémur ne peut plus se fléchir davantage et il se trouve arrêté dans la position de flexion où il a été placé. Si la flexion est impossible, le redressement de la jambe est possible, la tige fémorale, s'arc-boutant sur le tenon fixe T (fig. 240), se redresse en même temps que son centre articulaire remonte.

Grâce à cette articulation, le redressement du fémur ne peut se faire qu'avec *retour de son centre articulaire en son lieu et place normale.*

Voici comment on peut pratiquer le redressement avec une articulation artificielle. On construit alors un appareil qui réalise sous forme de traction continue le même mécanisme auquel a recours le chirurgien lorsqu'il veut pratiquer le redressement manuel.

Le dispositif de cet appareil est fort simple : il comprend un cuissard descendant jusqu'au genou, une partie jambière et une

partie podale, ces trois parties articulées comme nous savons,
enfin une tige rigide qui sert au redressement. Cette tige est fixée
d'une part au bord antérieur et supérieur du cuissard ; au niveau
du genou elle s'emmanche avec une calotte de direction perpendiculaire à la sienne (fig. 241). Cette calotte, modelée sur le genou,
a pour but de venir exercer une pression sur la partie antérieure

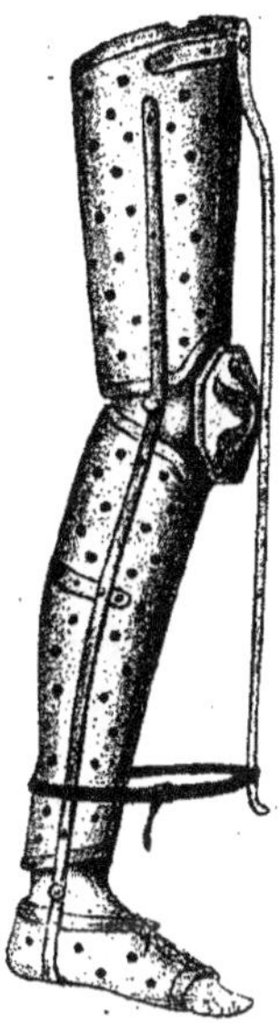

Fig. 241. — Appareil en celluloïde pour le redressement
progressif de la flexion du genou.

de l'articulation. On comprend que de cette façon la tige agit sur
le genou de la même façon que la main du chirurgien dans une
réduction manuelle. Quant à l'extrémité inférieure de la tige, elle
se prolonge jusqu'au niveau des malléoles et elle comporte une
courroie avec laquelle on exerce sur la jambe la traction désirable
rable pour ramener le membre dans l'extension. Toute la partie
de la tige rigide comprise entre la plaque du genou et l'extrémité
inférieure représente donc un bras de levier : c'est pourquoi l'appareil agit dans des conditions d'autant meilleures que cette partie
de la tige est plus longue.

Tous les deux trois jours, au fur et à mesure de la déflexion acquise, on règle la vis qui forme butoir à la tige fémorale. Le plus souvent, la tige de tension n'est gardée qu'une partie de la journée ou de la nuit.

L'attitude en flexion n'est pas la seule position vicieuse que peut prendre le genou. On la trouve assez souvent accompagnée de rotation de la jambe en dehors. S'il y a flexion et rotation en dehors, l'appareil est identique à celui que nous venons de décrire sauf en ce point que les attelles latérales partant du tibia à l'axe fémoral sont susceptibles de se déplacer circulairement autour de la jambe grâce à deux arcs circulaires (munis de trous taraudés) qui se trouvent fixés à la partie supérieure de la jambière. Les attelles tibiales sont fixées aux cercles au moyen de vis et déplacées au fur et à mesure de la dérotation de la jambe.

Quant aux déviations en position de valgum ou varum sans adjonction de flexion, il est très facile de construire l'appareil de redressement. Deux tiges fixes réunissent le cuissard à la partie jambière, ces deux tiges non articulées peuvent être {rallongées ou raccourcies suivant le mouvement auquel on veut s'opposer. L'appareil devra présenter une ceinture pour toute déviation en varus.

Pour les déviations latérales si on voulait se servir d'un axe réunissant la partie jambière et le cuissard, celui-ci devrait nécessairement se trouver à la partie médiane du genou soit en avant, soit en arrière, ou les deux à la fois, mais alors ces charnières articulées seraient dans le plan frontal.

L'appareil plâtré permet difficilement de confectionner un appareil à charnière. J. Wolf à un moment donné y avait eu recours, mais les difficulté de technique lui firent abandonner ce procédé. Les charnières mal fixées prennent du jeu et fixent les segments de façon insuffisante.

3° *Positions vicieuses anciennes.*

Les attitudes vicieuses anciennes dues à une lésion cartilagineuse ne sont pas passibles des méthodes de redressement que nous allons décrire. Nous éliminons aussi les ankyloses osseuses et les vieilles ankyloses fibreuses très serrées; la méthode chirurgicale leur est seule applicable. Les méthodes que nous allons décrire s'appliquent aux malades dont la lésion est guérie et qui marchent depuis plusieurs années sans l'aide d'un appareil de décharge. Leurs muscles et leurs os ont repris la vitalité nécessaire, et peuvent sans inconvénient supporter le traumatisme d'une réduction rapide.

Cette méthode, la méthode rapide, consiste à opérer à la main en une seule séance le redressement de la position vicieuse ; cette opération est pratiquée sous le chloroforme et, quelle que soit la difficulté rencontrée, il faut chercher dans la même séance à ramener le membre en attitude correcte et le placer dans un appareil plâtré sévèrement appliqué.

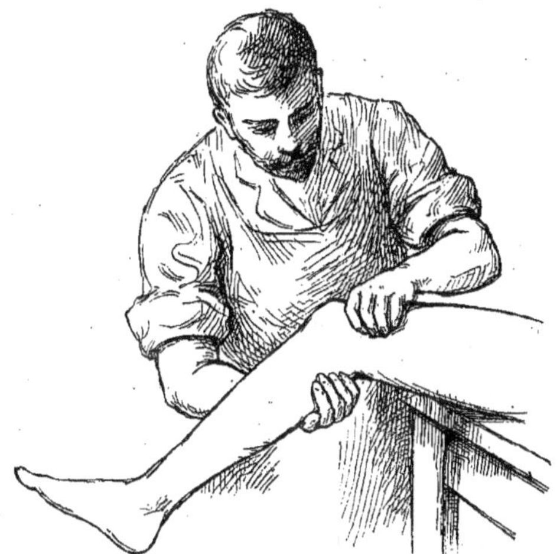

Fig. 242.— Redressement manuel du genou.

La durée des appareils plâtrés, une année environ, ne peut être fixée d'une façon absolue et dépend de l'affection tuberculeuse elle-même : l'appareil ne devra être enlevé que lorsque.tout processus morbide aura définitivement disparu 'de l'articulation.

Ce redressement forcé peut être opéré soit par la main seule de l'opérateur, soit au moyen d'une machine spéciale.

a) Redressement manuel.— Nous savons que le gros écueil d'un tel redressement est la subluxation en arrière des plateaux tibiaux, aussi est-il nécessaire que les deux mains de l'opérateur viennent faire pression en sens inverse sur l'extrémité inférieure du fémur d'une part et l'extrémité supérieure du tibia d'autre part. Les deux mains jointes se réunissant sur le côté interne du genou écrasent pour ainsi dire l'articulation elle-même de façon à empêcher toute tentative de subluxation. En même temps, la main située en dessous du genou qui repousse en avant les plateaux tibiaux exerce une pression pour effectuer la déflexion de l'article (fig. 242). En théorie, cette manœuvre est excellente et permet d'arriver au résultat voulu sans aucun risque. Mais il faut remarquer que le danger de la luxation force à exercer la puissance de réduction aussi près que possible de l'axe du mouvement, c'est-à-dire dans des conditions mécaniquement très défectueuses. Aussi arrive-t-il que très souvent l'opérateur ne peut arriver au but, il est trahi par sa force musculaire insuffisante. Il se trouve alors amené à exercer la puissance de réduction en un point plus éloigné de la jambe, de façon à utiliser un long bras de levier. Malheureusement s'il est vrai qu'il obtient ainsi la réduction, il est non moins vrai que la subluxation redevient possible et s'effectue en effet. Ce gros inconvénient est la raison qui nous a décidé à utiliser un appareil spécial pour ces sortes de réduction. Pendant les manœuvres de réduction on peut se faire aider par un aide qui, tenant le pied, tire fortement dans la direction de la jambe.

b) *Réduction par l'appareil*. — Le principe de cet appareil consiste à fixer les condyles fémoraux d'une part, les plateaux tibiaux d'autre part, dans une gaine métallique qui est construite de façon à rendre impossible toute tentative de subluxation tout en permettant les mouvements de déflexion nécessités par l'intervention thérapeutique. De la sorte, tout inconvénient se trouve supprimé et l'opérateur peut parvenir facilement au but quelle que soit la force musculaire dont il dispose.

L'appareil que nous avons imaginé et qui est reproduit dans la figure suivante, est construit ainsi: Deux parties composent l'appareil, la première destinée à immobiliser les condyles fémoraux, la seconde à mobiliser le tibia (fig. 243).

Les condyles fémoraux sont engagés entre deux plaques concaves, l'une antérieure (ou supérieure), l'autre postérieure (ou inférieure) destinées à épouser la forme de la région. La plaque

inférieure est fixée par des vis sur le bord d'une table où le sujet
se trouve étendu. La plaque supérieure est reliée à la plaque inférieure par quatre longues vis qui permettent d'enserrer très exactement les condyles fémoraux dans cette sorte de carcasse métallique.

Voilà donc le fémur absolument immobilisé.

Le bord de la table comporte une charnière où viennent s'attacher les deux extrémités d'un très solide anneau métallique qui
passe au-devant du tibia et peut exécuter des mouvements sur sa
charnière de manière à augmenter ou à diminuer l'angle que

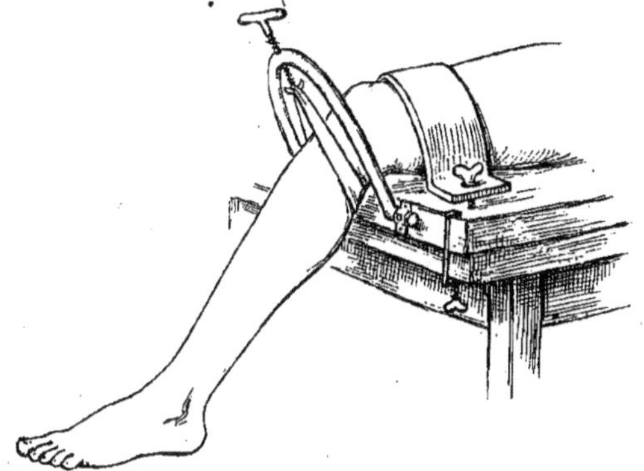

Fig. 243. — Appareil pour la réduction rapide de la flexion vicieuse du genou.

fait sa direction avec la direction du fémur. On peut ainsi orienter cet anneau suivant la flexion plus ou moins grande où se
trouve le tibia (fig. 243). Cet anneau métallique comporte en
son milieu un volant dont la rotation attire à lui une courroie
qui vient embrasser la partie postérieure des plateaux tibiaux de
telle sorte qu'en tournant le volant on détermine une progression de la vis qui exerce elle-même une traction sur la courroie.
Celle-ci entraîne le tibia d'une longueur correspondante.

On voit que par ce mécanisme la déflexion est obtenue sûre-
ment sans fatigue, sans risque aucun de subluxation.

La marche est permise au bout de un à deux mois si la lésion
est guérie, et l'immobilisation du genou conservée une bonne
année, comme nous l'avons déjà dit.

CHAPITRE V

La marche avec ankylose du genou.

Pour un sujet atteint d'une ankylose du genou, le raccourcissement du membre inférieur doit être considéré comme un signe favorable. Il facilite en effet les conditions suivant lesquelles le sujet pourra effectuer la marche.

Ceci est facile à comprendre. On sait que dans la marche normale la jambe non portante fait office de balancier, se fléchit pour franchir la position verticale et s'étend de nouveau pour prendre contact avec le sol. Or cette flexion est une condition indispensable. En effet, le bassin subit un léger mouvement de bascule s'abaissant d'une façon très légère du côté qui correspond à la jambe non portante ; d'autre part, le pied qui vient de quitter le sol se trouve en légère extension et ces deux circonstances font que la jambe non portante ne trouve plus entre la hanche et le sol un espace suffisant pour sa longueur ; il devient indispensable que celle-ci diminue, c'est-à-dire que le genou se mette en flexion (fig. 244, 245 et 246).

C'est précisément ce que le sujet en question est incapable de faire. La jambe infirme au moment où elle fait l'office de balancier pour passer du pas postérieur au pas antérieur doit franchir la position verticale tout en restant rigide. Il faut donc pour que la marche soit possible que le sujet ait recours à d'autres procédés que la flexion du genou pour diminuer la longueur du membre. C'est en effet ce qui arrive. Les procédés en question sont au nombre de deux qui se complètent l'un l'autre ; le premier consiste à mettre la cuisse en rotation externe, le membre se trouve raccourci de ce fait d'environ 1 à 3 centimètres (fig. 244 et 245).

Le second procédé consiste à soulever le côté correspondant du bassin (fig. 247 et 248). Le sujet atteint d'ankylose du genou sans raccourcissement du membre est obligé de combiner ces

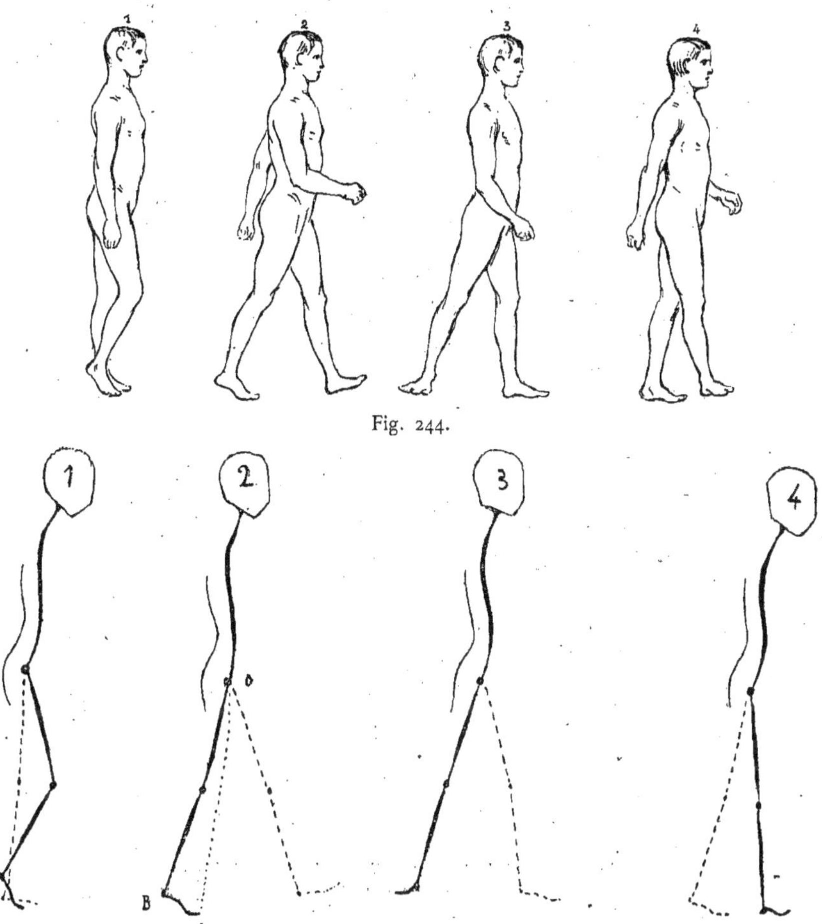

Fig. 244.

Fig. 245.

1. A l'état normal dans l'appui unilatéral de la longueur du membre qui va passer, la verticale est diminuée grâce à la flexion de la cuisse sur la jambe.

2. Genou ankylosé, la distance OA est trop grande pour pouvoir passer.

3. Le malade place la jambe en rotation externe pour n'avoir que la longueur OB à passer.

4. La jambe, dans le pas antérieur, garde sa rotation externe.

deux procédés pour arriver à marcher. Si au contraire le membre en même temps qu'ankylosé se trouvait raccourci, il n'y aurait aucune nécessité de recourir à ces expédients et la marche se trouverait beaucoup moins disgracieuse et beaucoup moins fatigante.

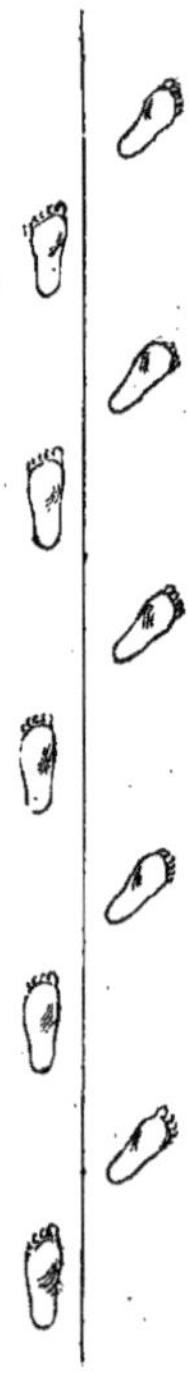

Fig. 246. — Destinée à montrer l'empreinte des pieds pendant
la marche d'un sujet atteint d'ankylose du genou.

En outre des défectuosités que nous venons de signaler, la marche chez un sujet ankylosé du genou présente une autre caractéristique importante :

Lorsque le sujet appuyé sur sa jambe saine fait accomplir à la jambe ankylosée son pas postérieur, il effectue en même temps une violente projection en avant des deux épaules et de tout le torse.

Si le sujet se trouve atteint d'une ankylose double, ce mouvement de projection se retrouve à chaque pas postérieur de l'une ou de l'autre jambe. Cette projection en avant de tout le torse a pour but évidemment de déplacer. le centre de gravité de l'arrière vers l'avant.

En effet, ce déplacement du centre de gravité est obtenu dans la marche normale par un mécanisme qui fait ici complètement défaut : je veux parler de la propulsion excercée sur tout le corps *par le mouvement de déroulement* que le pied exécute avant de quitter le sol et d'effectuer le mouvement de balancier qui constitue le pas.

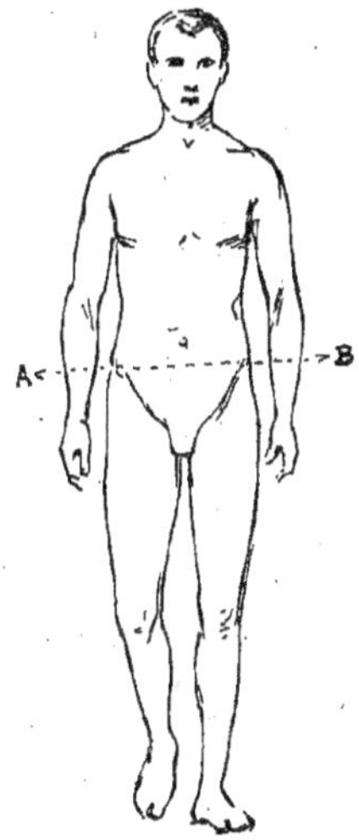

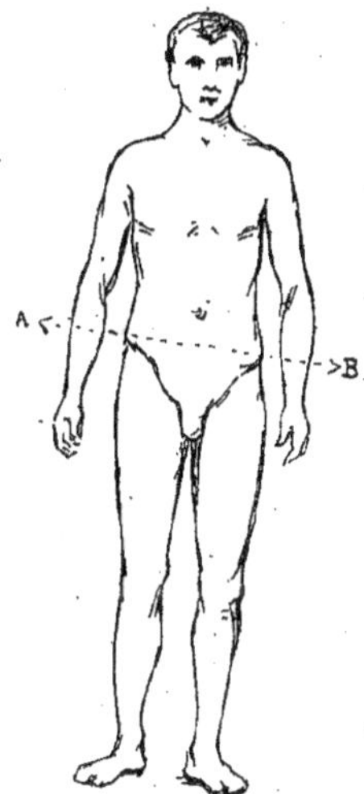

Fig. 247.— Sujet normal dans l'appui unilatéral ; l'épine iliaque baisse du côté de la jambe non portante.

Fig. 248. — Sujet atteint d'ankylose du genou dans l'appui unilatéral du côté sain ; l'épine iliaque du côté non portant est plus élevée pour favoriser le passage de la jambe malade au moment de la verticale.

Dans la marche normale le pied se pose d'abord par le talon, puis par toute la plante du pied et enfin par la pointe ; il exécute ainsi ce qu'on est convenu d'appeler la foulée du pied, qui se compose donc de la foulée du talon et de la foulée de la

pointe. Ces deux foulées, la foulée de la pointe en particulier,
peuvent se décomposer en deux forces, l'une perpendiculaire au
sol qui équilibre le poids du corps, l'autre parallèle au sol
(pression tangentielle) qui est à proprement parler la force qui
sert à la propulsion du corps en avant. Dans l'ankylose du
genou cette force tangentielle est des plus faibles, le membre
inférieur rigide se déroule simplement autour du pied.

Dans le cas d'une ankylose du genou, le mouvement de propulsion du pied est rendu impossible : 1° par le fait de la rotation
externe du membre; 2° par l'impossibilité d'accomplir une

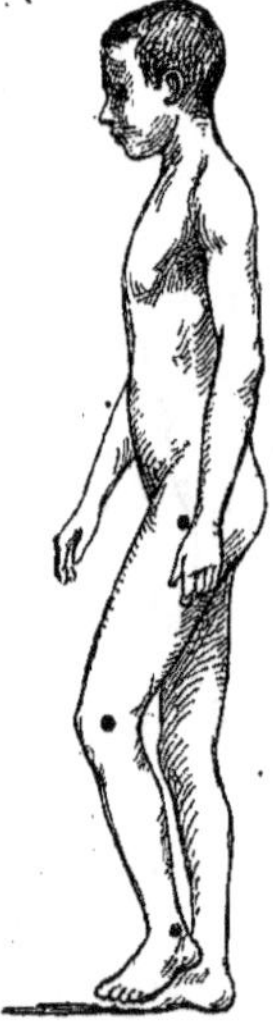

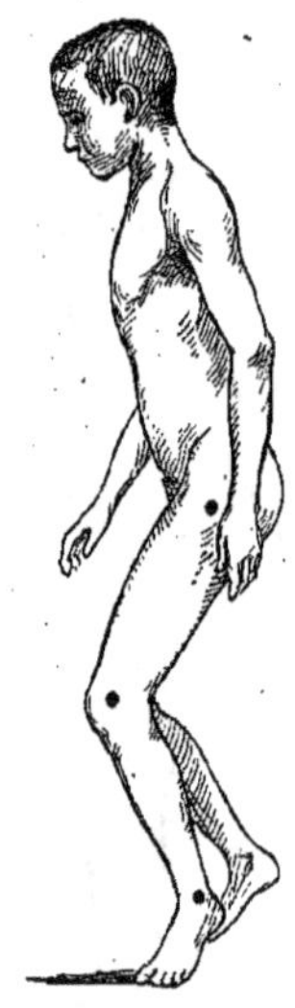

Fig. 249. — D'après chronophoto-
graphie : Montre le malade dans
l'appui sur la jambe saine au moment où la jambe malade passe la
verticale.

Fig. 250. — D'après chronophoto-
graphie : Appui sur la jambe
malade au moment où la jambe
saine passe la verticale. Le tronc
est fortement fléchi en avant.

flexion quelconque du genou. Or, en l'absence de ce mouvement
de propulsion, la jambe malade quitte le sol brusquement et le
sujet tomberait sur le dos s'il ne suppléait par un autre procédé à
la projection en avant de son centre de gravité.

L'ankylose en flexion légère est plutôt favorable pour la

marche. En effet, dans l'ankylose rectiligne le pied malade bridé en arrière par le tendon d'Achille ne peut dépasser l'angle droit; dans l'ankylose en flexion, au contraire, ce tendon est de par ce fait relâché, ce qui recule les limites de déroulement du pied et facilite la marche. A un degré de flexion plus avancé, le malade pose directement l'avant-pied malade, et le talon ne touche plus le sol. Enfin si la flexion est très forte le malade marche sur la pointe du pied (fig. 249 et 250). Le pied, comme on le voit, conserve sa rotation externe ; les autres éléments de la marche du genou ankylosé droit ne sont pas changés (surélévation de l'épine saine, etc.).

Si l'ankylose est trop prononcée, elle amène une flexion fort disgracieuse du corps en avant et un peu de déplacement latéral du tronc du côté malade au moment où la jambe malade devient jambe portante (fig. 249 et 250).

LIVRE V

COXALGIE

CHAPITRE I

Lois d'immobilisation.
Points de fixation et points d'appui.

I. — POINTS DE FIXATION

Les points de fixation d'un appareil de hanche doivent toujours être empruntés au bassin lui-même : ce sont des *points directs*.

1° *Les points de support* sont représentés par le dôme des hanches qui permettent dans tous les cas la fixation de l'appareil de haut en bas, si peu développées que soient les hanches (fig. 251 et 252). Assurément le support est meilleur chez la petite fille que chez le petit garçon et chez la femme que chez la petite fille. Mais chez le petit garçon même le dôme des hanches représente un point de support sur lequel on peut compter d'une façon absolue.

2° *Les points de contre-ascension* sont représentés par les ischions (fig. 252 A) ; observons que la tendance de l'appareil à se déplacer de bas en haut est d'autant plus marqué que le dôme des hanches représente une courbure plus accentuée (fig. 253 et 254). Dans un appareil orthopédique, on prend les deux ischions comme point de contre-ascension ; mais dans un appareil plâtré il faut se contenter de prendre un seul ischion, la prise du second ne pouvant être effectuée dans des conditions de solidité suffisamment sérieuses. D'ailleurs, en pratique le modelage d'un seul ischion suffit à empêcher l'appareil de s'énucléer.

Les figures 251 et 252 représentent un appareil où l'ischion

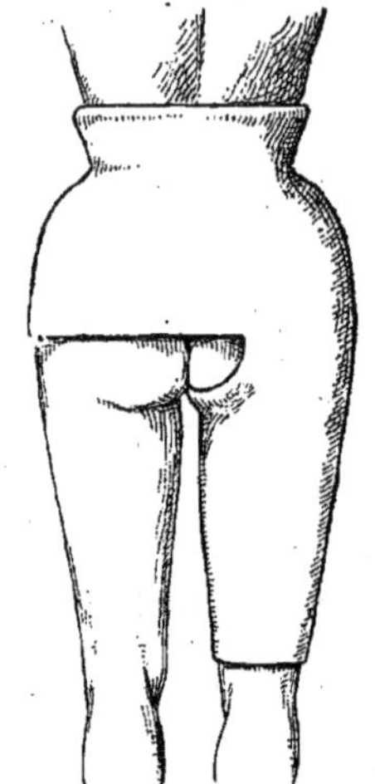

Fig. 251. — Bon appareil ; dôme
des hanches et ischions modelés.

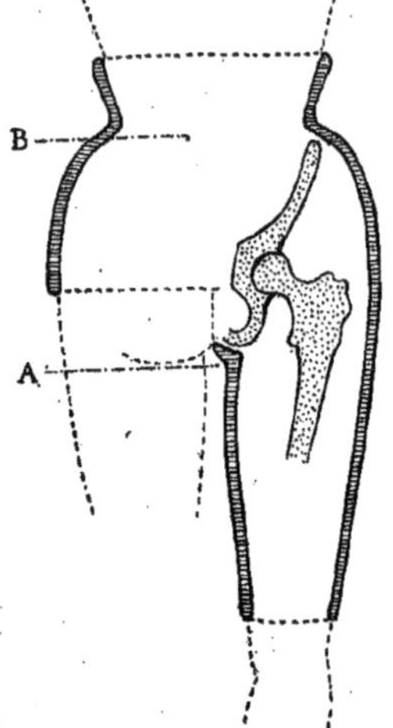

Fig. 252. — Coupe frontale de
la fig. 251.

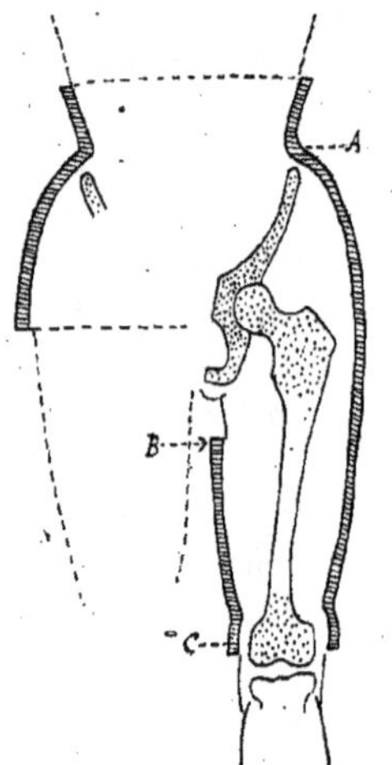

Fig. 253. — Mauvais appareil, son
bord B n'arrive pas à l'ischion.

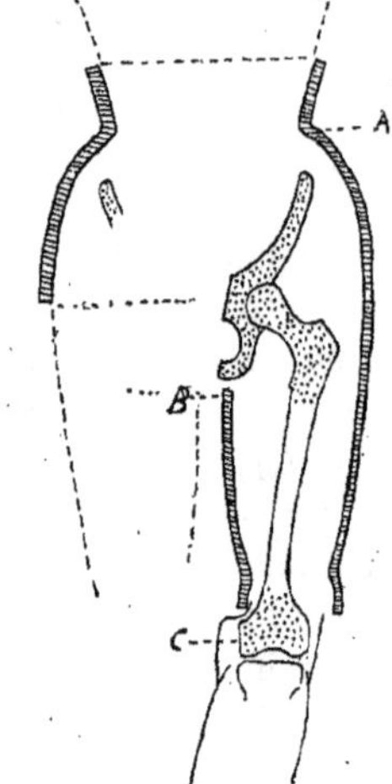

Fig. 254. — Même appareil, s'é-
nuclé du dôme des hanches A,
la cuisse entre en adduction.

se trouve bien modelé. La figure 252 est une coupe frontale du sujet ; l'ischion est en contact direct avec l'appareil en A.

La figure 253 montre un appareil dont le dôme des hanches a été bien modelé, mais à la partie supérieure de la cuisse l'appareil trop échancré se termine loin de l'ischion, en B. La figure 254 représente le même appareil énuclé en partie du dôme des hanches. Le point de modelage de l'appareil A s'est éloigné des crêtes iliaques. Le bord B s'est rapproché de l'ischion, et, conséquence plus grave, la partie inférieure de l'appareil qui donnait *point d'appui* à la partie interne du condyle fémoral (fig. 253-c) a perdu tout contact avec cet os (fig. 254-c) et le fémur entre en adduction ; ce mouvement est arrêté par la butée de la diaphyse elle-même contre le bord inférieur de l'appareil remonté.

3° *Les points de contre-rotation* sont représentés par le modelage même du bassin, dont la coupe horizontale représente un ovale ; plus spécialement le modelage des deux épines iliaques antérieures assure la fixation de l'appareil relativement à une rotation possible (fig. 271 et 272).

Points indirects. — D'après ce que nous avons dit, les *points indirects* ne sont presque jamais utilisés pour la fixation d'un appareil de la hanche. Les points de support et de contre-rotation sont complèment inutiles. Seul un point de contre-ascension indirect pourrait être utilisé le cas échéant. Ce point est représenté par le torse, tronc de cône à grande base supérieure. Mais c'est là une région mobile utilisable certes, mais de beaucoup moins favorable que la prise des ischions.

2. — POINTS D'APPUI

Dans le traitement de la coxalgie, l'immobilisation de l'articulation représente le point capital. Nous savons que, au début de la coxalgie, la cuisse se trouve en flexion, abduction et rotation externe, tandis qu'à la période d'état, elle se trouve le plus souvent en flexion et adduction. Notre but principal sera donc de nous opposer à la *flexion* et à l'*adduction* qui sont les attitudes vicieuses les plus fréquemment observées. Mais comme la guérison dépend dans une très large mesure de la rigueur avec laquelle est faite l'immobilisation, il nous faut tâcher d'avoir une fixation absolue. Nous allons donc voir comment on peut immobiliser une hanche.

Les mouvements de la hanche sont de deux catégories :

Ceux qui en changent la direction : *adduction, abduction, flexion, extension ;*

Ceux qui ont lieu dans la direction même du membre, c'est-à-dire les *mouvements de rotation.*

Adduction.

Pour mettre obstacle à ce mouvement, l'appareil doit remplir certaines conditions que nous examinerons séparément

a) Du côté de la ceinture pelvienne ;

b) Du côté du cuissard.

a) *Du côté de la ceinture pelvienne.* — Ainsi que toutes les fois où l'on a à fixer un appareil sur un segment du corps, nous avons ici à notre disposition des moyens de deux ordres :

1° Les moyens directs qui n'utilisent que les points osseux appartenant au segment même qu'il s'agit de fixer, et

2° Les moyens indirects qui recourent à des points d'appui osseux empruntés à des segments voisins.

1° *Moyens directs.* — Ce sont ceux qui n'utilisent comme point osseux que des points appartenant au bassin lui-même ; pour la question qui nous occupe, c'est-à-dire pour fixer sur le bassin un appareil grâce auquel on puisse empêcher les mouvements d'adduction du fémur, ce sont les deux ischions. On les utilise au moyen de sous-cuisses rigides et inextensibles qui sont fixés par ailleurs à la partie supérieure de la ceinture pelvienne en des points correspondants à la partie externe du pubis.

Ces sous-cuisses inextensibles nous assurent une distance constante entre chacun des ischions et la partie supérieure de la ceinture pelvienne (fig. 255 et 256). Il n'y aurait donc rien de plus à rechercher si l'appareil modelant l'ischion n'était séparé de celui-ci par un rembourrage plus ou moins épais de parties molles. Il faut donc compter avec une certaine imperfection de

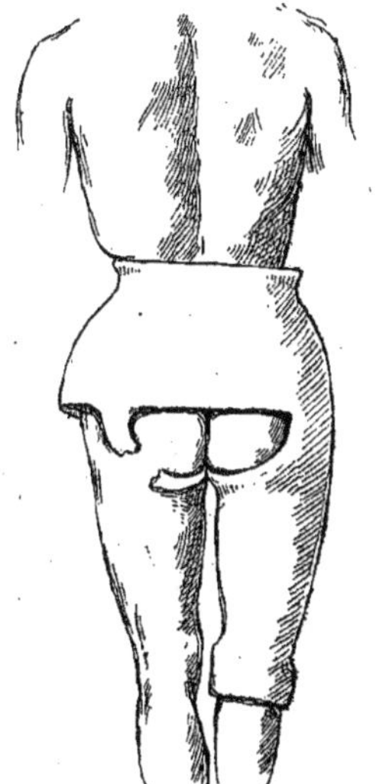

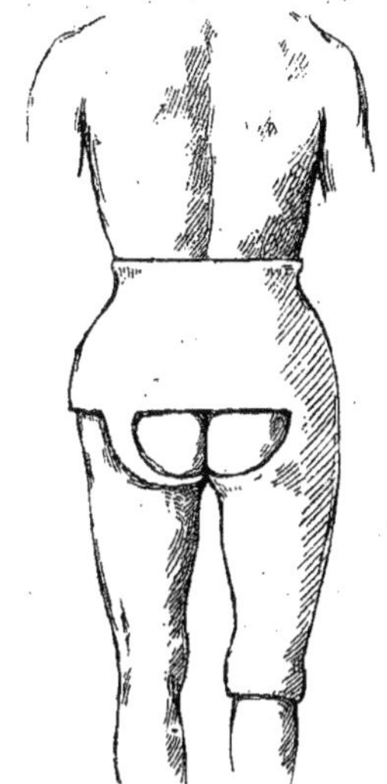

Fig. 255. — Mauvais appareil, la rupture de la sangle permet l'adduction.

Fig. 256. — Bon appareil, empêche l'adduction par la sangle ischiatique du côté opposé.

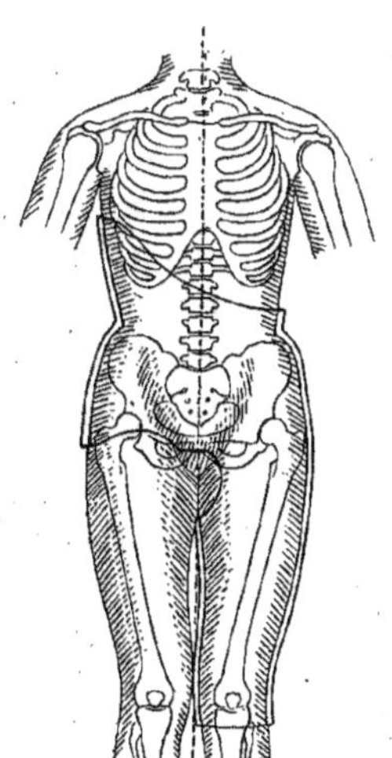

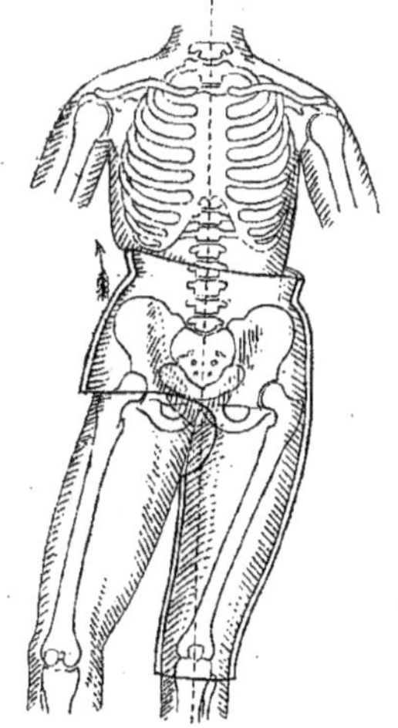

Fig. 257. — Bon appareil, plaque de contre-adduction.

Fig. 258. — Mauvais appareil, permet l'adduction.

l'immobilisation de par ce fait. En examinant les conditions mécaniques du déplacement que permet cette compression, nous allons voir que chacun des deux ischions a une valeur différente comme point d'appui direct dans la fixation d'une ceinture pelvienne sur le bassin au point de vue de la lutte contre les mouvements d'adduction.

Prenons un exemple. Supposons que nous voulons empêcher les mouvements d'adduction de la cuisse droite; notre ceinture pelvienne est complétée par deux sous-cuisses qui immobilisent chacun des ischions. Le rembourrage des parties molles sous-ischiatiques permettant toutefois une certaine mobilisation, il est possible d'imprimer à la cuisse droite un très léger mouvement d'adduction qui se traduit par un déplacement de la ceinture pelvienne sur le bassin. La ceinture pelvienne est en effet entraînée par le cuissard avec lequel elle est solidaire, elle va effectuer un mouvement de bascule avec la crête illiaque droite comme pivot. Pendant ce temps et comme complément de ce mouvement de bascule l'appareil s'élève au-dessus de la crête illiaque gauche avec laquelle il perd contact. Nous savons que la butée des sangles sur les ischions arrêtera seul ce mouvement de bascule lorsque la compressibilité des parties molles aura été épuisée. Or, et c'est ici que réside la partie intéressante, la crête iliaque droite, pivot de la bascule de l'appareil, se trouve naturellement plus rapprochée de l'ischion droit que de l'ischion gauche, c'est-à-dire que les points de modelage ischiatiques droit et gauche décriront lors de la bascule de l'appareil autour de la crête illiaque droite des arcs de cercles inégaux dans la même proportion où la distance de chacun des ischions au centre de rotation est inégale. Or un mouvement d'une amplitude déterminée se trouve plus grand s'il est décrit avec un rayon plus grand, c'est-à-dire que l'ischion gauche qui possède le plus grand rayon (il est le plus éloigné du pivot de rotation) parcourera nécessairement un trajet plus considérable que l'ischion droit pour un même mouvement de bascule de l'appareil.

Ceci revient à dire que la fixation de l'ischion gauche nous assurera dans l'espèce une meilleure immobilisation que la fixation de l'ischion droit puisque la compressibilité des parties molles sera plus vite épuisée parce qu'une même amplitude du mouvement aura effectué sur l'ischion gauche un déplacement beaucoup plus grand que l'ischion droit.

2° *Moyens indirects. Procédé de la plaque thoracique.* — Dans ce cas, le point essentiel est que la ceinture pelvienne remonte assez haut le long des côtes du côté opposé à l'articulation malade. On a ainsi un éperon ou plaque latérale qui vient buter sur le thorax toutes les fois que la cuisse malade tend à prendre un mouvement d'adduction (fig. 257 et 258).

Cette plaque de contre-adduction a un rôle très important; quelle que soit en effet la perfection de l'appareil, on comprend qu'en l'absence de cette plaque (fig. 257), dans un mouvement d'adduction, la partie supérieure de l'appareil venant buter sur les parties molles du thorax du côté opposé à la hanche malade, s'y enfoncerait aisément, comme le montre la figure 258, et il y aurait mobilisation. C'est que la région comprise entre la taille et le grand trochanter ne nous offre qu'une forme conique et l'appareil qui épouse cette forme a toute tendance à glisser par en haut. Ainsi l'appareil bascule autour de la crête iliaque du côté malade, glisse au-dessus du dôme des hanches du côté sain et permet une certaine adduction s'il n'est pas complété par une plaque de contre-adduction.

Nos conclusions seront les suivantes, relativement à la constitution de la ceinture pelvienne dans un appareil destiné à empêcher l'adduction de la cuisse :

Il faut présenter à la cage thoracique, du côté opposé à l'articulation malade, une large plaque latérale de contre-adduction; à moins que l'on ne préfère fixer l'appareil au moyen d'un cuissard rigide et inextensible prenant point d'appui sur l'ischion du côté sain.

b) Du côté du cuissard. — La longueur du cuissard n'est pas du tout indifférente; il est absolument indispensable qu'il vienne englober tout le condyle interne du fémur, ainsi que l'a montré Dolega, et ne s'arrête qu'à l'interligne articulaire. De la sorte, l'extrémité inférieure de notre appareil est un point de modelage, c'est-à-dire que la saillie osseuse se trouve en contact direct avec l'appareil modelé sur lui, ce qui ne permet aucun jeu. Ce point de modelage sert donc en même temps de point d'appui. Supposons, en effet, que notre cuissard se termine vers le tiers inférieur de la cuisse. Nous voyons alors que le fémur vient comprimer les parties molles et prendre un mouvement d'adduction d'autant plus considérable que le cuissard descend moins (fig. 259).

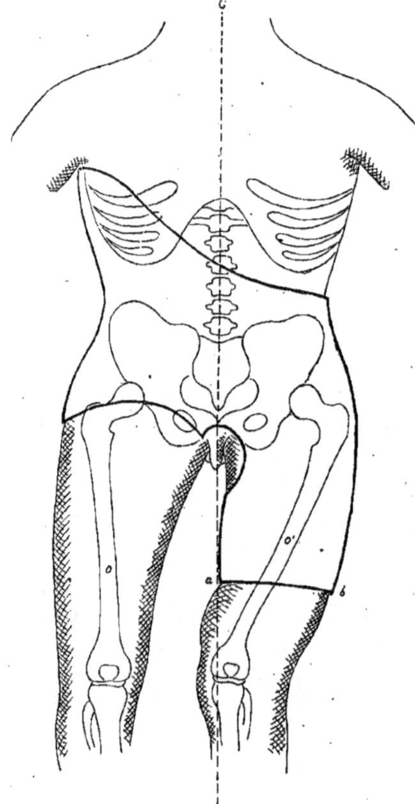

Fig. 259. — Cuissard insuffisant, permet l'adduction de la cuisse.

L'appareil de Rouvier, classique en France, est donc notoirement insuffisant, de même que tous ceux qui négligent de modeler le condyle interne. Nous conclurons donc que :

Le cuissard doit descendre jusqu'au condyle interne, point de modelage et point d'appui, si l'on veut qu'il s'oppose réellement au mouvement d'adduction de la cuisse.

Procédé immédiat par union de l'ischion au condyle interne du fémur. — Jusqu'ici nous nous sommes contentés d'envisager séparément le moyen de fixer l'appareil sur chacun des segments de l'articulation. Chacune des parties de l'appareil étant devenue complètement solidaire du segment qu'elle était destinée à recouvrir, le problème était pour nous considéré comme résolu puisqu'il ne restait plus qu'à fixer relativement l'un à l'autre chacun des deux segments de l'appareil, ce qui est fort simple. C'est là une façon médiate de résoudre la question. On peut la résoudre également d'une façon immédiate.

Le procédé que nous voulons décrire procède d'un principe tout différent ; il n'est plus indispensable d'établir une solidarité étroite entre chaque segment articulaire et la partie d'appareil qui le recouvre ; nous avons ici des conditions mécaniques qui nous permettent de rendre impossible un mouvement déterminé, dans l'espèce le mouvement d'adduction, simplement en maintenant une distance constante entre deux points osseux.

Si nous ne voulons en effet qu'empêcher tout mouvement d'adduction, nous obtenons ce résultat d'une façon plus directe, en empêchant tout rapprochement entre le condyle interne d'une part et l'ischion d'autre part.

Lorsque le fémur exécute un mouvement d'adduction, les condyles fémoraux décrivent une circonférence dont le fémur lui-même est le rayon et dont la cavité coxo-fémorale est le centre. Or, la tuberosité ischiatique se trouve placée notablement au-dessous de l'articulation coxo-fémorale, c'est-à-dire du centre de rotation. On comprend donc que si nous réunissons par une tige rigide le condyle fémoral interne à la tubérosité ischiatique, le fémur se trouvera dans l'impossibilité de décrire l'arc que représente le mouvement d'adduction (fig. 260 et 261), il sera immédiatement arrêté par ce butoir, c'est-à-dire que l'on empêchera ainsi tout mouvement d'adduction du fémur et que l'on fixera l'articulation en une position d'abduction plus ou moins considérable suivant la dimension de la tige qui réunit l'ischion à la tige fémorale interne. Mécaniquement le problème est donc très simple. Pour que l'application clinique en soit satisfaisante, il faut et il suffit que l'appareil soit convenablement maintenu en rapport avec chacun des deux points osseux qui jouent respectivement le rôle de butoir. Il reste donc à examiner comment on peut solidariser l'appareil d'une part avec l'ischion, d'autre part avec le condyle fémoral interne.

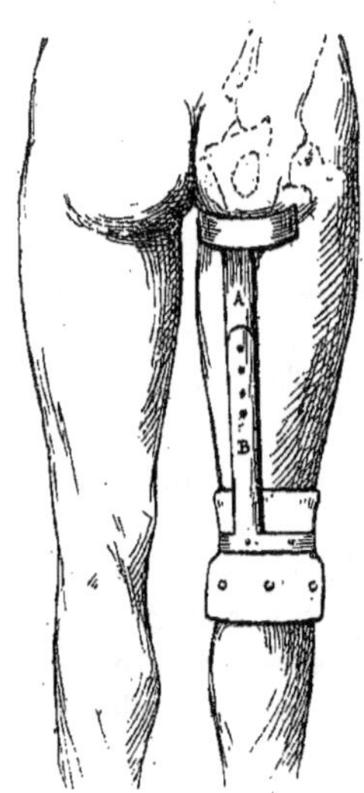
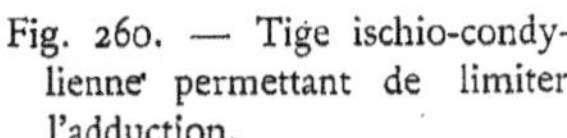
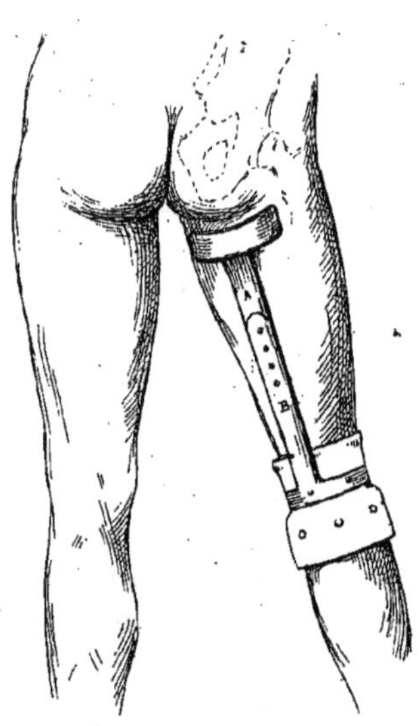

Fig. 260. — Tige ischio-condylienne permettant de limiter l'adduction.

Fig. 261. — La tige ischio-condylienne s'éloigne de l'ischion dans les mouvements d'abduction.

Les conditions mécaniques que nous venons d'exposer ne se réalisent que pour une position déterminée du membre en extension ou en flexion. Nous sommes donc amenés, pour réaliser notre fixation, à empêcher toute modification de flexion ou d'extension du membre, c'est-à-dire que notre appareil schématiquement très simple se complique en réalité de ce fait que pour empêcher la seule adduction du membre, nous devons empêcher sa flexion ou son extension. Nous n'avons pas à répéter à ce sujet les conditions que nous avons déjà précisées, la constitution de notre ceinture pelvienne ne sera modifiée que par le modelage de l'ischion destiné à recevoir la barre rigide qui va d'autre part buter sur le condyle interne.

Du côté du fémur, les conditions sont beaucoup plus simples, la forme anatomique des condyles fémoraux nous permet un modelage qui assure toute sécurité au point de vue de la fixation de l'appareil.

Il est d'ailleurs facile de ménager entre nos deux points osseux une barre rigide formée de deux parties pouvant coulisser et de lui donner ainsi la longueur dont on a besoin. Par ce procédé on peut très simplement modifier le degré d'adduction ou d'abduction à donner au membre. On obtiendra une abduction d'autant plus considérable que la barre sera plus longue, une adduction d'autant plus considérable que la barre sera plus courte.

En résumé nous disposons contre les mouvements d'adduction de procédés assez nombreux : modelage de l'ischion d'un ou des deux côtés, plaque thoracique de contre-adduction, solidarisation de l'ischion aux condyles fémoraux, moyens qui peuvent se suppléer et être utilisés suivant le cas. Il reste un dernier moyen que nous avons à dessein passé sous silence parce qu'à notre avis il ne constitue qu'un moyen théorique dans le cas particulier de la coxalgie. Nous voulons parler du procédé de l'aileron trochantérien. Ce procédé que nous avons décrit ailleurs (fig. 33, page 67) est excellent au point de vue mécanique, mais il serait dangereux de l'employer ici. Il consiste en effet à déterminer une pression sur le trochanter et par son intermédiaire à comprimer la tête fémorale sur l'articulation malade. Or les efforts du chirurgien visent précisément à décharger de toute compression des points osseux reconnus malades ; ce serait donc procéder à l'inverse de toute logique et aller au-devant de conséquences fâcheuses que d'employer le procédé de l'aileron trochantérien lorsqu'on a affaire à une hanche malade. Il faut donc que l'un des quatre procédés que nous avons décrits soit mis en œuvre d'une façon suffisamment sévère pour que l'appareil ne puisse en aucun cas être sollicité à exercer une pression sur le trochanter lui-même.

D'ailleurs, il est facile de se rendre compte si un appareil a été bien conçu à ce point de vue, c'est-à-dire s'il évite toute pression sur le trochanter, celle-ci en effet est décelée d'une façon très évidente par la formation d'un callus qui ne manque pas d'apparaître à ce niveau. Dans l'espèce, ce callus est une attestation de l'imperfection de l'appareil.

Abduction.

On comprend, sans qu'il soit besoin de répéter tout ce qui a été dit pour les mouvements d'adduction, que nous disposons ici également de procédés directs et de procédés indirects analogues.

1° *Ceinture pelvienne.*

Les procédés directs. — Nous avons expliqué, à propos des mouvements d'adduction, comment l'ischion du côté opposé à l'articulation malade réalise le procédé direct par excellence d'immobilisation de la ceinture pelvienne. Dans les mouvements

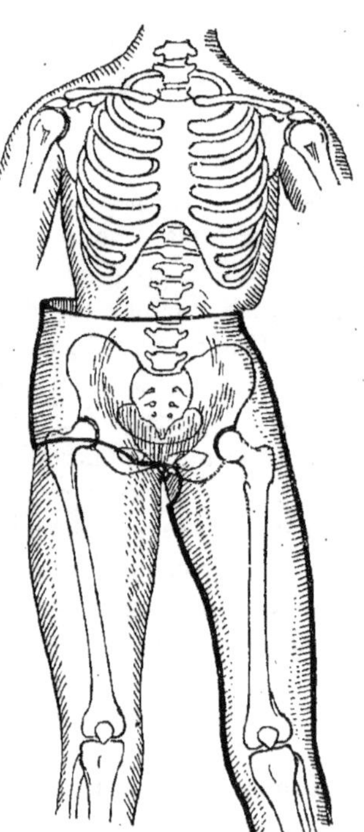 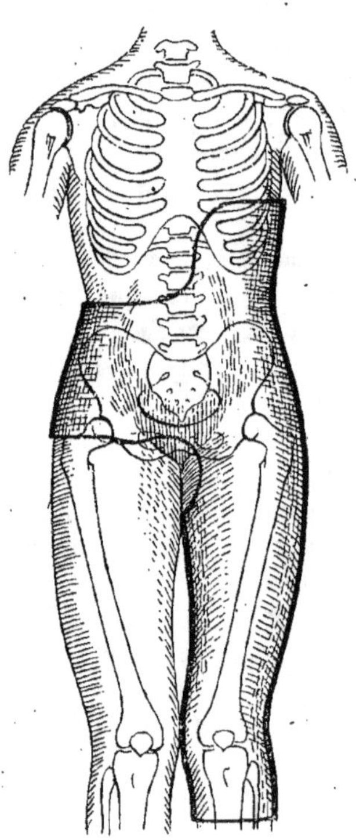

Fig. 262. — Mauvais appareil; pas de plaque de contre-abduction, la cuisse se place en abduction.

Fig. 263. — Bon appareil; plaque de contre-abduction.

d'adduction, la ceinture pivotait sur la hanche du côté malade et ainsi l'ischion du côté opposé, étant plus éloigné du pivot, réalisait le point le plus sûr pour empêcher cette bascule. Nous ne répéterons pas ce mécanisme qui se reproduit ici dans des conditions absolument identiques. Toutefois, dans les mouvements d'abduction, ce n'est pas la hanche du côté malade qui sert de pivot à l'appareil, c'est la hanche du côté sain et pour les mêmes raisons mécaniques, c'est cette fois l'ischion du côté malade qui représente le meilleur point direct de fixation de la ceinture pelvienne.

Procédés indirects. — La plaque d'adduction devient ici plaque d'abduction ; au lieu d'intéresser le côté de la cage thoracique opposé à l'articulation, elle s'applique sur la cage thoracique du même côté, les conditions de son action restant d'ailleurs les mêmes (fig. 262 et 263).

2° *Cuissard.* — La prise du condyle externe nous offre un point d'appui direct.

Flexion.

Pour immobiliser l'articulation coxo-fémorale, il faut prendre point d'appui sur chacun des deux segments de cette articulation : 1° ceinture pelvienne et 2° cuisse.

1° *Ceinture pelvienne.*

a) Moyens directs. — Du côté de la ceinture pelvienne, la question est assez délicate. En général, on fixe approximativement les deux épines iliaques, la partie postérieure du bassin ; on se contente de termes vagues, tels que prendre point d'appui sur le bassin.

Une telle façon de procéder ne répond nullement à ce qu'on attend, et les mouvements de flexion de la cuisse sur le bassin n'en sont que médiocrement empêchés.

En effet, les épines iliaques n'étant pas modelées, mais seulement mises en contact avec l'appareil dont les sépare une couche d'ouate (fig. 264) on comprend que tout effort de flexion de la cuisse aura pour premier résultat d'entraîner la ceinture pelvienne, qui reste susceptible de se déplacer en comprimant le coton

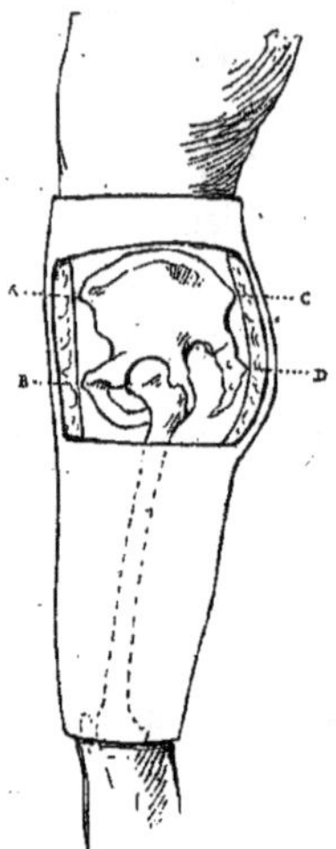

Fig. 264. — Fenêtre sur un appareil plâtré ouaté pour montrer la distribution de l'ouate autour du bassin.

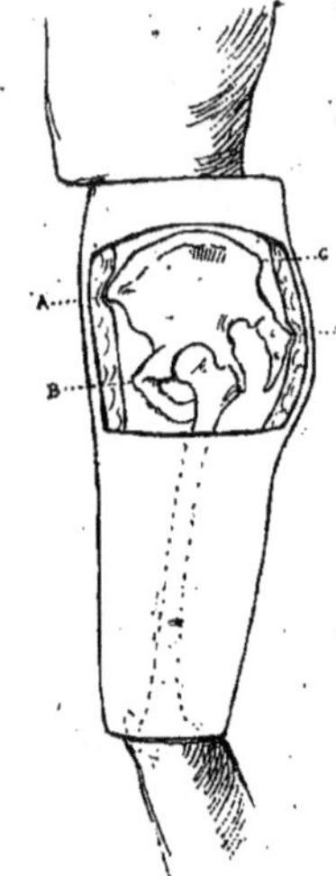

Fig. 265. — Bascule de l'appareil en arrière, grâce à la dépressibilité de l'ouate.

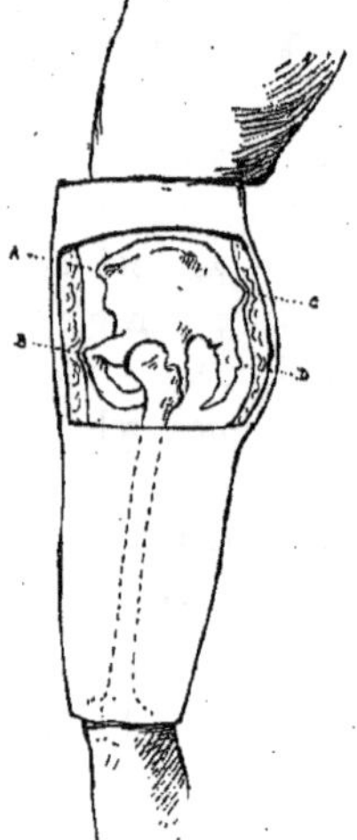

Fig. 266. — Bascule de l'appareil en avant, grâce à la dépressibilité de l'ouate.

jusqu'au moment où s'opposeront deux parties résistantes : la partie résistante de l'appareil s'opposant à l'épine iliaque antérieure en avant et à la partie inférieure du sacrum en arrière. Ainsi se trouve déterminé par la bascule de l'appareil un coincement du bassin qui est la seule limite du mouvement de flexion (fig. 265).

Nous verrons dans un chapitre suivant que cette méthode est aussi insuffisante pour empêcher les mouvements d'hyperextension que ceux de flexion.

Pour empêcher réellement tout mouvement de flexion, il faut pratiquer le modelage exact des épines iliaques antéro-supérieures. Le modelage complet constitue une cupule, un capuchon, grâce auquel la pression se trouve également répartie sur toute l'éminence osseuse, ce qui nous dispense d'interposer du coton et nous met à l'abri de l'inconvénient que nous avons signalé.

Moyens indirects. — Lorsqu'on a affaire à un sujet dont le pannicule adipeux présente un certain développement, le modelage des points osseux, spécialement de l'épine iliaque antéro-supérieure et de l'angle du sacrum ne peut plus être pratiqué dans des conditions suffisamment précises, et le procédé direct que nous venons d'examiner devient alors un moyen insuffisant. Le pannicule adipeux en effet, se laisse déprimer comme le ferait une couche d'ouate et l'appareil lui-même peut basculer sur le bassin d'avant en arrière, sa partie antérieure déprimant les parties molles de l'abdomen, tandis que sa partie postérieure s'éloigne de la région dorsale.

Si donc, nous prolongeons la partie antérieure de l'appareil, de telle façon qu'elle vienne prendre point d'appui sur la région sternale, une telle bascule de l'appareil sera devenue impossible et nous aurons supprimé par un moyen indirect tout mouvement de flexion (fig. 267-268). Ce procédé a l'inconvénient d'exiger un appareil un peu plus encombrant, aussi ne doit-on y avoir recours que lorsque le procédé direct ne peut être appliqué en de bonnes conditions.

2° *Cuissard.* — Du côté de la cuisse, l'appareil s'appuie sur la partie antérieure des condyles fémoraux et de la rotule.

Mais chez les sujets gras dont les formes sont difficilement modelables, il est indispensable de faire descendre le cuissard plus

C. DUCROQUET.   19

bas encore que nous ne l'avons fait pour les mouvements d'abduction ou d'adduction et d'empêcher toute flexion de la jambe sur la cuisse. En effet, la rotule forme coin entre la partie antérieure des condyles et l'appareil, lorsque la jambe est en extension, et il est facile de voir que par la seule flexion de la jambe, ce coincement venant à disparaître, permet un certain jeu entre le bord inférieur de l'appareil et le fémur ; d'où une insuffisante immobilisation.

Chez les sujets maigres, au contraire, la possibilité de prendre un contact sérieux avec chacun des condyles dont la partie antérieure nous donne un point d'appui suffisant, nous permet de laisser la libre flexion du genou.

Extension.

Du côté de la ceinture pelvienne nous avons à notre disposition les :

Moyens directs. — L'hyperextension est un cas tout à fait exceptionnel. On lui oppose, en général, un appareil qui a les mêmes défauts que l'appareil destiné à s'opposer aux mouvements de flexion.

Il se passe, dans cet appareil, symétriquement ce que nous avons vu tout à l'heure pour les mouvements de flexion. Le pubis étant absolument libre et les épines iliaques postérieures n'étant pas en contact direct avec l'appareil, il se produit une bascule de la ceinture pelvienne, et l'hyperextension de la cuisse n'est arrêtée qu'au moment où le bassin se trouve coincé, en arrière, par les épines iliaques postérieures, en avant par le pubis ou ses branches horizontales (fig. 266).

C'est la bascule en sens inverse de celle que nous avons constatée pour les mouvements de flexion.

Le remède à cet inconvénient est simple : il suffit de modeler le pubis qui devient ainsi un point d'appui grâce auquel tout mouvement d'extension est rendu absolument impossible.

Moyens indirects. — Un raisonnement identique à celui que nous avons exposé à propos des procédés indirects ayant pour but d'empêcher la flexion est rigoureusement applicable au cas des procédés indirects destinés à empêcher l'extension.

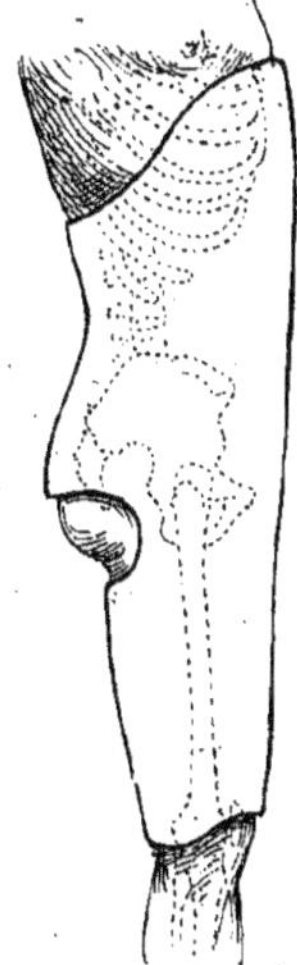

Fig. 267. — Plaque sternale empêchant la flexion.

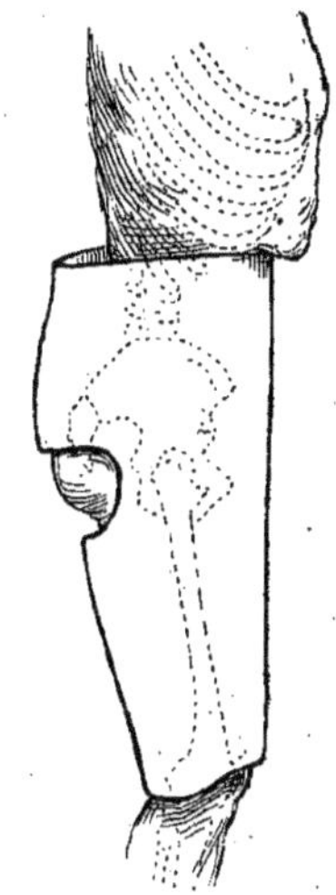

Fig. 268. — Absence de plaque
sternale, la flexion se produit.

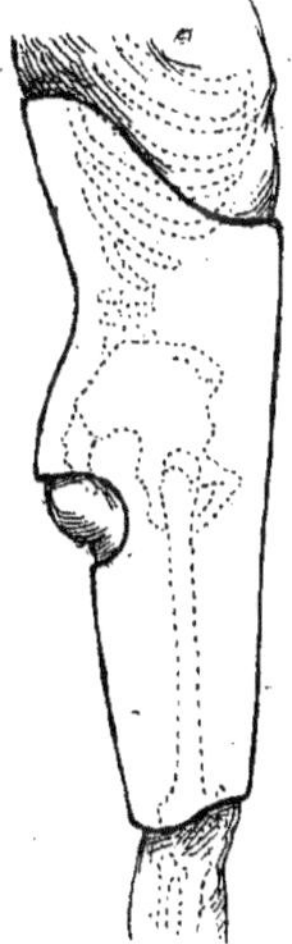

Fig. 269. — Plaque dorsale empêchant l'hyperextension.

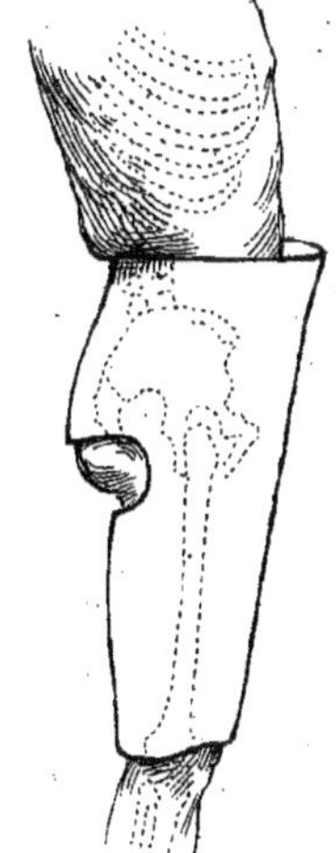

Fig. 270. — Absence de plaque
dorsale, l'hyperextension est possible.

Les deux points osseux intéressants du bassin sont ici l'épine iliaque postéro-supérieure et le pubis. La bascule de l'appareil autour du bassin d'arrière en avant sera ici empêchée par une prolongation de la partie postérieure de l'appareil vers le haut, sur la région dorsale. D'ailleurs, la présence du rachis limite ici singulièrement les mouvements d'extension que pourrait accomplir le membre inférieur (fig. 269-270).

Du côté de la cuisse. — Du côté de la cuisse, la limite inférieure de l'appareil ne saurait être autre que les condyles fémoraux eux-mêmes ; ils représentent, en effet, le seul point où l'appareil puisse prendre contact avec un plan osseux. Dans tout le reste de la cuisse, l'interposition de parties molles considérables permettrait toujours une certaine amplitude de mouvements, amplitude d'autant plus grande que la partie inférieure de l'appareil se trouverait en un point plus élevé.

Mouvements de rotation.

C'est à tort que l'on a négligé jusqu'ici d'entraver ce mouvement ; il y a des cas où la contention en est extrêmement importante.

Nous allons de suite examiner quelles sont les conditions que doit remplir un appareil pour entraver ce mouvement :

a) Du côté de la ceinture pelvienne ;

b) Du côté du cuissard.

a) Du côté de la ceinture pelvienne. — Si l'on se contente de faire un appareil sans modelage, les mouvements de rotation de l'articulation se reproduiront grâce à un déplacement en masse de la ceinture pelvienne sur le bassin. La coupe horizontale de celui-ci étant quasi circulaire, si des interpositions d'ouate viennent tamponner les éminences osseuses, celles-ci ne feront plus du tout leur office de butoir.

Il faut donc modeler et encastrer l'épine iliaque antérieure. L'expérience nous a appris que c'est précisément sur la partie externe de l'aile iliaque, du côté opposé, que l'appareil vient buter dans les cas de torsion (fig. 271-272). Nous avons observé une escarre produite en cet endroit, ce qui est la meilleure démonstration du rôle joué par l'aile iliaque en cette circonstance. La coupe d'un appareil modelé présente à peu près la forme d'un cylindre aplati dont la partie plane comporte à chacune de ses extrémités une encoche qui correspond à chacune des épines iliaques (fig. 271-272).

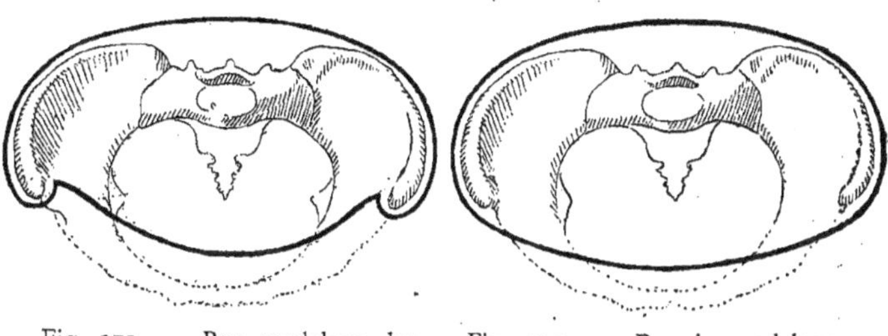

Fig. 271. — Bon modelage, les épines iliaques sont bien encastrées.

Fig. 272. — Pas de modelage, déplacement possible de l'appareil sur le bassin.

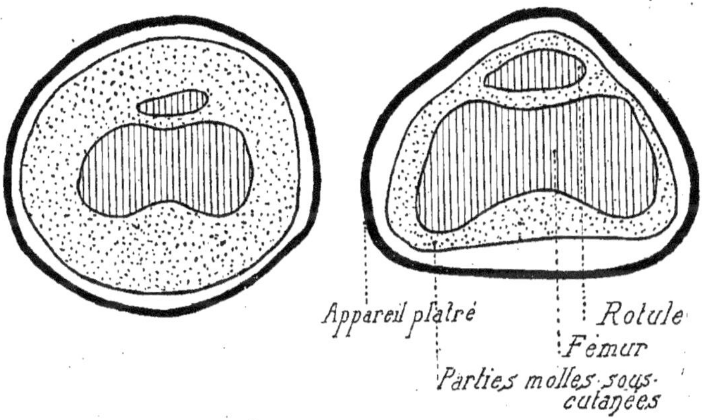

Fig. 273. — Mauvais appareil, peut tourner autour du membre.

Fig. 274. — Bon appareil, reste solidaire du membre.

b) Du côté du cuissard. — 1° *Moyens directs par modelage du genou.* — Tout d'abord, disons qu'un appareil s'arrêtant au-dessus du genou est tout à fait inefficace. En effet, le fémur étant cylindrique à sa partie inférieure, rien ne peut l'empêcher de tourner dans l'appareil cylindrique qui le recouvre, l'appareil et la cuisse formant deux cylindres concentriques (fig. 273-274).

Si nous enveloppons la rotule dans notre appareil, et si nous modelons la saillie qu'elle nous offre, ainsi que les parties condyliennes adjacentes ; si, de plus, nous faisons une coupe perpendiculaire à l'axe du membre, en passant par le milieu de la rotule, nous obtenons une coupe triangulaire, c'est-à-dire la certitude de réaliser l'immobilisation du fémur.

2° *Procédés indirects. Par prise du pied.* — Chez les tout jeunes enfants et chez ceux qui offrent un pannicule adipeux très développé, nous n'arriverons point à modeler les saillies osseuses du genou : la coupe de l'appareil au niveau de la rotule sera à peu près cylindrique et par conséquent incapable de mettre obstacle à la rotation du segment osseux qu'elle englobe. Dans ces cas, pour empêcher la rotation, il faut donc absolument englober le pied dans l'appareil plâtré.

Nous arrivons ainsi à poser comme règle qu'il est nécessaire, pour empêcher la rotation du fémur, de prendre le pied chez le jeune enfant et chez celui qui présente un pannicule adipeux développé, et que, dans tous les cas, il est nécessaire de prendre le genou.

Il est bien évident que lorsque nous avons un appareil de convalescence de coxalgie, par exemple, articulé au niveau du genou, la rotation ne peut être empêchée que par la prise du pied dans l'appareil, le pied pouvant d'ailleurs parfaitement être articulé avec la jambe, sans que pour cela les mouvements de rotation soient devenus possibles. Donc, tout appareil prenant le pied, que celui-ci soit ou non articulé avec la partie jambière, assure l'immobilisation contre les mouvements de rotation.

Procédé de la flexion du genou sur la jambe. — Un autre procédé beaucoup plus élégant permet de s'opposer à tout mouvement de rotation d'une façon absolument certaine sans avoir à s'inquiéter d'un modelage précis du côté du genou et du pied.

Il consiste à faire descendre l'appareil jusqu'à mi-jambe environ, le genou étant immobilisé en position très nette de flexion.

Dans de telles conditions, tout mouvement de rotation de la cuisse est devenu absolument impossible. En effet, l'articulation du genou est une charnière ; elle ne permet les mouvements de flexion que dans un seul plan. Ce plan de flexion varie avec chaque position de rotation de la cuisse de telle sorte qu'à chaque position de rotation de la cuisse correspond un plan déterminé de flexion : la flexion de la jambe n'est possible dans un certain *plan déterminé* que lorsque la cuisse se trouve en une situation de rotation *déterminée*. Cela revient à dire que la flexion de la jambe dans un plan déterminé sera absolument impossible toutes les fois que la cuisse se trouvera en une situation de rotation différente de celle qui lui correspond (fig. 275).

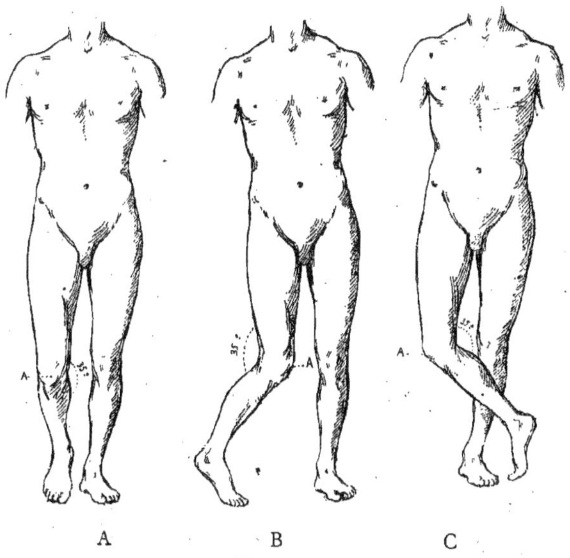

A   B   C

Fig. 275.

A. Destinée à montrer la corrélation nécessaire entre le plan de flexion et le degré de rotation de la cuisse. En rotation de la cuisse indifférente, plan de flexion du genou antéro-postérieur.

B. En rotation interne de la cuisse, plan de flexion du genou faisant avec le plan antéro-postérieur un angle d'autant plus grand que la rotation de la cuisse est plus prononcée.

C. En rotation externe de la cuisse, plan de flexion du genou (en sens inverse de B) faisant avec le plan antéro-postérieur un angle d'autant plus grand que la rotation de la cuisse est plus prononcée.

Ou plutôt, nous voyons par là que si l'on change la rotation de la cuisse, le plan de flexion sera changé. Or, ici nous supposons la flexion maintenue en un plan déterminé qui est celui maintenu par l'appareil. Ce sera donc la rotation de la cuisse elle-même qu'il sera impossible d'effectuer.

Conséquences de la rotation externe de la cuisse. — Il est nécessaire d'empêcher la rotation externe pour deux raisons principales : la première est que, quand le pied se trouve en rotation externe, la marche est disgracieuse, anormale, et entraîne pour son compte des troubles fonctionnels importants ; la seconde est que cette rotation externe prédispose à la luxation du fémur, à sa sortie du cotyle en avant et en haut. Cette luxation, antérieure et supérieure, où la tête se trouve placée entre l'épine iliaque antéro-postérieure et le bord du cotyle, et souvent à cheval sur ce bord effondré, entraîne à sa suite des conséquences graves. Voyons d'abord la pathogénie de cette luxation.

Lorsque nous sommes dans le décubitus dorsal, nos muscles n'étant pas contractés, le membre inférieur est entraîné par son propre poids en rotation externe ; cela étant, l'ulcération compressive, la carie du fémur va détruire la partie postérieure de la tête et celle-ci, au lieu d'être sphérique à ce niveau, va continuer le plan de la partie postérieure du col, comme si une lame tranchante placée à plat contre la partie postérieure du col ayant été amenée en avant, avait décapité la partie proéminente de la tête à ce niveau. C'est cette partie plane de la tête continuée par le plan du col qui entre en contact avec le cotyle dont le bord supérieur est détruit à sa partie antérieure. On comprend que, dans ces conditions, rien ne retient plus la tête en place : elle glisse sur ce bord cotyloïdien aplani et vient se placer sous l'épine iliaque antérieure et inférieure, et cela, évidemment sans que les lésions aient besoin d'être très étendues. Dans cette manœuvre, le col peut s'arc-bouter un peu contre le bord postérieur resté sain et basculer sur ce bord. Lorsque la tête reste complètement encastrée dans le cotyle, l'ulcération détruisant la tête, celle-ci pénètre plus profondémene dans le cotyle sans tendre à en sortir, bien que les lésions soient souvent beaucoup plus importantes. Ces lésions entraînent des conséquences très graves. En effet, lorsqu'il y a luxation antérieure, la tête fémorale ayant perdu contact avec le cotyle, l'ankylose fibreuse se fait péniblement, et il y a néarthrose, les mouvements du fémur sur le bassin restent longtemps libres. Chez certains sujets, il est vrai, la cavité cotyloïde étant soustraite à l'ulcération compressive, la guérison se fait beaucoup plus vite ; mais cela est loin d'être la règle, et j'ai vu souvent des malades atteints de luxation antérieure, depuis une année par exemple, présenter des abcès. Il ne faut donc pas toujours se réjouir de la persistance des mouvements. Ces malades doivent être très longtemps en surveillance ; en effet, le grand trochanter se trouvant dans une position anormale, le moyen fessier qui, comme nous le savons, a pour action principale de maintenir le bassin horizontal pendant le deuxième temps de la marche, le laisse tomber sous la pression du poids du corps du côté du membre malade, de sorte qu'il y a adduction de la cuisse.

Nous nous sommes expliqué du reste très longuement sur cette pathogénie de l'adduction du membre malade, lorsqu'il y a ankylose incomplète, et, à plus forte raison, compliquée de luxation, ce qui met encore le moyen fessier, au point de vue de son action physiologique, dans des conditions plus défavorables. Chez ces malades, les appareils doivent être très longtemps conservés pour arriver à amener une ankylose fibreuse, et cela parfois de 2 à 6 ans. C'est une période très longue, dira-t-on ; mais il faut savoir qu'en tuberculose osseuse, l'unité avec laquelle on compte est l'année.

Les malades guéris avec une telle pseudarthrose marchent beaucoup plus péniblement que s'ils avaient une ankylose fibreuse franche, ils se fatiguent très vite ; c'est donc un résultat peu enviable et contre lequel nous ne saurions trop nous mettre en garde, et c'est pour cela que, si nous ne sommes pas certains de faire un appareil bien modelé, il faut à tout prix inclure le pied dans l'appareil, à plus forte raison si on intercale de l'ouate entre l'appareil et la surface cutanée du membre.

CHAPITRE II

L'appareil plâtré. — Sa technique.

I. — PRÉPARATION DU MALADE

On mettra à l'enfant deux maillots superposés, les jambes s'en-filant dans les manches. Les jerseys recouvrent le membre infé-rieur jusqu'à environ la partie moyenne de la jambe ; dans le cas où l'appareil doit descendre jusqu'au pied (fig. 276), il est nécessaire de couper les manches de jersey inutiles de l'autre côté, pour les rapporter sur la moitié inférieure de la jambe et le pied à envelopper. De cette façon, aucune partie de l'appareil ne se trouve dépourvue de « séreuse ».

Avant de procéder à la pose de l'appareil, il est certaines pré-cautions à prendre du côté du malade. De même que dans le mal de Pott, nous interposons ici un double jersey destiné à faire *office de séreuse*.

Comme pour le pottique, le premier jersey est mis à l'envers, les coutures tournées vers l'extérieur, et le second jersey est mis à l'endroit. De cette façon, nous évitons toute chance de léser l'épiderme du malade.

Bien entendu les manches du jersey passent par les jambes ; la souplesse et l'extensibilité du tissu permettent ce changement de destination. La partie du jersey munie d'une coulisse et norma-lement destinée au cou se trouve donc sur le périnée, on ferme la coulisse complètement de façon à n'avoir qu'une surface unie, que l'on recouvre sans s'inquiéter de quoi que ce soit. Il sera toujours temps, l'appareil terminé et le plâtre séché, d'échancrer convenablement pour dégager les organes génitaux.

Le double jersey, couche homogène souple mais incompres-sible, nous dispense à peu près de toute interposition de rem-bourrage ; il y a cependant une condition où celui-ci devient indispensable : lorsque le membre a conservé irréductible un léger degré de flexion, il arrive que le sujet soumis à l'extension préparatoire adopte une attitude de lordose plus ou moins prononcée de la colonne lombaire. Il faut savoir que l'appareil terminé, la lordose tendra à se réduire, la colonne lombaire à reprendre sa courbure normale. Dans de telles conditions, l'appareil modelant exactement la lordose, il se fera une pression de la colonne lombaire contre celui-ci. Or si cette pression devait être uniformément répartie, nous n'aurions pas à nous en inquiéter; mais il est facile de comprendre que le point précis de la

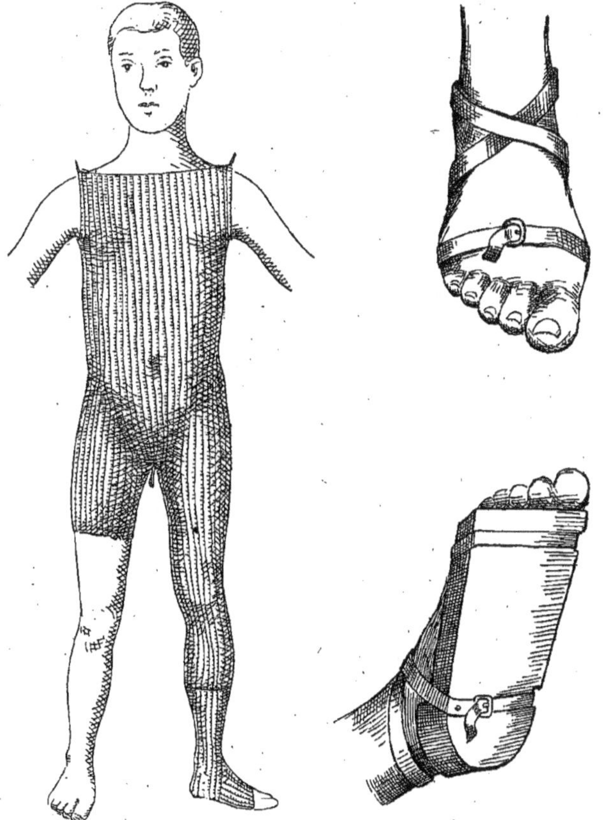

Fig. 276. — Montrant la façon de
placer le jersey sous l'appareil.
Fig. 277. — Fixation du pied sur
la table orthopédique.

colonne vertébrale qui a subi, de par la lordose, le plus fort
déplacement sera celui qui exercera la pression la plus forte contre
la résistance de l'appareil. D'où l'ulcération par compression sur
un point très localisé.

Pour éviter cet inconvénient prévu, on dispose à cet endroit
des compresses qui font office de coussinet sans nuire d'ailleurs à
la solidité de l'appareil.

Notre but étant d'arriver à une ankylose complète de l'articulation, il nous faut choisir en connaissance de cause la position
la plus favorable à donner au membre. Cette position consiste en
une abduction de 15 à 20°, le pied en rotation externe de 5 à 6°
et la cuisse dans le plan frontal du tronc. Cette position d'abduction est avantageuse : 1° parce qu'elle donne au membre une
position favorable à la marche; 2° parce qu'elle relâche la partie
supérieure de la capsule fémorale, qui pourra ainsi se retracter
et former une bande d'arrêt capable de s'opposer à la chute du
bassin pendant la période d'appui unilatéral sur la jambe malade.

On peut improviser un appareil de fixation consistant en une
cuvette renversée ou un petit banc pour placer les épaules du
malade et un pot mis sens dessus dessous pour le siège.

L'appareil d'immobilisation a une importance considérable ; il
doit obéir à certaines règles, qu'on ne peut enfreindre si l'on
tient à obtenir un bon résultat, non seulement orthopédique,
mais encore fonctionnel. La jambe, préalablement placée en
bonne position, doit garder une position invariable durant tout
le temps nécessaire à la confection de l'appareil. Il est difficile
d'arriver à ce résultat avec des aides; souvent leurs efforts sont
discordants, l'enfant glisse à droite ou à gauche, ses épaules bas-
culent, la jambe prend une attitude défectueuse; il faut en avoir
fait et avoir voulu les bien faire pour se rendre compte de la difficulté que cela présente.

Pour obvier à ces difficultés, j'ai construit un petit appareil
fort simple qui me permet de placer l'enfant très rapidement dans
la position désirée. Il est peu encombrant, facile à démonter et à
transporter, et ne nécessite pas pour lui seul, comme l'appareil
de Schede, une salle entière : une table suffit.

Il se compose (fig. 278-279) de trois pièces différentes : 1° un
banc muni de deux béquillons, A ; 2° un pelvi-support, B ; et
3° deux semelles pour recevoir les pieds (fig. 280 et 281).

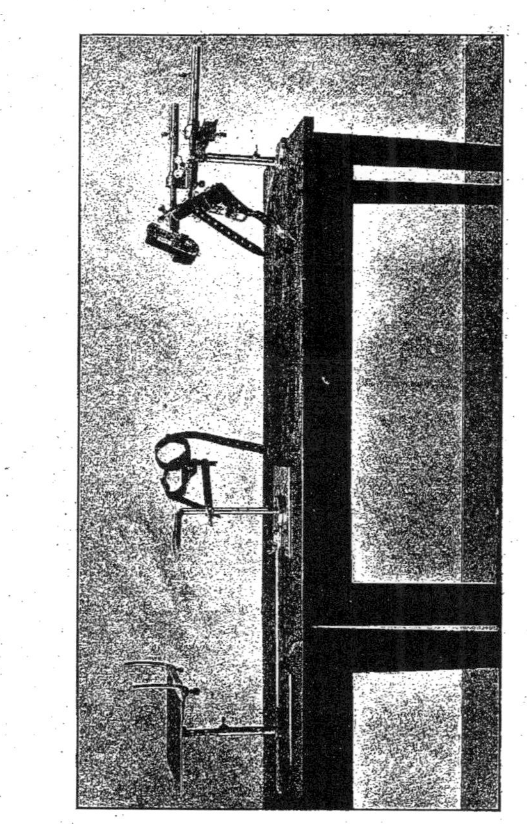

Fig. 278.

L'enfant est placé sur la table orthopédique, prêt à recevoir l'appareil plâtré. L'action de celui-ci est facile à comprendre. Sur A reposent les épaules et la tête, les deux béquillons sont placés sous les bras et empêchent le tronc de vaciller de droite et de gauche. Le banc peut être abaissé, les épaules se rapprochent alors du plan de la table. Cela permet d'obtenir l'hyperextension de la cuisse.

La partie pelvienne B sert à recevoir le bassin ; sa base est constituée par une plaque en acier de forme carrée. Sur la tige de ce pelvi-support se trouve une tige horizontale qui peut monter ou descendre et être fixée à n'importe quelle hauteur. A l'extrémité libre de cette tige se trouve une plaque munie de deux sangles que l'on boucle autour de la cuisse saine : ces sangles empêchent la bascule du bassin du côté où l'on fait l'appareil et même de l'autre côté.

La sangle qui fixe la cuisse saine s'oppose à tout mouvement, soit d'élévation, soit d'abaissement de celle-ci. Or, lorsque les mouvements de rotation contre lesquels l'appareil est destiné à lutter viennent à se produire, ils se manifestent, selon le sens, par un mouvement d'élévation ou d'abaissement de l'épine iliaque du côté malade et par conséquent de la cuisse correspondante. Mais celle-ci étant fixée par notre appareil, ne permet pas une telle mobilisation.

Les parties A et B sont unies entre elles par leurs bases au moyen d'une tige horizontale qui peut coulisser et permet de les rapprocher ou de les éloigner l'une de l'autre. Ces deux parties rendues ainsi solidaires, le bassin ne peut se déplacer par rapport aux épaules, et inversement.

La partie podale D est formée d'une tige verticale présentant, à sa partie inférieure, une griffe destinée à être fixée au bord d'une table et à son extrémité supérieure, une tige horizontale sur laquelle coulissent les semelles fixant les pieds. Ces semelles sont munies de deux courroies, et présentent un bord externe et un demi-talon ; la courroie inférieure se lace sur le coup-de-pied et fixe la partie postérieure du pied sur le rebord externe (fig. 277). La courroie supérieure fixe, au contraire, l'avant-pied contre la partie antérieure de ce bord externe. Tous les mouvements du pied et de la plaque sont ainsi rendus solidaires l'un de l'autre.

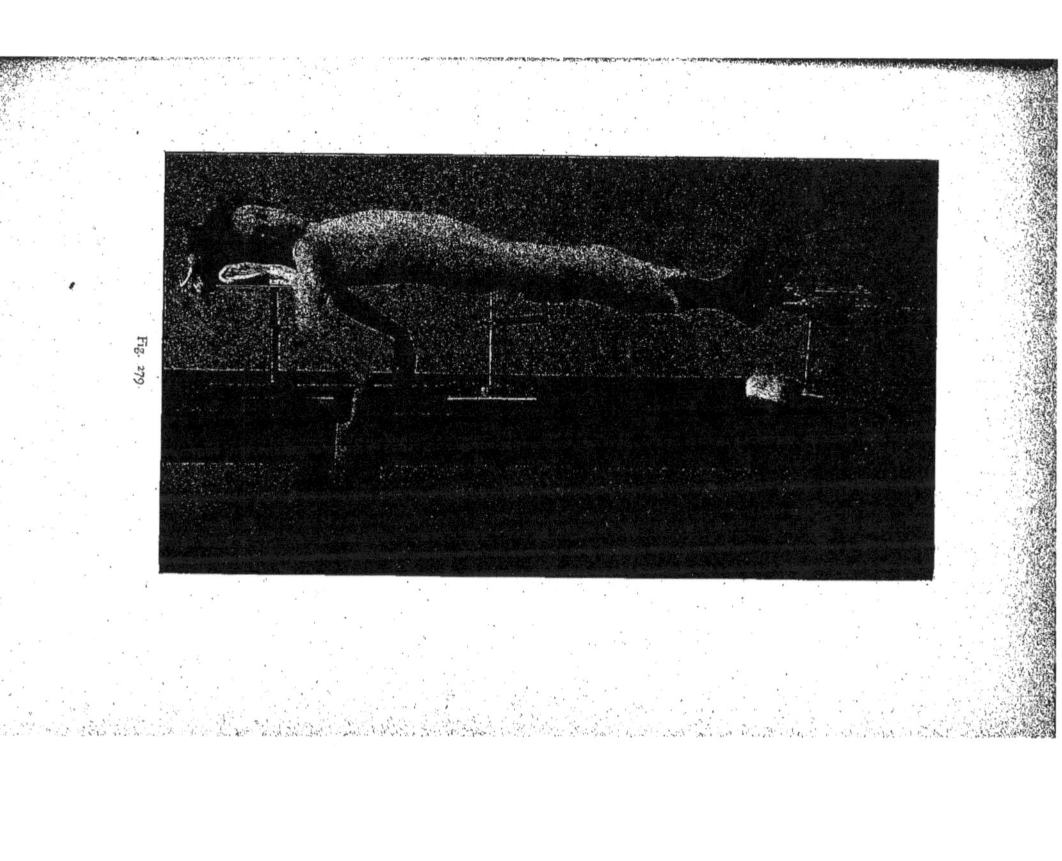

Fig. 279.

Voyons maintenant le mode de fonctionnement de cette plaque
et de la tige horizontale qui la continue. Si on veut prendre le
pied dans l'appareil on se sert d'une semelle amovible. autour de
laquelle on fait l'appareil et qu'on peut enlever très facilement
lorsqu'il est terminé (fig. 220-221-222).

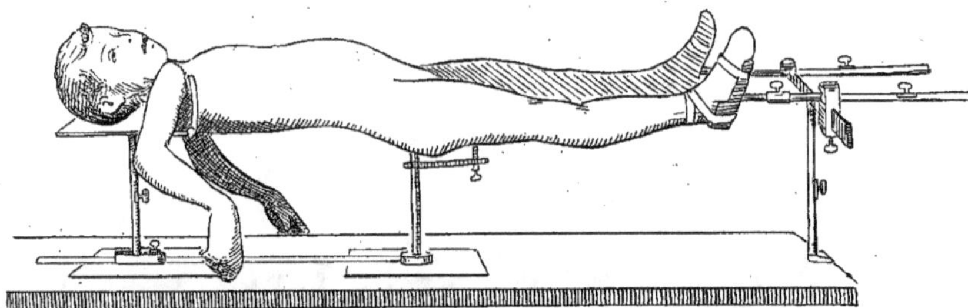

Fig. 280. — Sujet atteint de genu recurvatum sur la table orthopédique.

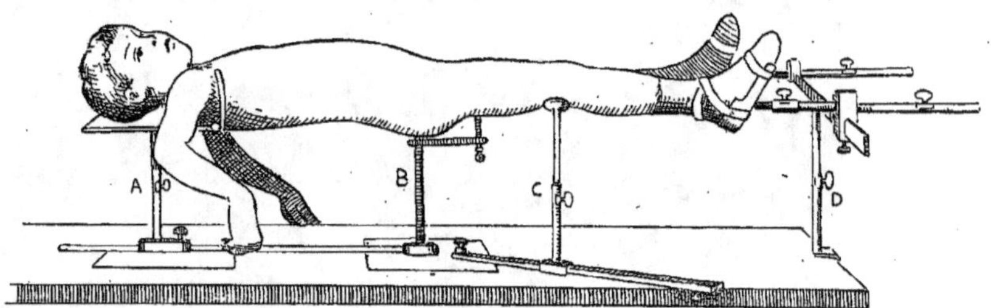

Fig. 281. — Sujet atteint de genu recurvatum corrigé par la table orthopédique.

La semelle peut effectuer des mouvements de flexion et
d'extension directe; elle est unie au moyen d'une douille qui peut
tourner sur elle-même, c'est-à-dire permettre de placer le pied
en rotation interne ou externe, à une tige horizontale qui,
comme on le voit, peut glisser dans un tube présentant une rainure longitudinale par láquelle passe une vis qui permet d'arrêter la tige intérieure de façon à tirer ou presser sur le pied ; enfin
la tige intérieure est brisée à son union avec la base de la douille
par une chape horizontale qui permet de placer le pied dans la
direction de la jambe. On comprend facilement qu'il est très
facile de placer la jambe dans l'abduction que l'on désire et de
tirer sur le côté malade, si l'on veut corriger l'élévation de l'épine

iliaque par exemple. On peut opérer ainsi tranquillement et sans aide, et dans des conditions invariables. On est à l'abri de la

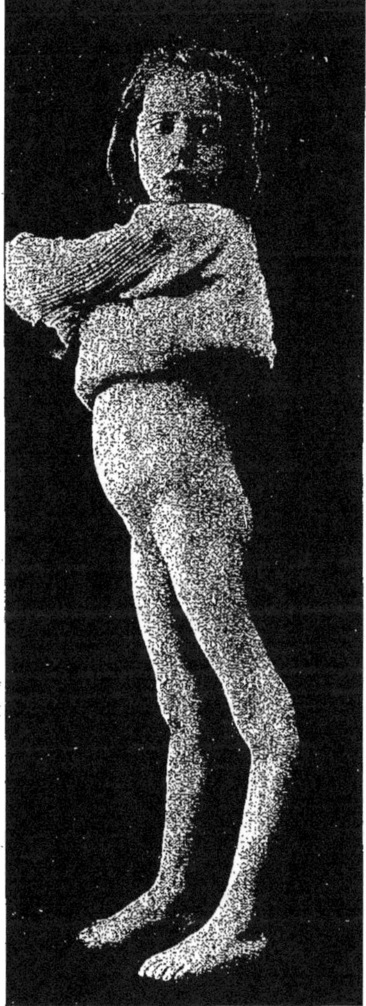

Fig. 282. — Genu recurvatum par laxité ligamentaire.

fatigue de l'aide et souvent de son inexpérience. Cet appareil simplifie à mon avis singulièrement la technique ; l'appareil terminé, on le laisse sécher tranquillement et on ne retire l'enfant que lorsqu'il ne risque plus de se briser ou de se déformer.

Certains enfants (fig. 282) présentent une déformation du genou telle que le membre inférieur étendu, fixé d'une part par le pied attaché à l'étrier, d'autre part par le bassin maintenu sur le pelvi (fig. 280-281), se met en hyperextension. Ce n'est là qu'un cas particulier de la laxité ligamentaire qu'on retrouve chez un certain nombre de sujets. Il faut bien se garder d'appliquer l'appareil dans de telles conditions et de consacrer par là cette position vicieuse. Notre appareil comporte pour ces cas une tige mobile articulée avec la partie pelvi-support et destinée à soutenir le genou, pour en limiter le degré d'extension. A cet effet, la tige verticale est couronnée par un bobéchon où l'on fixe, au moyen de deux fils, une rondelle de feutre (fig. 281). Cette disposition permet d'appliquer les bandes selon la technique ordinaire sans avoir à s'inquiéter de la rondelle de feutre. Elle se trouve simplement englobée dans l'appareil et il suffit de couper les fils qui la rattachaient à la tige pour dégager le genou du malade.

La méthode que nous venons de décrire est celle que nous employons. On peut avoir à fixer une hanche sans disposer du secours de notre appareil. Dans ce cas, il sera nécessaire de se faire aider largement, la base de la manœuvre consistant à tirer sur le pied correspondant à la hanche malade, tandis que l'on repousse l'autre pied, ainsi jusqu'à l'établissement de la position voulue.

2. — TECHNIQUE DES BANDES PLATRÉES

Pour obtenir une immobilisation de tous les mouvements de la hanche, il est indispensable d'envelopper, outre cette région, la cuisse, le genou, la jambe et parfois le pied (rotation) ; autant d'unités orthopédiques dont nous avons étudié séparément l'appareil ; ces unités ou cônes orthopédiques sont ceux (fig. 283) :

A. Du pied,
B. De la jambe,
D. De la cuisse,
E. Du bassin,
F. Du thorax.

Ces différents cônes orthopédiques sont recouverts par le

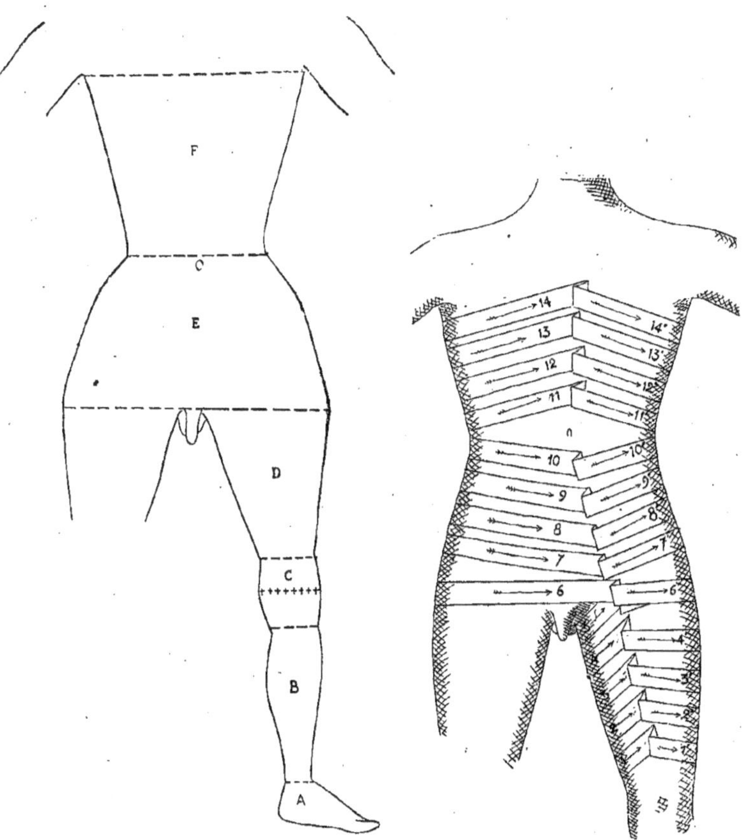

Fig. 283. — Montrant les unités orthopédiques du membre inférieur.

Fig. 284. — Montre la façon de recouvrir le torse.

double retourné de main libre, et la base du cône règle, comme nous le savons, l'orientation des branches du retourné.

La réunion de ces cônes entre eux se fait pour le pied et la jambe au moyen de deux étriers (fig. 195). La jambe et la cuisse au niveau du genou sont réunis par des bandes qui affectent la forme d'une croix de St André (fig. 224). Des spicas de forme particulière unissent le cuissard au bassin.

Il nous reste donc à étudier 1° la région des hanches et la région thoracique, et 2° les procédés opératoires destinés à assurer la réunion de ces dernières unités à l'unité orthopédique constituée par le cuissard.

1° *Les cônes pelvien et thoracique.*

Le cuissard, cône à grande base supérieure, est recouvert par des retournés dont l'angle est ouvert en bas, l'angle des retournés regarde vers le haut. Ces seules notions suffisent. Voici du reste la technique dans tous ses détails.

Le coxalgique est fixé en position horizontale ; l'opérateur se place soit à sa droite soit à sa gauche, d'où les conditions différentes.

La position du chirurgien, à droite ou à gauche du malade, détermine elle-même des modifications dans la technique ; c'est pourquoi nous étudierons l'enveloppement de la hanche gauche et celui de la hanche droite, et enfin la réunion de la hanche enveloppée au cuissard.

Hanche gauche. — Le chirurgien se trouve placé à gauche du malade, tourné du côté de son visage. La cuisse vient d'être recouverte, grâce à une série de doubles retournés de main libre qui ont permis de redresser, par un angle convenable, la direction des jets de bandes émergeant de la partie interne de la cuisse et se dirigeant vers sa racine avec une forte obliquité. Le dernier de ces jets arrivant tout au haut de la cuisse au contact du périnée, prend lui-même une direction fortement oblique, parallèle à l'arcade de Fallope (bande 5, fig. 285). Pour éviter de laisser notre bande remonter jusqu'à l'épine iliaque, nous pratiquons un double retourné de main libre, comme si nous vou-

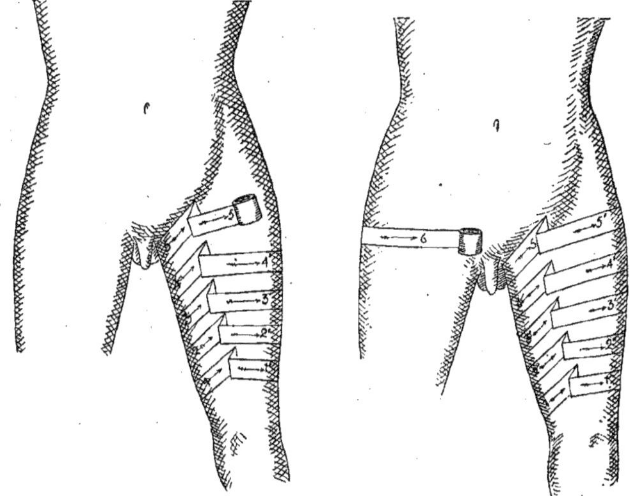

Fig. 285. — La bande 5 va se dérouler sur la fesse.

Fig. 286.—Elle traverse l'abdomen.

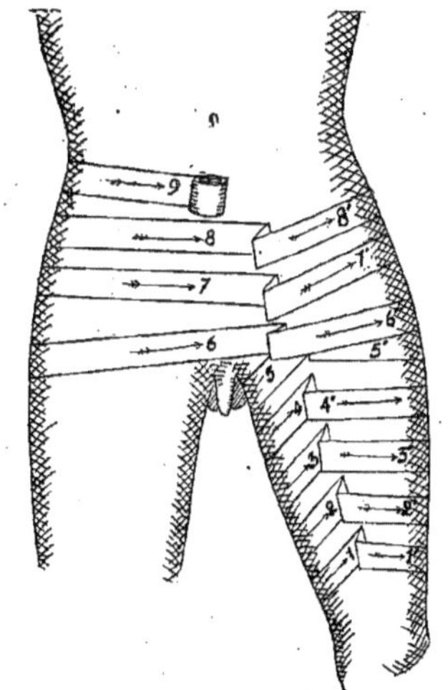

Fig. 287.—Retournés de main libre recouvrant l'abdomen.

lions continuer à envelopper la cuisse, grâce à quoi notre bande 5 prend une direction horizontale, vient en arrière contourner le coccyx, passe sur le trochanter du côté opposé, recouvre le pubis (fig. 286), et on arrive au niveau de la tête fémorale; grâce à un nouveau retourné qui empêche la bande de redescendre vers la cuisse, nous recouvrons le trochanter de la cuisse gauche. Ces circuits réguliers, redressés régulièrement en un point qui répond au prolongement de la ligne médiane antérieure de la cuisse, permettent, grâce à la correction convenable du double retourné, d'envelopper ainsi toute la région remontant jusqu'au dôme des hanches (fig. 287).

L'enroulement pratiqué ainsi sur la partie inférieure de l'abdomen se continue identique à l'enroulement pratiqué sur la cuisse elle-même, avec cette seule différence que l'angle des retournés pratiqués sur la cuisse est ouvert en bas, tandis que l'angle des retournés pratiqués sur l'abdomen est ouvert en haut, grâce à l'orientation en sens inverse de ces deux unités orthopédiques. En pratique, il est plus commode de placer les retournés de l'abdomen de telle façon qu'ils dessinent de bas en haut une ligne reliant le milieu de la cuisse à l'appendice xiphoïde. Il y a à cela plus qu'une raison de symétrie : un motif de commodité opératoire.

Si l'appareil doit remonter au-dessus de l'ombilic, la ligne des retournés au niveau du thorax sera médiane et l'angle des retournés sera ouvert en bas, comme il arrive pour la région de la cuisse (fig. 284).

Nous allons étudier, comme nous l'avons fait pour le côté gauche, le moyen de recouvrir la hanche droite.

Hanche droite. — Le chirurgien se trouve à droite du malade et regarde vers sa face. Lorsque la cuisse a été recouverte comme précédemment au moyen de doubles retournés de main libre, l'émergence du dernier jet de bande à la partie supérieure de la cuisse se fait cette fois du côté externe, à peu près au niveau du grand trochanter (fig. 288) ; à ce moment, nous pratiquons un double retourné de main libre, exactement comme dans le dernier tour de bande, de façon à imposer à celle-ci un trajet sensiblement horizontal, passant au-devant du pubis (fig. 289) et venant recouvrir le trochanter du côté opposé. A

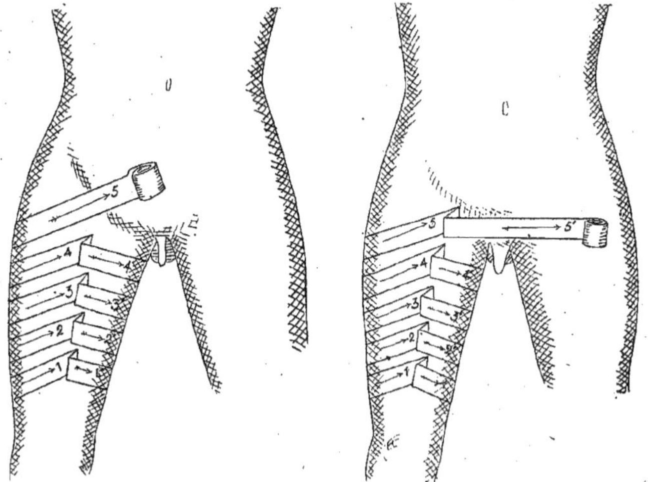

Fig. 288. — La bande 5 est trop oblique.

Fig. 289. — Sa direction est corrigée par un double retourné.

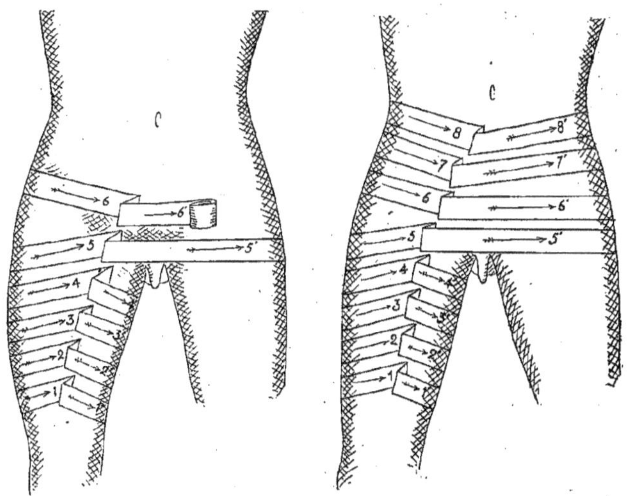

Fig. 290.

Fig. 291.

Aspect de divers étages de retournés.

l'arrière, le trajet de la bande se trouve aussi sensiblement horizontal ; émergeant à droite un tant soit peu plus haut que précédemment, nous le redressons (fig. 290) par le même procédé, couvrant ainsi toute la partie inférieure des hanches. C'est là, on le voit, la même manœuvre que nous avons décrite dans la seconde période de confection de l'appareil de la hanche gauche. Mais, dès le moment où, quittant la région de la cuisse nous avons abordé la région des hanches proprement dite (cône à grande base inférieure) notre bande est fortement ramenée en bas vers la partie interne et supérieure de la cuisse. Le retourné qui nous permet de redresser cette direction nous donne un angle ouvert en haut, c'est-à-dire, en sens inverse de l'angle déterminé par le retourné pratiqué sur la cuisse elle-même (fig. 291).

Le reste de l'appareil se fait suivant les préceptes généraux que nous avons établis, sans qu'il y ait rien de spécial à signaler ; la région du dôme des hanches, cône à grande base inférieure, est recouverte par des circulaires dont la direction (fig. 291) est corrigée par des doubles retournés de main libre dont l'angle est ouvert en haut et la partie thoracique, cône à grande base supérieure, est recouverte par des circulaires dont la direction est corrigée sur la ligne médiane également par le moyen de doubles retournés de main libre ou de doubles retournés en deux temps. Dans ce cas spécial, le retourné de main libre présente parfois des difficultés dues à l'éloignement où l'opérateur se trouve de la ligne médiane du corps.

2° *Union du cuissard et de la ceinture pelvienne.*

Hanche gauche. — Cette partie que nous signalons à part, à cause de son importance, ne constitue pas en réalité un temps spécial. Elle consiste en jets de spica que l'on intercale entre les tours de bandes destinés à l'enveloppement de la ceinture pelvienne d'une part et du cuissard d'autre part. Cette imbrication est destinée à assurer la solidarité des deux segments de l'appareil. Voici en quoi consiste le spica de réunion. Au moment (fig. 292, bande 6) où la bande émergeant du pli de

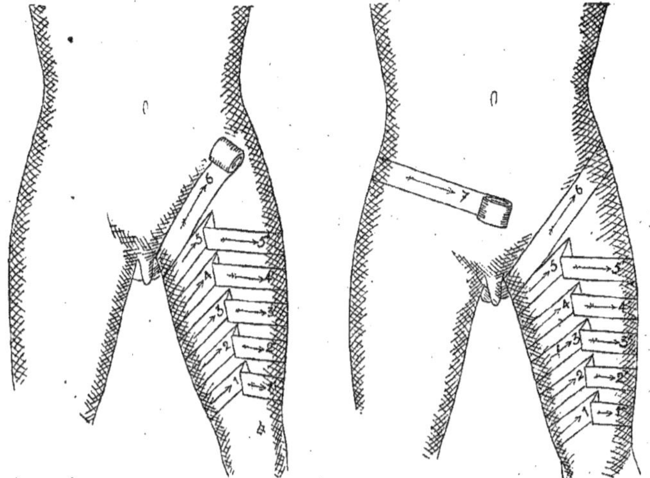

Fig. 292. — La bande est parallèle
au pli de l'aine.

Fig. 293. — Elle traverse l'abdomen.

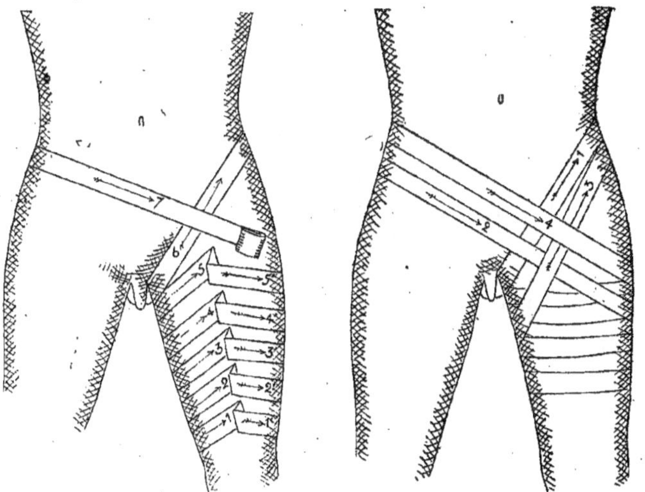

Fig. 294. — Continuation de la même.

Fig. 295. — Conjonction de 2 spicas.

l'aine remonte vers l'épine iliaque du même côté, au lieu de corriger sa direction par un retourné, comme nous le faisons pour réaliser l'enveloppement de la ceinture pelvienne, nous pratiquons différemment. Ne changeant en rien son trajet, mais laissant la bande suivre cette direction, nous contournons la hanche gauche, puis suivant en arrière du tronc un trajet sensiblement horizontal, la bande vient contourner la hanche droite près du dôme. Alors traversant le bas-ventre en diagonale (fig. 293), croisant ainsi (fig. 294) le premier jet de bande (qui va de la partie interne de la cuisse à la hanche gauche, en suivant l'arcade de Fallope), nous venons aborder la cuisse en un point situé plus bas qu'une ligne horizontale passant par le périnée. Comme sa direction est très oblique, la bande passant à l'arrière de la cuisse, vient émerger à la partie interne en un point encore plus bas que le point externe dont elle vient de partir ; de là, elle recommence à monter vers la racine de la cuisse en croisant sa partie antérieure ; enfin, dans un dernier trajet postérieur, elle revient émerger à la partie interne de la cuisse près du périnée, pour reprendre une direction parallèle à l'arcade de Fallope, et de là, recommencer un circuit absolument identique (fig. 295).

On constitue ainsi une série de spicas destinés à créer une solidarité puissante entre le cuissard et la partie pelvienne de l'appareil (fig. 291). Ces divers tours de bande recouvrent tout le triangle de Scarpa, et d'ailleurs, quelques-uns de leurs trajets, affectant une obliquité moindre, nécessitent seulement un tour autour de la cuisse avant de repartir de la partie supéro-interne de celle-ci vers l'épine iliaque correspondante.

En pratique, les jets horizontaux et le grand jet de spica sont plus ou moins régulièrement alternés afin d'obtenir une plus grande homogénéité de l'appareil.

Hanche droite. — Le seul point particulier que nous ayons à étudier consiste dans le moyen d'union des deux parties de l'appareil, cuissard et ceinture pelvienne ; les conditions sont en effet peu différentes de ce qu'elles étaient pour la hanche gauche.

Si nous considérons notre bande (fig. 296, bande 1) au moment où elle émerge de l'épine iliaque droite, nous voyons que sa direction 1, laissée à elle-même, la conduirait sur la cuisse

gauche. Comme nous n'avons que faire de recouvrir la cuisse
gauche et que notre dessein est présentement de faire une sorte
de spica reliant la cuisse droite à la ceinture pelvienne, au lieu
de corriger la direction de notre bande en la ramenant en haut,
ainsi que nous l'avons fait tout à l'heure (fig. 289-290) quand
nous voulions ne recouvrir que la ceinture pelvienne, nous ramenons cette fois la direction de notre bande vers le bas, de façon
à ce qu'elle vienne s'appliquer sur la partie supéro-interne de la
cuisse droite (fig. 296, bande 1). Dans son trajet postérieur, elle
suit un trajet sensiblement horizontal et, émergeant de la partie
externe de la cuisse droite (fig. 296, bande 2) à la hauteur du
périnée, elle se dirige franchement vers l'épine iliaque du côté
gauche d'où elle revient à l'épine iliaque droite en suivant le
trajet postérieur et se trouve ramenée (fig. 297, bande 3) au
niveau de son point de départ. On renouvelle ce trajet autant de
fois qu'on le trouve nécessaire. Ce jet de bande assure en outre
une bonne prise de toute la fesse et de l'ischion. D'ailleurs, les
jets qui arrivent en dedans de 3', c'est-à-dire sous le périnée,
croisent la fesse très obliquement comme nous l'avons vu pour
le genou et viennent ressortir au niveau des jets 1 et 3 ; ils n'ont
pas ainsi à contourner le tronc du côté opposé dans la direction
des jets 2 et 4.

Pour parfaire la solidité de ces deux segments de l'appareil,
cuissard et ceinture pelvienne, il est bon de pratiquer une réunion supplémentaire dans la partie destinée à transmettre le plus
grand effort. Nous réalisons cette union par le moyen des bandes
récurrentes qui s'en vont de l'épine iliaque à la pointe du sacrum
et descendent parallèlement à cette ligne (fig. 298).

3. — MODELAGE DE L'APPAREIL

Au moment où l'appareil commence à prendre une certaine
consistance, il faut passer à une opération très importante, le
modelage des points d'appui. Ce modelage peut être appliqué en
tous les points que nous avons reconnus nécessaires soit comme
points d'appui, soit comme points de fixation, Pratiquement, il
comporte : 1° le bassin, 2° le genou et 3° l'ischion.

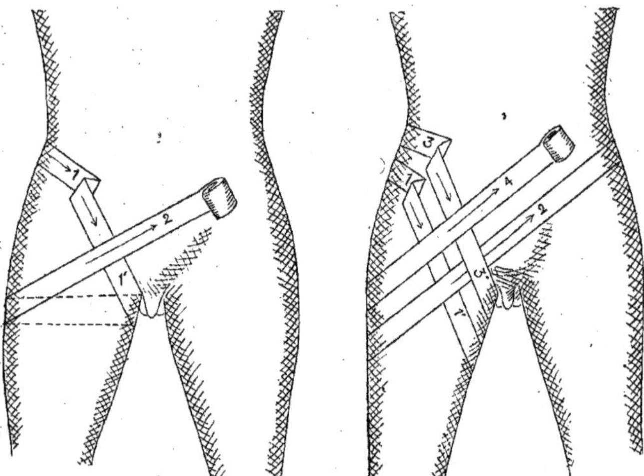

Fig. 296. — Trajet d'un spica d'union entre la partie pelvienne de l'appareil et le cuissard.

Fig. 297. — Spicas d'union successifs.

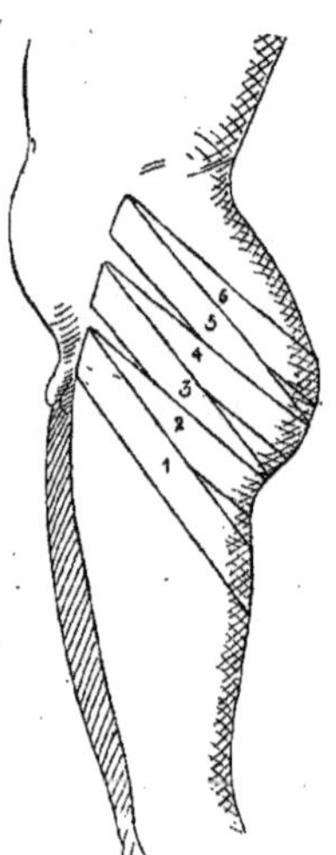

Fig. 298. — Attelles externes de renforcement.

1° *Le bassin.* — La présence de l'abdomen avec son contenu intestinal impose la position horizontale du sujet, afin que la masse intestinale gêne le moins possible.

Pour l'appareil plâtré, deux points de modelage sont à étudier : *a*) l'aile iliaque ; *b*) le pubis.

a) *Aile iliaque.* — L'opérateur, placé à côté du malade, et procédant par efforts successifs au moyen de ses pouces, coiffe l'aile iliaque d'une dépression de l'appareil qui commence en arrière au niveau des épines iliaques postéro-supérieures. Cette dépression suivra toute l'aile iliaque, la coiffant ainsi exactement et, à l'arrivée à l'épine iliaque antéro-supérieure, descendra jusqu'à l'épine du pubis, suivant ainsi une direction sensi-

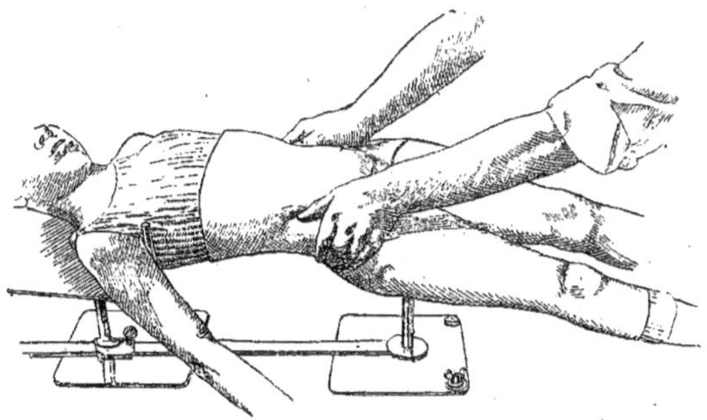

Fig. 299. — Modelage des crêtes iliaques. Dôme des hanches.

blement parallèle à celle de l'arcade de Fallope. Cette dernière partie du modelage n'étant pas en contact avec des parties osseuses, a un rôle de fixation moins évident : son utilité consiste surtout à permettre un modelage plus sérieux de la symphyse pubienne. Chez des malades à squelette facilement accessible, on peut même pratiquer une légère dépression du plâtre au-dessous de l'épine iliaque antéro-supérieure de telle façon que celle-ci se trouve littéralement encapuchonnée dans l'appareil, ce qui assure un supplément de solidité (fig. 299).

b) *Pubis.* — Le bord cubital de la main, rasant le bord supérieur de la symphyse pubienne comme s'il voulait s'enfoncer dans l'abdomen, détermine une dépression horizontale qui relie l'une à l'autre les deux rigoles obliques descendant des épines iliaques antéro-supérieures que nous venons de signaler. Ce premier temps accompli, le bord cubital de chaque main descend de chaque côté des épines pubiennes, selon deux courbes à peu près verticales et se regardant (fig. 300).

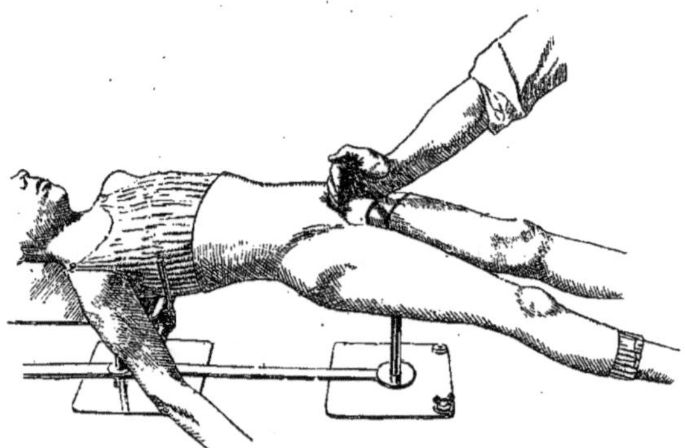

Fig. 300. — Modelage du pubis.

2° *Le genou*. — Deux cas peuvent se présenter à nous : ou bien l'enfant adipeux possède un genou dont les saillies osseuses sont insuffisamment caractérisées pour donner prise à notre appareil, alors on se trouve dans la nécessité d'immobiliser le pied pour empêcher la rotation de la hanche, ou bien les saillies osseuses du genou sont suffisamment nettes, et alors on en pratique le modelage suivant la technique que nous connaissons déjà.

3° *L'ischion du côté sain*. — Le modelage de l'ischion du côté sain se fait pour ainsi dire durant la confection même de l'appareil. On modèle la plate-forme qui existe entre cette partie osseuse et la partie supérieure de la cuisse au moyen du bord cubital de la main et on accentue peu à peu le sillon qui existe en cet endroit à l'état normal.

Deux points sont particulièrement délicats : la partie externe de l'épine iliaque antéro-supérieure et les dernières lombaires. Il n'est pas rare de constater des escharres au niveau de ces points, pour peu que l'on ait affaire à des sujets amaigris ou de peau très délicate. On obvie facilement à cet inconvénient en prenant la précaution d'interposer un carré de feutre mou ou de gaze au niveau de la région lombaire.

C'est, en effet, à ce niveau que se produit la compression la plus sérieuse par suite du mécanisme suivant : l'opérateur cherche à mettre la cuisse en extension complète et le malade arrive à donner à son membre l'apparence de l'extension au moyen d'une ensellure lombaire plus ou moins considérable. On place donc l'appareil en de telles conditions. Mais dès que l'enfant est abandonné à lui-même, l'ensellure exagérée qu'il avait adoptée tend à se réduire, et ainsi la région lombaire vient s'écraser sur la partie correspondante de l'appareil.

CHAPITRE III

Les diverses étapes du traitement de la coxalgie.

I. — LES APPAREILS D'IMMOBILISATION DE LA PREMIÈRE PÉRIODE DE LA COXALGIE.

La coxalgie convenablement soignée dès le début peut guérir avec récupération complète des mouvements, mais au prix de soins très minutieux et très complexes que nous préciserons ailleurs. Mais dans la grande majorité des cas c'est par une ankylose fibreuse que se termine la coxalgie. C'est en somme l'objectif du traitement.

Lorsque nous avons à traiter un sujet atteint de coxalgie, nous devons supposer qu'il guérira avec ankylose. Nous nous préoccupons donc de la position à donner au membre. Nous poserons en principe que « la cuisse placée en abduction légère avec extension complète sur le bassin et rotation indifférente » donne au malade un bénéfice physiologique maximum, tant au point de vue de l'esthétique de la marche qu'à sa résistance à la fatigue.

L'expérience démontre que pendant la période fonctionnelle l'abduction diminue un peu pour donner place le plus souvent à une position droite et même souvent à une légère adduction.

Nous devons donc nous préoccuper des conditions que devra remplir l'appareil chargé de conserver au membre cette position de la cuisse par rapport au bassin (abduction légère) durant toute l'évolution de la maladie.

Nous avons deux choses à considérer dans l'appareil : les points de fixation et les points d'appui.

Les points de fixation sont tous directs, nous les avons longuement étudiés.

Les points d'appui sont commandés par les positions incorrectes que tend à prendre le membre. Les attitudes vicieuses à redouter sont au nombre de trois :

L'attitude en flexion ;

L'attitude en adduction ;

L'attitude en rotation externe.

C'est dire que notre appareil devra prendre ses points d'appui en conséquence.

Nous avons à notre disposition deux sortes d'appareils :

a) Les appareils plâtrés ;

b) Les appareils orthopédiques.

a) *Appareils plâtrés.*

Voyons en quoi consistent ces appareils et quelles sont leurs limites.

En bas. — Nous avons précisé la façon dont doit être construit l'appareil destiné à immobiliser la hanche dans la coxalgie, mais des conditions particulières interviennent dans chaque cas pour modifier la conduite à tenir. C'est ainsi que le pied peut être pris ou non dans l'appareil suivant le cas (fig. 301-302) ; en effet, chez les sujets maigres dont les condyles fémoraux donnent un point d'appui suffisant pour empêcher tout mouvement de rotation, il n'y a aucune raison d'immobiliser le pied, tandis qu'on est obligé de pratiquer cette immobilisation lorsqu'on se trouve en présence d'un genou globuleux, sans modelé, ne fournissant, contre les mouvements de rotation, qu'un butoir insuffisant.

La simple inspection de la région permet de se rendre compte si le genou fournit ou non un modelé utilisable ; mais il est d'autres cas où la nécessité d'englober le pied dans l'appareil est tirée d'une autre indication, c'est la douleur, traduction d'une immobilisation imparfaite. Que l'on s'en soit rendu compte par la simple inspection ou qu'on la constate par l'apparition des douleurs, l'indication reste la même : englober le pied lui-même dans l'appareil.

On peut également entraver la rotation du fémur en englobant dans l'appareil le genou placé en position de flexion, la

jambe se trouvant faire avec le fémur un angle de 20 à 40°
(fig. 303).

Il y a avantage, chez les enfants n'ayant pas dépassé 10 ans, à
prendre le genou placé en flexion. Mais chez les sujets âgés et
chez les adultes il est préférable de recourir à la prise du pied.

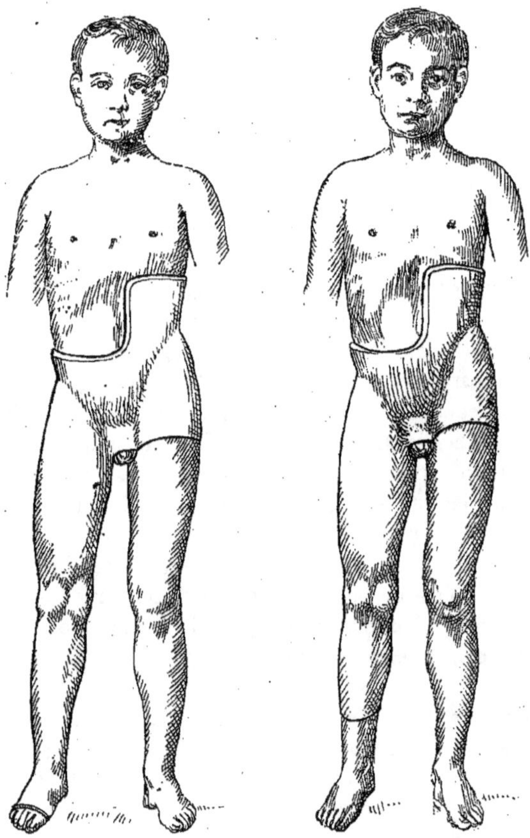

Fig. 301. — Appareil de coxalgie prenant le pied (période d'état).

Fig. 302. — Appareil de coxalgie (période d'état) avec modelage du genou.

Lorsque le malade est couché, si le genou est pris en position
de flexion, le talon appuie plus ou moins fortement sur le lit.

Cette pression est parfois assez douloureuse, on y obvie facilement en plaçant un coussin sous le genou.

La partie supérieure de l'appareil tire sa particularité de la présence d'une plaque de contre-adduction. Du côté de la hanche malade, l'appareil ne remonte pas plus haut que quelques travers de doigt au-dessus de l'aile iliaque qu'il coiffe ; tandis que, du côté de la hanche saine, l'appareil se prolonge vers le haut en une large plaque de contre-adduction qui vient buter la partie

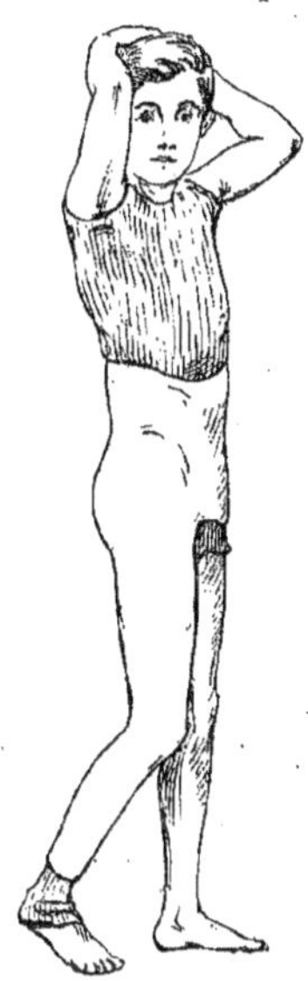

Fig. 303. — Appareil empêchant la rotation du fémur par la prise du genou en flexion sur la jambe.

latérale antérieure et postérieure des dernières côtes, empêchant ainsi contre un plan résistant toute bascule possible de l'appareil et, par conséquent, tout mouvement d'adduction de la cuisse malade. Le bord supérieur de cette plaque est une ligne circulaire qui passe à la hauteur de l'appendice xiphoïde. Un peu avant d'arriver à la ligne médiane du corps, ce bord horizontal se continue en une ligne verticale qui descend parallèlement à la ligne blanche jusqu'au-delà de l'ombilic ; une courbure appropriée permet ensuite de réunir ce bord au bord supérieur de l'appareil qui recouvre la hanche malade. Telle est la limite supérieure de notre appareil.

En arrière. — Toute la région ischiatique est soigneusement modelée. Cette prise de l'ischion est très importante : on obvie ainsi à l'ascension de l'appareil ; c'est le point de contre-ascension. De plus, si la partie supérieure du condyle est soigneusement modelée, on renforce l'action de la plaque de contre-adduction (procédé de la tige ischio-condylienne). Nous savons de plus que l'ischion, même celui du côté opposé, empêche l'abduction et un peu les mouvements d'adduction.

Échancrure au niveau de la hanche saine. — L'appareil est échancré parallèlement au bord inférieur de la symphyse pubienne. De là, décrivant une courbe à concavité ouverte en bas pour l'émergence de la cuisse, ce bord s'en vient coiffer la partie supérieure du grand trochanter et gagne la région postérieure où il suit une direction sensiblement horizontale, croisant dans son parcours la pointe du coccyx.

L'appareil plâtré reste en place de 3 à 5 mois. Les appareils de la période du début et de la période d'état de la coxalgie sont conçus d'une façon différente suivant la matière avec laquelle ils sont faits. Nous avons décrit les appareils de plâtre. Nous allons maintenant voir ceux de celluloïde.

b) *Appareils orthopédiques.*

Dans l'appareil plâtré nous étions obligés, pour nous opposer utilement aux mouvements d'adduction de l'articulation malade, de prolonger la partie supérieure de l'appareil eu une large plaque de contre-adduction venant prendre point d'appui sur le gril costal du côté opposé. Cette manière de faire ne va pas sans de certains inconvénients qui sont la nécessité d'immobiliser l'abdomen dans l'appareil rigide. Mais avec le plâtre nous n'avons pas d'autre recours que la plaque de contre-adduction pour obtenir l'immobilisation désirée. Avec l'appareil de celluloïde au contraire nous pouvons empêcher d'une façon aussi parfaite que possible tout mouvement d'adduction de l'articulation malade au moyen d'un sous-cuisse, bande rigide et inextensible qui passe sous l'ischion du côté opposé et vient s'attacher par ses deux chefs à la partie pelvienne de l'appareil du côté correspondant. Or la partie pelvienne de l'appareil ne fait qu'un tout avec le cuissard, toute adduction du cuissard se traduira donc par une élévation du côté opposé de la partie pelvienne de l'appareil ; cette élévation est rendue impossible par la présence du sous-cuisse inextensible. La région abdominale se trouve libérée, l'appareil ne

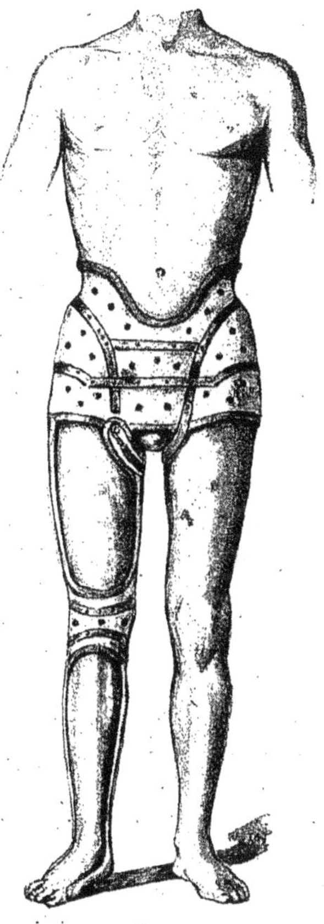

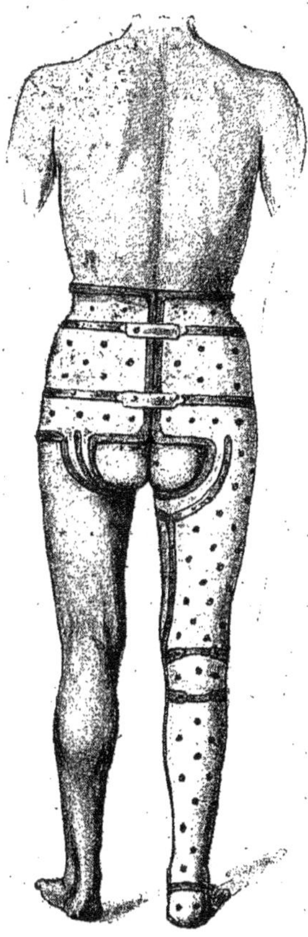

Fig. 304. — Appareil de coxalgie au début.

Fig. 305. — Appareil de coxalgie, vu d'arrière, montrant toute la bande sous-ischiatique.

comportant qu'un minimum d'encombrement, et de plus la liberté du rachis est complètement respectée, ce qui a une très grosse importance dans les appareils destinés à la marche. Il y a en effet deux sortes d'appareils en celluloïde suivant qu'ils sont destinés uniquement au séjour au lit ou bien qu'ils doivent servir également pendant le lever et la marche permise au malade.

Appareil fenêtré.— Aux principes que nous venons de développer viennent s'ajouter des considérations particulières tendant à obtenir le dégagement le plus grand possible, afin de permettre l'aération de la peau dont l'emprisonnement sous appareil n'est jamais qu'un pis-aller.

La partie pelvienne de cet appareil est telle que nous venons de la décrire ; on peut employer au choix le principe de la plaque de contre-adduction qui force à relever beaucoup la partie supérieure de l'appareil du côté opposé au membre malade ou le principe du sous-cuisse plus discret et peut-être plus efficace. La principale indication qui empêchera de recourir au sous-cuisse est la malpropreté habituelle du sujet.

Quant au cuissard, il est relié à la partie pelvienne dans toute sa partie postérieure, mais on a tout avantage à la transformer en une gouttière pure et simple (fig. 304-305), c'est-à-dire que toute la partie antérieure de la cuisse se trouve à découvert depuis le pli de l'aine jusqu'à la rotule ; il suffit en effet d'une bande de deux à trois travers de doigt venant enfermer le genou, pour que l'immobilisation conserve toute sa rigueur. La région jambière est de même échancrée dans toute sa partie antérieure et ainsi transformée en gouttière.

Cette partie jambière se continue en une partie podale qui consiste en une semelle implantée à angle droit et internant toute la plante du pied. Deux petits bords latéraux empêchent le déversement qui se communiquerait à l'articulation de la hanche. Tel est l'appareil destiné au sujet qui ne doit pas quitter le lit.

Appareil non fenêtré.— La partie pelvienne est identique à la partie pelvienne de l'appareil précédent. Elle comporte, suivant le cas, une plaque de contre-adduction ou un sous-cuisse. Elle se différencie seulement par ce fait que l'ouverture est située en arrière sur la ligne médiane. Ce déplacement du côté de l'ouverture est dû à ce fait que les points d'appui antérieurs du bassin sont beaucoup plus sérieux que les postérieurs et qu'il importe que pendant la marche les conditions d'immobilisation soient aussi rigoureuses que possible (fig. 306-307).

Pour la même raison, le cuissard et la partie jambière sont conservés dans toutes leurs parties circulaires, le laçage se faisant à la partie postérieure.

Ainsi que nous l'avons dit ailleurs, la possibilité de modeler

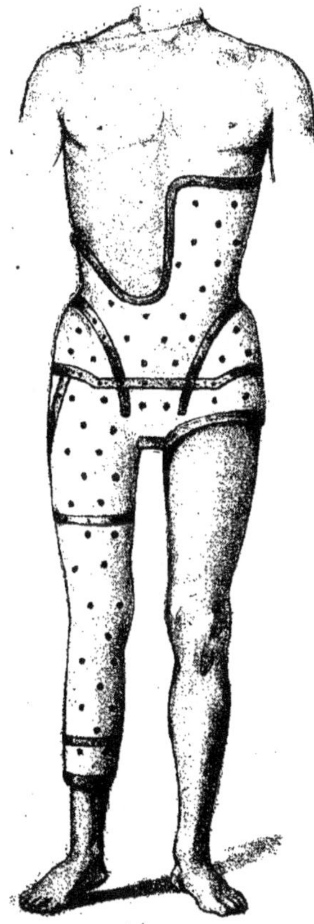

Fig. 306. — Appareil de coxalgie (celluloïde) avec plaque de contre-adduction.

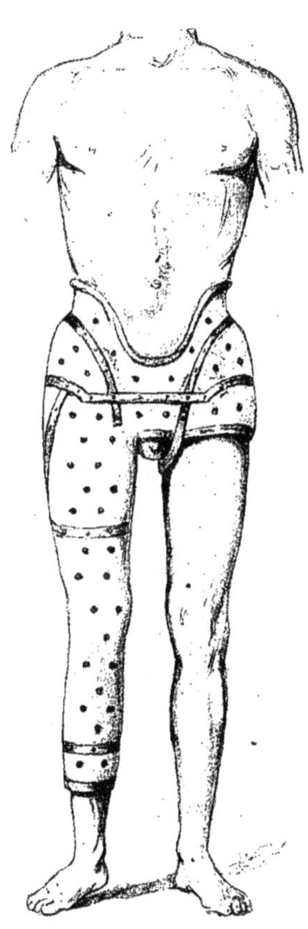

Fig. 307. — Appareil de coxalgie (celluloïde). Une bande ischiatique s'oppose à l'adduction.

le genou permet de compter sur lui pour empêcher tout mouvement de rotation de la hanche : si donc le genou est modelable, la partie jambière de l'appareil s'arrêtera au niveau des deux malléoles. Si au contraire le modelage du genou paraît insuffisant il sera nécessaire de prolonger l'appareil en une partie podale articulée de façon à ne permettre que des mouvements de flexion du pied sur la jambe.

On aura recours à cet appareil permettant la marche au moment de la convalescence, dès le début, dans le cas où le sujet ne pourrait se munir de deux appareils successifs.

La durée de cette première période varie suivant la gravité de la maladie et l'état général du malade de 12 à 18 mois.

2. — APPAREILS PERMETTANT LA MARCHE ET LA STATION.

Lorsque toute douleur a disparu, que les cauchemars nocturnes ont cessé, que les parties molles périarticulaires ne présentent plus d'empâtement, c'est-à-dire au bout d'un an à un an et demi d'immobilisation, on peut passer à la seconde période. On permet au malade de marcher une demi-heure, une heure et ainsi de suite, de façon très progressive.

La gravité des lésions règle notre conduite. Si la hanche est immobilisée dès le début de la maladie, l'évolution des lésions tuberculeuses est entravée et souvent il n'y a pas d'ulcération osseuse, *d'ulcération compressive.* Les foyers intra-osseux se cicatrisent, la fonction articulaire sera peut-être perdue, mais la forme des os est conservée.

Dans d'autres cas, au contraire, l'ulcération compressive n'a pu être évitée.

« La lésion débute le plus souvent par la partie supérieure de la tête fémorale et l'os ulcéré ; la moitié, la totalité même de la tête disparaît. La tête détruite, le col peut être atteint en partie ou en totalité par l'ulcération compressive.

Du côté du cotyle, le même travail destructeur s'opère par le même mécanisme : ulcération du sourcil cotyloïdien, d'abord superficielle et ensuite profonde, enfin abrasion complète de la saillie du sourcil cotyloïdien.

D'une part, la tête du fémur, en s'ulcérant, perd sa forme sphérique et son volume se réduit progressivement. D'autre part, la cavité cotyloïde s'agrandit en haut en prenant une forme allongée et elliptique. La brèche ouverte dans le toit cotyloïdien loge ce qui reste de la tête fémorale.

Le toit cotyloïdien défoncé, la tête remonte encore et détruit l'aile iliaque dans laquelle elle se fraye un trajet en continuité avec le cotyle.

Les termes extrêmes des lésions destructives sont, du côté du fémur, la disparition complète de la tête et du col. Parfois le col est détruit si complètement que l'on voit la face interne de la diaphyse se continuer avec la face interne du grand trochanter, sans interruption » (Ménard).

Au point de vue thérapeutique nous avons à considérer deux cas, suivant qu'il y a eu ou qu'il n'y a pas eu d'ulcération compressive.

1° *Il n'y a pas eu ulcération compressive*. — Il est possible de s'en rendre compte d'une façon très précise par la radiographie. Les mensurations osseuses fourniront aussi des indications utiles. La lésion guérie on peut permettre au malade de marcher avec un *appareil à appui direct*. Le poids du corps est transmis directement au sol sans intermédiaires. Ces appareils plâtrés ou en celluloïde assurent une immobilisation complète de la hanche et ne diffèrent (fig. 301-302) en rien de ceux qui sont employés pour la première période. Avec l'appareil plâtré, il est nécessaire de supprimer la partie podale. Avec l'appareil de celluloïde, la partie podale de l'appareil est articulée.

2° *Il y a eu ulcération compressive*. — Pour ces cas il est prudent de recourir à l'*appareil de décharge*. Le problème à résoudre, c'est d'empêcher l'effet que produit le poids du corps, les pressions des surfaces malades les unes contre les autres.

Si la lésion prête à l'ulcération compressive, l'appareil de décharge rend au malade les plus grands services, et on évite l'usure, le tassement des parties malades. En outre l'appareil de décharge supprime la douleur provoquée par la pression du pied sur le sol.

Comme pour le genou, nous avons divisé notre appareil en deux parties, un appareil d'immobilisation et un appareil de décharge.

L'appareil d'immobilisation utilise au niveau du bassin la sangle ischiatique du côté opposé à la lésion comme point d'appui contre l'adduction ; du côté malade la partie postérieure de l'appareil est fortement dégagée au niveau de l'ischion. C'est dans cette échancrure que se trouve fixé l'appareil de décharge. Un peu au-dessous de cette échancrure se trouve une bague qui sert de point d'appui à l'appareil de décharge (fig. 308 et 309).

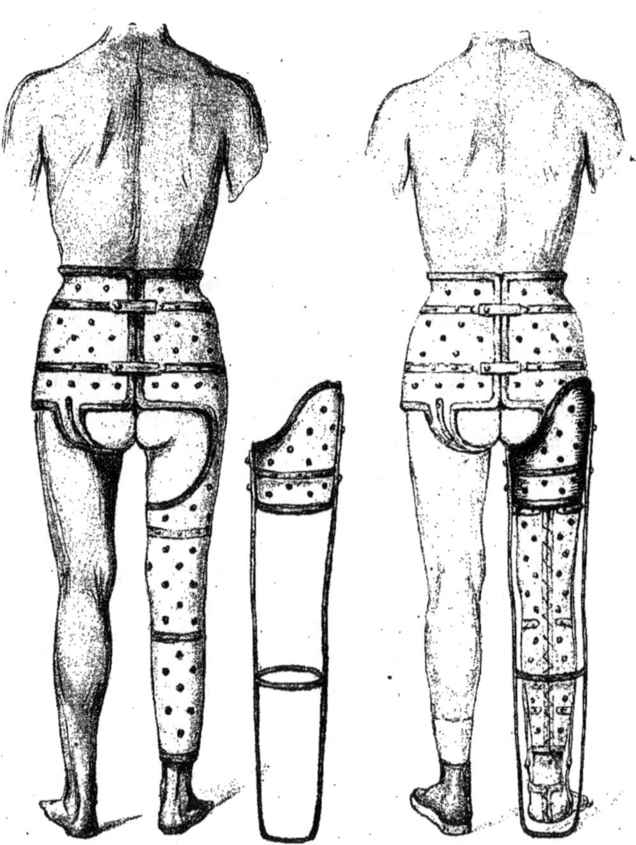

Fig. 308. — Appareils d'immobilisation et de décharge vus isolément.

Fig. 309. — L'appareil de décharge recouvre l'appareil d'immobilisation.

L'appareil de décharge est constitué essentiellement par un cuissard très court modelé sur l'ischion par l'intermédiaire duquel le poids du corps se transmet directement à l'appareil et au sol. L'appareil est constitué en somme par un long étrier fixé au cuissard et que l'on rend solidaire de la jambe au moyen de deux anneaux passant l'un au-dessus et l'autre au-dessous du genou. La marche s'effectue comme si l'on avait une amputation de la cuisse. De même que pour le pied, le cuissard appareil de décharge, coulisse sur le tiers supérieur de l'appareil d'immobilisation sous-jacent. Dans cet appareil, le cuissard prend point d'appui de bas en haut sur l'ischion : de haut en bas, il prend point d'appui par l'intermédiaire de l'appareil d'immobilisation sur la partie supérieure des condyles fémoraux. Si, dans certains cas, cet appui était préjudiciable, on aurait alors recours à une fixation du cuissard au moyen d'une ceinture articulée d'une façon convenable.

Cette deuxième période du traitement varie entre 1 et 2 ans et parfois plus.

3. — PÉRIODE FONCTIONNELLE.

Dans cette période de la maladie, on s'achemine peu à peu à la suppression complète de tout appareil. Le plus souvent le malade arrivera à la guérison avec ankylose, et la fonction marche qui en résulte est anormale. Parfois les mouvements seront retrouvés. Voyons donc ces deux modes de guérison :

1° *Guérison fonctionelle.*

La guérison fonctionnelle, c'est-à-dire avec récupération des mouvements, peut avoir lieu dans deux cas :

a) Lorsque la lésion qui, de par son siège, prêterait à l'ulcération compressive est cicatrisée avant d'arriver à ce stade de son évolution ;

b) Lors de lésion para-articulaire qui, de par son siège ne se prête pas à l'ulcération compressive. La figure 310 B nous en montre un exemple : le point malade est dans l'épine iliaque antérieure et inférieure ; de même la figure 310 C où la lésion siège à la partie toute inférieure du col.

Si la lésion est arrivée à la phase d'ulcération compressive (fig. 310 A), il n'y a rien de tel à escompter.

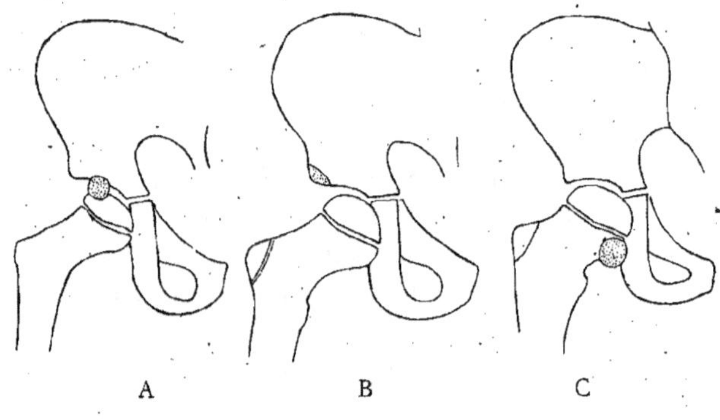

Fig. 310.

Tous les coxalgiques n'arrivent pas à retrouver la mobilité articulaire. L'ankylose est malheureusement la forme de guérison la plus fréquente. On n'arrive à la guérison fonctionnelle que si on surveille d'une façon très attentive cette période de la convalescence. L'articulation malade ne devra récupérer ces mouvements que d'une façon très progressive. L'immobilisation a créé une ankylose fibreuse légère qui peu à peu va s'assouplir et permettre à l'articulation malade une mobilisation de plus en plus grande. Le mouvement qu'on restitue en premier lieu est la rotation. Ce mouvement se trouve possible par le fait même qu'on permet les mouvements du genou.

Pour permettre les mouvements de flexion on dispose sur l'appareil une articulation munie de crans d'arrêts. La flexion ne sera permise qu'avec beaucoup de prudence, et un fort muscle artificiel tendant toujours à ramener la jambe en hyperextension mettra obstacle à l'installation d'une attitude vicieuse en flexion.

On arrive ainsi par étapes successives à accorder aux mouvements de flexion toute leur amplitude. Il faut compter en général une bonne année. L'enfant gardera son appareil avec flexion libre au moins quatre ou cinq mois ; l'adduction et l'abduction sont limitées, on évite ainsi toute entorse de l'articulation que pourrait occasionner un faux-pas, ou tout autre mouvement anormal si fréquents chez les enfants. Pour enlever l'appareil il faut que le moyen fessier ait acquis une vigueur suffisante pour maintenir le bassin horizontal dans le second temps de la marche. Il est aisé de se rendre compte si cette dernière condition est remplie : l'enfant étant complètement nu, on lui fait lever le pied sain et l'on s'assure que l'épine iliaque de ce côté ne s'abaisse pas ; on peut alors affirmer que le moyen fessier est suffisant. Sinon il faut attendre encore avant de permettre toute la mobilité articulaire. On pourra aider à la reconstitution de ce muscle grâce à des exercices répétés d'abduction de la cuisse.

Il ne faut pas oublier, au cours de cette longue mobilisation progressive, que tout symptôme douloureux ou toute contraction musculaire doit commander une immobilisation temporaire.

Nous avons déjà signalé à propos du genou le danger d'une mobilisation trop hâtive, les mêmes réflexions mais avec un facteur de gravité particulier sont applicables à la hanche ; ce que Verneuil appelait fausse rechute n'est trop souvent que l'évolution d'une coxalgie nouvelle.

Dans la pratique hospitalière, on ne peut songer à se servir d'appareils articulés. On utilise dans ce cas des moyens approximatifs. On remplace l'appareil plâtré primitif par des appareils de moins en moins résistants en gomme et tarlatane très amidonnés.

La guérison par ankylose partielle est beaucoup plus rare à la hanche qu'au genou.

2° *Guérison avec ankylose.*

On supprime peu à peu la contention et tout d'abord l'immobilisation contre la rotation, qu'il s'agisse d'un appareil plâtré ou d'un appareil en celluloïde, les principes en sont à peu près les mêmes. L'appareil plâtré présente cette différence avec l'appareil de début que la partie inférieure se termine au niveau des condyles fémoraux, afin de permettre le jeu de l'articulation fémoro-tibiale. Ce bord inférieur épouse très strictement la forme des condyles du fémur, se modelant sur eux et suivant à la partie antérieure du genou exactement la ligne articulaire, tan-

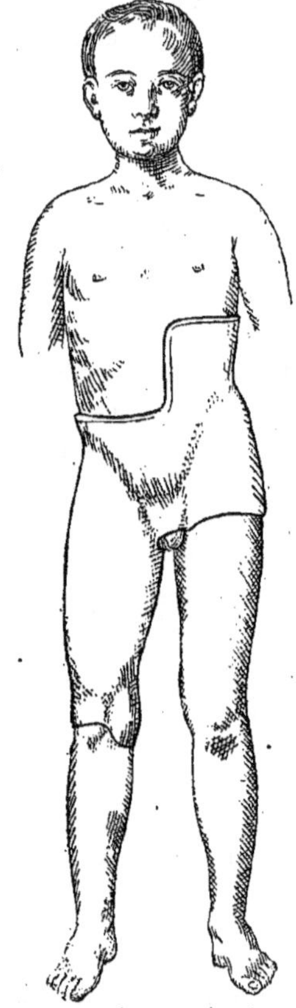

Fig. 311. — Appareil de coxalgie (convalescence),
le genou reste libre.

dis qu'à sa partie postérieure il est échancré en une concavité tournée vers le bas, de façon à permettre les mouvements de flexion de la jambe sur la cuisse (fig. 311).

On arrive peu à peu à supprimer la plaque de contre-adduction.

Avec l'appareil en celluloïde, on se sert avec avantage pour la partie pelvienne d'une bague de Hessing. Cela a le gros avantage de permettre la flexion de la colonne lombaire et, partant, le malade peut s'asseoir beaucoup plus facilement.

A la fin du traitement, il est bon d'enlever l'appareil quelques heures par jour. Il est imprudent de le supprimer brusquement d'un jour à l'autre.

Lorsque l'on enlève l'appareil tout à fait, il faut surveiller attentivement le malade pendant plusieurs mois.

CHAPITRE IV

Les attitudes vicieuses. — Leur traitement.

Les diverses périodes qu'on a coutume d'étudier au cours de la coxalgie, bien qu'un peu schématiques, sont dans la réalité assez exactes : nous conserverons donc la même division, mais en ne nous attachant autant que possible qu'à des considérations pratiques.

1° *Attitudes vicieuses du début.*

La période de début ne comporte aucune attitude vicieuse, souvent même aucune trace de douleur ; on n'y observe souvent qu'une certaine limitation du mouvement d'abduction et de flexion. Mais bientôt, en même temps que les douleurs, apparaît une position spéciale du membre malade, position en abduction avec rotation externe qui va de bonne heure engendrer de graves conséquences : abaissement du bassin du côté malade et flexion de la cuisse sur le bassin. Ces divers accidents s'enchaînent l'un l'autre.

Chez les enfants obèses, on rencontre fréquemment une attitude en rotation externe sans flexion ni abduction, et cette attitude, ils la conservent souvent jusqu'à la fin du traitement.

Le premier fait est la position en abduction qui entraîne à sa suite l'abaissement du bassin.

L'explication a déjà été donnée par Bonnet de Lyon. Selon lui, l'abduction représente la position de l'articulation où la capsule articulaire (supposée distendue par une collection liquide) se trouve au maximum de relâchement, et il s'installe au début de l'affection une contracture musculaire qui immobilise la hanche dans cette position. Nous savons, d'ailleurs (fig. 312-313) que,

pour que la marche soit possible, l'axe des membres inférieurs doit
se trouver sensiblement parallèle à l'axe du corps. L'articulation
malade étant immobilisée par la contracture (fig. 312),
lorsque le membre malade fera le mouvement d'adduction
nécessaire pour le ramener dans le plan voulu (axe du membre

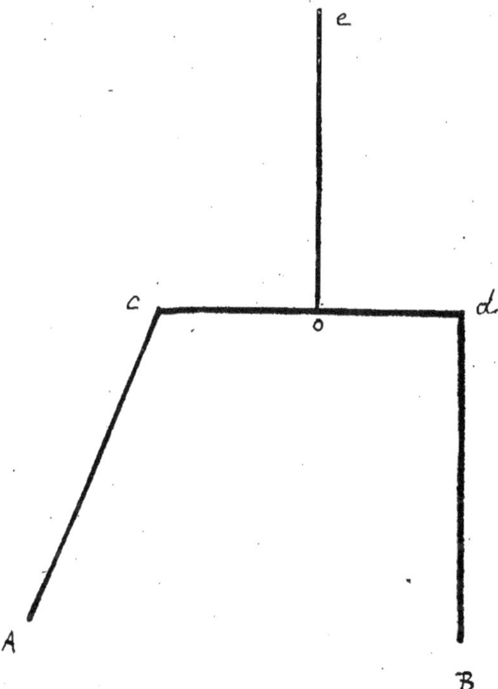

Fig. 312. — La jambe droite *A c* est en abduction, *c d* axe du
bassin, *o e* axe du tronc.

parallèle à l'axe du corps), il entraînera donc dans son mouvement le bassin lui-même, c'est-à-dire que l'articulation s'abaisse
tandis que l'articulation saine s'élève (fig. 313). C'est un mouvement de bascule du bassin autour d'un axe vertical antéro-
postérieur passant par les lombes. Le mouvement d'abduction du
membre, au lieu d'avoir pour centre l'articulation coxo-fémorale,
a pour centre un point de la colonne lombaire. L'allongement

apparent, parfois considérable du membre malade, est une conséquence immédiate de cette bascule.

Mais ce n'est pas tout, cet allongement apparent du membre
malade détermine pendant la marche une flexion de la cuisse et une
rotation externe que le malade opère instinctivement pour diminuer l'allongement de son membre. Nous avons donc une position

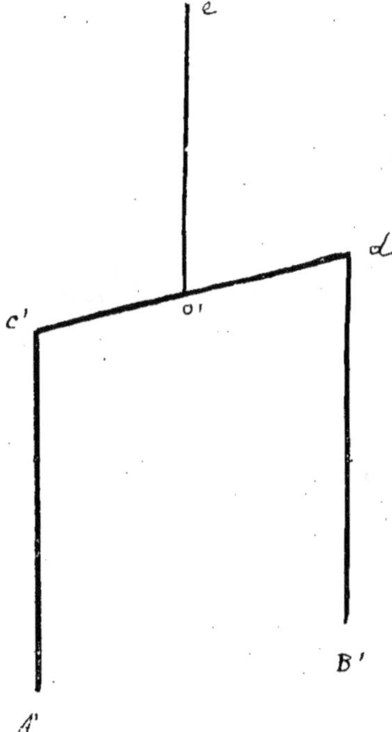

Fig. 313. — La jambe droite *A' c'* est en abduction. L'inclinaison
de l'axe *c' d'* rendra la marche possible.

en abduction, flexion et rotation externe, qui se trouve fixée par
la contracture des muscles.

Le mécanisme que nous venons d'expliquer et selon lequel
l'exercice de la marche avec un membre en abduction explique
toute la série, est corroboré par ce fait que, lorsque le malade ne
fait aucune tentative de marche (comme cela arrive chez l'adulte

atteint d'un commencement de coxalgie), la position vicieuse est réduite à la seule abduction.

2° Attitudes vicieuses de la période d'état.

Il faut se rappeler qu'à cette période, les muscles ne peuvent plus suffire à leur tâche, et parmi eux, l'un des plus importants par sa fonction, est le moyen fessier.

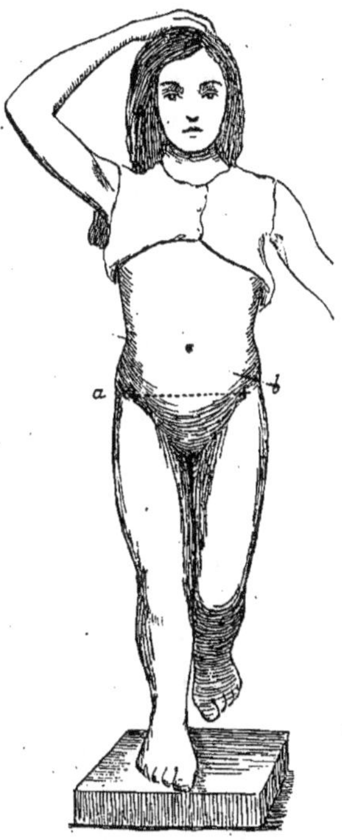
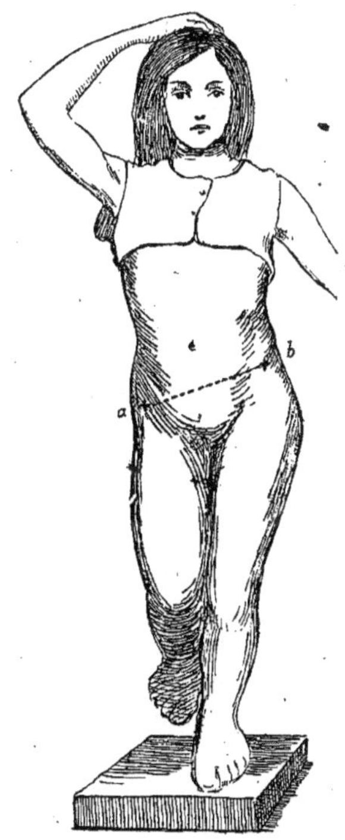

<table>
<tr><td>Fig. 314. — Montre le moyen fessier maintenant le bassin horizontal.</td><td>Fig. 315. — Montre l'insuffisance du moyen fessier.</td></tr>
</table>

Le rôle de ce muscle dans la marche à l'état normal est essentiel ; c'est lui qui, au second temps de la marche (fig. 314-315), lorsque tout le poids du corps porte sur l'un des membres inférieurs, maintient le bassin horizontal. Chez le coxalgique, c'est sous l'influence soit de la fatigue de contracture, soit de l'immobilisation, qu'il s'atrophie. Aussi, quand le malade porte sur la hanche lésée, le moyen fessier est insuffisant à maintenir l'horizontalité du bassin ; alors l'épine iliaque du côté sain s'abaisse et tombe au-dessous d'une ligne horizontale passant au niveau de l'épine iliaque du côté malade (fig. 315), le bassin se place en adduction par rapport à la cuisse. La palpation du moyen fessier chez un coxalgique qui est en adduction dénote que le corps charnu de ce muscle est beaucoup moins volumineux que du côté sain, et, d'ailleurs, la simple inspection de la région accuse un méplat qui correspond à l'atrophie du muscle.

Notre coxalgique aurait donc déjà, de par la seule défection du moyen fessier, une raison suffisante pour faire l'adduction de son membre ; à cela vient s'ajouter la prédominance d'action des muscles adducteurs dont le travail n'est plus limité par leurs antagonistes fatigués.

L'appareil musculaire insuffisant doit être remplacé par une ankylose fibreuse serrée. Il n'y a plus à compter sur le moyen fessier. C'est pourquoi, durant le traitement, on place le membre inférieur malade dans une abduction de 15 à 20°, le pied en rotation externe de 5 à 6° au maximum, et la cuisse dans le plan frontal du tronc. La position d'abduction est avantageuse parce qu'elle relâche la partie supérieure de la capsule fémorale qui se rétracte et forme une bande d'arrêt s'opposant à la chute du bassin pendant la période d'appui unilatérale sur la jambe malade.

Si le malade marche trop tôt, avec un appareil défectueux, l'ankylose insuffisamment constituée se laisse tirailler et étendre, et le bassin tombe en adduction.

Nous nous trouvons cette fois en présence du cas inverse de tout à l'heure. Il s'agit de ramener le membre en adduction parallèlement à l'axe du corps (fig. 314-315). Le raisonnnement se trouve identique, avec cette différence que la bascule du bassin se fera en sens inverse ; nous aurons donc une élévation de l'épine iliaque du côté malade, c'est-à-dire un raccourcissement apparent du membre malade (fig. 316-317).

En résumé donc :

1° A la première période, abduction avec son corollaire ; abaisement du bassin du côté du membre malade et rotation externe ;

2° A la seconde période, adduction avec élévation du bassin du côté du membre malade (période d'état et de convalescence).

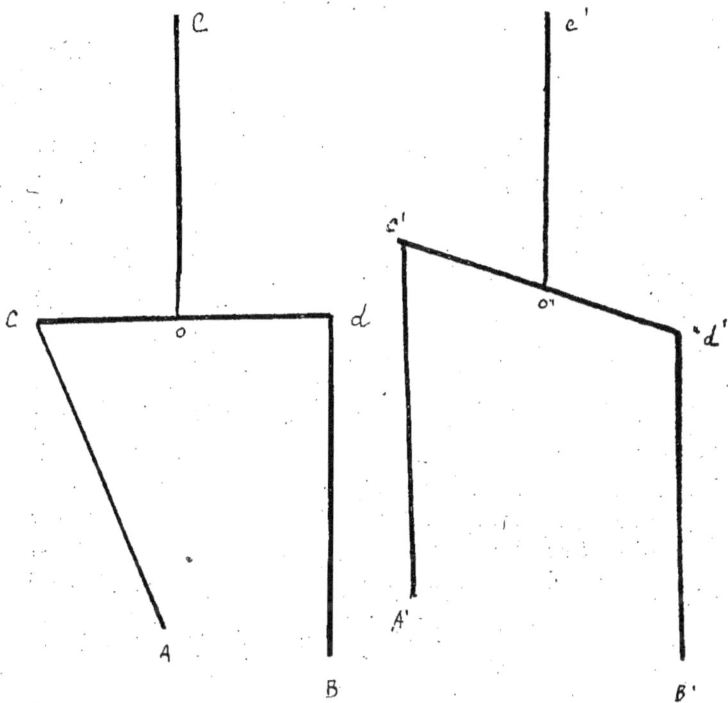

<table>
<tr><td>

Fig. 316. — *o e* axe du tronc, *c d* axe du bassin, *c A* et *d B* membres inférieurs. La jambe droite *c A* est en adduction.

</td><td>

Fig. 317. — L'angle *A' c' d'* que forme la cuisse avec le bassin n'a pas varié. Les membres inférieurs sont redevenus parallèles grâce à l'ascension du bassin du côté droit.

</td></tr>
</table>

Remarquons ici que cette division où nous venons de classer les attitudes vicieuses n'est exacte que dans la majorité des cas, mais non toujours. En effet, il est des malades qui ne se présentent jamais avec une position vicieuse en abduction, et les conséquences qu'elles comportent, mais qui, dès la première période, se présentent en adduction avec élévation du bassin du côté du membre malade. Ces derniers passent donc de la première

à la seconde période sans changements extérieurs dans leur attitude.

3° *Positions vicieuses anciennes.*

Lorsque le processus tuberculeux est complètement éteint
dans l'articulation coxo-fémorale, on dit que le coxalgique est
guéri.

Cette guérison n'implique nullement qu'il n'y ait plus aucun
soin à lui donner. Au contraire, un certain nombre de coxalgiques guéris ont effectué leur guérison, c'est-à-dire leur ankylose, dans une attitude plus ou moins vicieuse ; c'est là ce qu'on
appelle les attitudes vicieuses anciennes.

Celles-ci consistent presque toujours en une ankylose avec
adduction à laquelle s'ajoute soit de la flexion, soit de la rotation
en dedans. Elles peuvent en outre comporter ou non des degrés
divers de subluxations, voire même une luxation complète. Ces
diverses formes déterminent un raccourcissement du membre qui
entraîne des troubles fonctionnels plus ou moins graves. Mais il
arrive aussi que l'attitude vicieuse s'accompagne de rotation
externe et ici le cas est nettement différent. La rotation externe
par elle-même n'entraîne pas de raccourcissement du membre,
mais à cause de cela même elle est cause de désordres plus graves
dans la fonction de la marche.

C'est la forme de la position vicieuse qui crée l'indication au
redressement.

L'analyse de la marche pathologique nous servira de guide. La
flexion joint à l'adduction donne une marche très disgracieuse,
il est de même de la rotation externe ; l'indication au redressement est donc absolue. Une adduction même assez prononcée,
une flexion légère, amènent relativement peu de perturbation ;
l'indication au redressement devient donc moins formelle.

TRAITEMENT DES ATTITUDES VICIEUSES

Le redressement des positions vicieuses se présente dans 3 cas
distincts qui relèvent de thérapeutiques légèrement différentes.

1° Positions vicieuses *récentes* dues à des contractions de défenses musculaires, qui immobilisent l'articulation de façon à restreindre les phénomènes douloureux.

2° Positions vicieuses de la *période d'état*. Le malade est en cours de traitement.

3° Attitudes vicieuses *anciennes*, qui reconnaissent pour cause des ankyloses soit osseuses, soit fibreuses (totales ou partielles).

1° *Positions vicieuses récentes.*

La position vicieuse dont nous partons est une abduction et flexion jointe à de la rotation en dehors. Nous avons à lutter contre la flexion et la rotation.

Nous avons à notre disposition deux méthodes :

a) La méthode lente par l'extension continue ;

b) La méthode rapide.

a). Méthode lente par l'extension continue. — L'attitude vicieuse n'est pas très solidement fixée, on peut arriver au redressement au moyen de l'extension continue, pratiquée comme on le fait ordinairement, soit qu'on prenne à la façon de Hennequin une prise directe sur le fémur, ou qu'on place le lac extenseur au niveau des malléoles.

Il faut veiller aussi à combattre la rotation externe. Avec le Hennequin, la chose est très facile ; l'extension dans la direction du membre conservé, on fixe le genou malade sur le matelas au moyen d'un lac ; une poulie est placée sur le côté latéral du lit, à la hauteur du pied malade. Un lac placé au niveau des malléoles se réfléchit sur cette poulie, attire le pied en dehors et supprime ainsi la rotation externe.

Le redressement obtenu, on fixe le membre amené en bonne position, dans un appareil plâtré.

b) La méthode rapide. — Dans l'espace d'une séance, au moyen de quelques gouttes de chloroforme, la méthode rapide permet d'arriver au but. La narcose déterminant une résolution complète, il n'y a qu'à appliquer l'appareil sur le membre remis en bonne position. Si la résolution musculaire ne suffit pas à rendre au

membre une position convenable, un effort convenablement gradué, sans à coup ni brutalité, permettra d'obtenir le redressement
désiré. On facilite la correction de la flexion en couchant le
malade sur le ventre. L'une des mains est arc-boutée sur
l'ischion pendant que l'autre, placée à la partie antérieure du
genou, tire sur le fémur en même temps qu'elle essaie de l'amener
en hyperextension. Le redressement effectué, le malade est placé
dans un appareil plâtré.

2° *Positions vicieuses de la période d'état.*

Nous avons vu que l'adduction était la position vicieuse ordinaire de cette période de la maladie. On y rencontre parfois
d'autres positions vicieuses : la flexion, la rotation externe. Nos
moyens de traitement seront les mêmes, mais leur mise en
œuvre variera avec la position vicieuse à traiter.

La fragilité des os créée par l'immobilisation nous interdit les
méthodes violentes, c'est-à-dire les redressements rapides en une
séance. C'est pourquoi *les méthodes par étapes* restent les méthodes
de choix, applicables à cette période de la maladie.

Nous disposons de trois moyens :

a) Les appareils plâtrés ;

b) Les appareils orthopédiques ;

c) L'extension continue.

a) *Les appareils plâtrés.* — Cette méthode de *redressement par
étapes* consiste à réduire le plus possible la position vicieuse et à
fixer le membre dans la situation de réduction obtenue. Les tissus
rétractés qui fixent la position vicieuse se trouvant en état de
tension constante cèdent progressivement, et au bout de quinze
jours un nouvel appareil peut être appliqué dans une position
meilleure. Peu à peu on arrive ainsi au redressement. Il faut
aller jusqu'à ce que la cuisse se trouve en extension combinée
à une abduction de 15° et à une rotation externe très légère.

La plupart du temps, nous nous trouvons en présence d'une
position vicieuse avec adduction et bascule du bassin qui s'élève
du côté malade. Voyons donc la technique employée dans ce cas.
Toute la difficulté réside dans l'application de l'appareil.

Pour arriver à réaliser chez notre malade une position d'extension combinée à une abduction de 15°, deux méthodes sont à notre disposition, suivant qu'on veut opérer sans appareil spécial ou bien avec notre appareil.

Disons de suite que la première méthode est beaucoup plus défectueuse. Elle consiste à opérer l'ouverture de l'angle que forme la cuisse avec le bassin, au moyen d'efforts que l'on opère

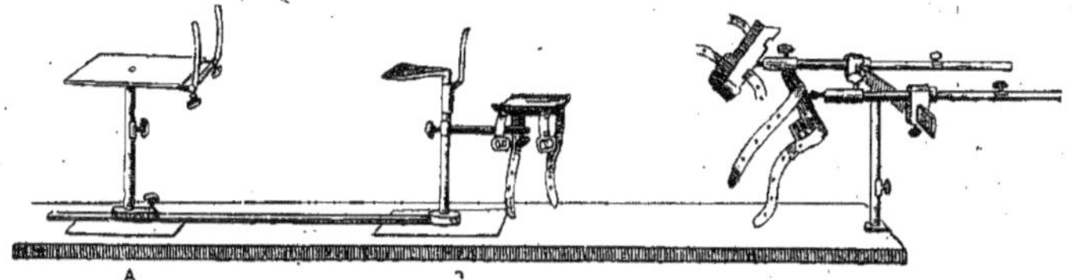

Fig. 318. — Table orthopédique avec point d'appui sur l'ischion pour permettre l'abduction de la cuisse.

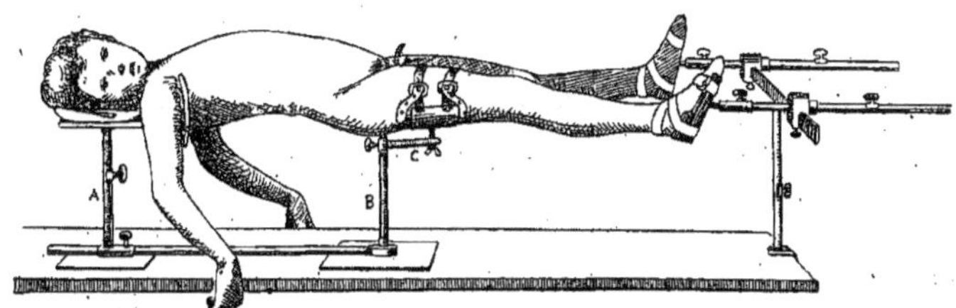

Fig. 319. — La même. Sujet placé.

en sens inverse, d'une part sur la jambe, d'autre part sur le bassin. En effet, l'opérateur, placé aux pieds du sujet, tire à soi le membre inférieur malade, pendant qu'un autre aide repousse en sens inverse le membre inférieur sain.

Il en résulte théoriquement que le bassin qui, en définitive, reçoit ces deux efforts contradictoires est sollicité à s'abaisser du côté malade, en même temps qu'il s'élève du côté sain ; la cuisse malade se trouve donc ainsi avoir ouvert l'angle qu'elle formait primitivement avec le bassin, ce qui est le résultat opératoire demandé.

Mais en réalité les choses ne se passent pas d'une façon aussi simple : en premier lieu, le membre sain sur lequel on exerce une pression est à chaque instant sollicité à se fléchir, c'est-à-dire à ne rien transmettre ; en second lieu, et ceci est beaucoup plus grave, le sujet à qui ces manœuvres sont malheureusement pénibles, y répond le plus souvent en exécutant un déplacement en masse du bassin. Ce déplacement a pour résultat de placer le fémur de l'articulation ankylosée dans le prolongement même de la traction, en sorte que celle-ci ne sollicite plus du tout l'ouverture de l'angle formé par la cuisse avec le bassin ; c'est une traction pure et simple qui a très peu d'action sur l'articulation elle-même.

D'autre part, il est très difficile d'empêcher cette translation du bassin ; seule, une tige fixée à un pelvi-support et venant faire butoir contre l'ischion du côté sain, peut arriver à ce résultat. Mais c'est là déjà, en partie, la technique suivante, celle avec notre appareil, que nous allons décrire maintenant.

Nous plaçons notre appareil destiné à la fixation des coxalgiques ; la jambe saine est fixée à l'étrier, et nous opérons sur la jambe malade une traction qui a pour effet : 1° d'abaisser l'épine iliaque du côté malade surélevé ; 2° d'ouvrir l'angle d'adduction articulaire. Pour réussir cette manœuvre, nous prenons soin de fixer le périnée par une tige qui vient buter à la partie interne de la cuisse saine croisant le trajet des branches ascendante et descendante du pubis et montante de l'ischion ; nous réalisons, grâce à ce point d'appui (fig. 318-319), à ce pivot, un levier du second genre dont le travail a pour effet de relever le côté correspondant du bassin, en même temps que d'ouvrir l'angle articulaire lui-même. La mécanique de ce procédé est assez différente de celle du procédé que nous avons décrit tout à l'heure. Ici le bassin bascule autour du pivot à la façon du fléau d'une balance. Il n'y a ici aucune nécessité d'exercer une pression sur le membre sain. La traction appliquée au membre malade a pour résultat de faire pivoter le bassin autour du butoir placé sous l'ischion et, par conséquent, de relever le membre sain jusqu'au moment où la résistance de celui-ci (qui se trouve par ailleurs fixé à la partie podale de l'appareil) vient rendre impossible toute exagération de la bascule du bassin. Dès lors, les tractions qui continuent sur le membre malade sont intégralement et efficacement appliquées à l'ouverture de l'angle articulaire. Il est facile de voir que l'on arrive de la sorte à obtenir le degré d'abduction voulu en même temps qu'une correction convenable de l'élévation du bassin et par conséquent du raccourcissement apparent. Nous donnons ici les trois étapes successives du redressement d'une attitude vicieuse en adduction (fig. 320).

b) *Les appareils orthopédiques de redressement.* — En pratique il est rare que l'on se trouve en présence d'une attitude vicieuse combinée de flexion, adduction et rotation.

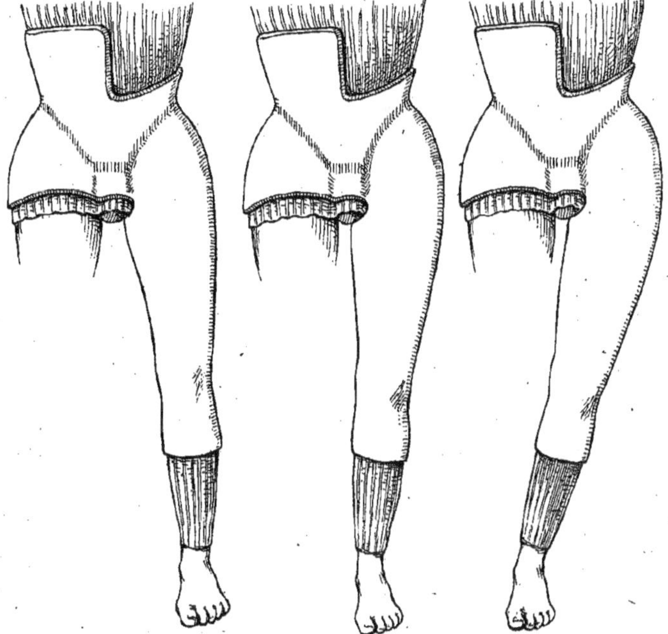

Fig. 320. — Les trois étapes successives du redressement d'une
attitude vicieuse en adduction.

Le plus souvent l'un de ces éléments prédomine à l'exclusion des autres. En tout cas le traitement devra s'adresser à chacun d'eux successivement.

Nous allons donc voir la constitution des appareils destinés à lutter contre les positions vicieuses les plus fréquentes :

1° Contre l'adduction ;

2° Contre la flexion ;

3° Contre la rotation.

1° *Contre l'adduction.* — Du côté de la ceinture pelvienne nous savons que les points osseux actifs sont le dôme des hanches du côté malade et l'ischion du côté opposé à la partie malade.

Du côté du cuissard le point osseux n'est autre que la partie interne du condyle interne.

Avec trois points osseux se trouve réalisée la fixation.

Une solution analogue à celle que nous exposerons pour les mouvements de flexion serait applicable pour les mouvements d'abduction à la seule condition de placer l'axe non plus à la partie latérale de la cuisse mais à sa partie antérieure.

Si l'on veut placer l'axe à la partie latérale de la cuisse, il faut avoir recours à une mortaise qui permette le raccourcissement de la tige solidaire du cuissard (fig. 321 A).

La disposition de l'axe d'abduction se trouve donc analogue à celle de l'axe de flexion, à cette différence près que les tiges métalliques doivent être contournées afin que l'axe se trouve placé de champ suivant la direction des mouvements auxquels il est destiné.

A cette tige pouvant coulisser sur la face externe du cuissard, nous pouvons ajouter un auxiliaire précieux destiné à imposer un certain degré d'abduction au membre. Cet auxiliaire n'est autre qu'une tige métallique également à coulisse reliant la plate-forme ischiatique au condyle interne ; on en obtient le réglage exactement de la même façon, mais il faut savoir que dans les cas où l'on veut lutter progressivement contre une attitude vicieuse en adduction, cette tige ischiatique travaille dans des conditions beaucoup plus favorables que la tige placée à la partie externe.

2° *Contre la flexion.* — Cet appareil est formé de deux parties : la ceinture pelvienne et le cuissard.

Du côté de la ceinture pelvienne nous savons que les points osseux importants sont les épines iliaques antéro-supérieures et l'angle du sacrum. Ces deux points doivent donc être modelés d'une façon toute spéciale.

Du côté du cuissard les condyles fémoraux à leur partie anté-rieure représentent le point osseux essentiel qu'il convient de modeler.

Il est bien entendu que les crêtes iliaques et l'ischion seront pris dans l'appareil qui a besoin d'être lui-même solidement fixé sur le bassin. Nous ne voulons ici que souligner les points osseux actifs, mais encore faut-il que le reste de l'appareil soit construit de telle sorte que ces points mêmes ne puissent perdre contact avec l'appareil.

Nous savons également que l'axe artificiel de flexion de l'articulation de la hanche doit se placer latéralement au niveau du trochanter. Dans ces conditions, voici comment on peut régler le

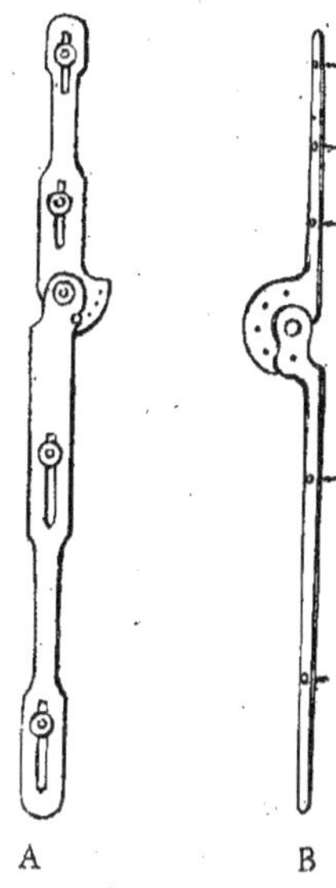

Fig. 321.

A. Montre l'articulation employée dans un appareil de redressement
d'une attitude vicieuse en adduction.
B. Montre l'articulation employé dans un appareil de redressement
d'une attittude vicieuse en flexion.

degré de flexion à donner à la hanche. Solidaire du cuissard, nous plaçons autour de l'axe de flexion une pièce métallique circulaire dont la circonférence est munie de trous convenablement espacés. D'autre part, la partie pelvienne de l'appareil est solidaire d'une tige métallique qui vient s'articuler avec ce même axe; cette tige est prolongée en une sorte de bec très proéminent dont l'extrémité trouée vient passer au cours des mouvements de flexion au niveau des trous correspondants, ménagés sur la pièce métallique solidaire du cuissard (fig. 321-B). On voit par ce moyen qu'en glissant une vis qui prenne à la fois la tige pelvienne et la tige cuissard, on empêche complètement tout mouvement de flexion de l'articulation. Au contraire, en plaçant dans les mêmes trous sur la pièce du cuissard seulement une vis proéminente, celle-ci fait office de butoir et empêche le passage du bec proéminent qui prolonge la tige de la ceinture pelvienne. On a ainsi un moyen précis de régler mécaniquement le degré de flexion ou de déflexion que l'on veut accorder ou imposer au membre.

3° *Contre la rotation.* — Nous n'avons pas discuté l'indication d'intervenir contre les attitudes en flexion ou en adduction. Il n'y a à ce sujet aucune discussion possible ; il n'en est pas de même pour les attitudes vicieuses en rotation. Pour des raisons que nous verrons plus tard, les attitudes vicieuses en rotation, anciennes, et accompagnées de raccourcissement du membre ne doivent pas être combattues ; il est au contraire extrêmement important de lutter contre une attitude vicieuse en rotation récente ou coexistant à une longueur normale du membre.

Du côté de la ceinture pelvienne les points osseux utiles sont les épines iliaques et spécialement celle qui est du côté opposé au membre malade ; le reste de la ceinture pelvienne devra, bien entendu, être modelé comme toujours.

Du côté du cuissard il est nécessaire de compléter l'appareil par une partie jambière et quelquefois podale. Nous avons déjà expliqué le rôle important que joue la flexion du genou dans un tel appareil.

Dans cet appareil les deux parties, ceinture pelvienne d'une part et cuissard d'autre part, forment deux appareils distincts absolument séparés et ne sont réunis que par l'articulation que nous avons décrite : la partie pelvienne est solidaire d'une tige métallique qui vient se prolonger jusqu'à la partie antérieure du cuissard, l'extrémité de cette tige est munie de deux mortaises. Le cuissard de son côté présente à sa partie antérieure deux arcs de cercle métalliques, le second à deux ou trois centimètres au-dessous du premier ; ces arcs de cercle sont eux-mêmes percés de trous de telle façon (fig. 322-323) que si l'on imprime à la cuisse des mouvements de rotation, les trous des deux arcs métalliques viennent passer successivement en face des mortaises dont est muni la tige qui prolonge la partie pelvienne de l'appareil. Il est facile de voir dès lors qu'au moyen de vis convenablement placées, on peut, soit empêcher toute rotation, soit permettre ou imposer au membre l'amplitude de rotation désirée.

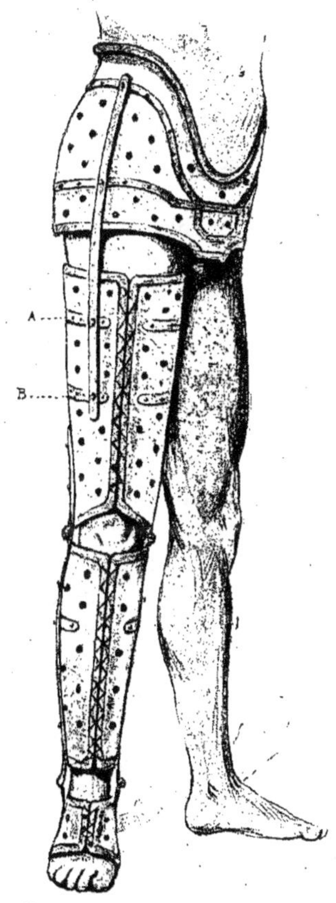

Fig. 322. — Appareil pour la réduction progressive de la rotation externe. Début du traitement.

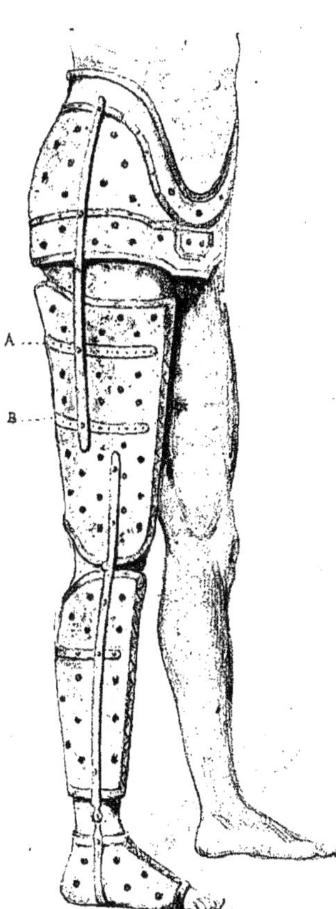

Fig. 323. — La rotation est corrigée. Fin du traitement.

c) L'extension continue. — L'extension continue qui arrive d'une façon progressive au redressement est bien une méthode de redressement par étapes. Cette méthode est inefficace si l'attitude vicieuse est solidement fixée, comme le sont celles de la période d'état. Pour employer l'extension continue et en retirer bénéfice il est nécessaire de recourir à une instrumentation spéciale qui fixe solidement le bassin.

Voyons donc les conditions auxquelles doit satisfaire cette instrumentation. Elles varient avec la position vicieuse qu'il s'agit de réduire, que ce soit l'adduction, la flexion ou la rotation.

L'adduction. — Voyons séparément pour chacun des deux segments de l'articulation quelles indications il faut remplir du côté du membre inférieur et du côté du bassin.

Du côté du membre inférieur, on peut procéder par tractions suivant l'axe longitudinal du membre ou bien par tractions suivant un plan perpendiculaire à cet axe. Dans le premier cas, les liens sont appliqués au genou ou à la cheville et leur fixation ne supporte aucune difficulté. Dans le second cas, les liens sont appliqués sur le genou lui-même.

Mais du côté du bassin la question n'est plus aussi simple. La première chose qui se produit, dès qu'on veut placer le membre en une position d'abduction, c'est un mouvement de bascule du bassin, abaissant l'ischion du côté opposé et élevant l'aile iliaque du côté du membre intéressé, de telle façon que si le membre paraît au premier abord placé en abduction il n'en est rien dans la réalité, le mouvement se produit purement et simplement dans la colonne lombaire et l'articulation coxo-fémorale conserve le même degré d'adduction vicieuse (fig. 324). Nous sommes donc en présence d'un mouvement de bascule latérale du bassin qui tend à pivoter de haut en bas du côté sain, de bas en haut du côté ankylosé. Les lois générales que nous avons posées au moment où nous avons étudié les diverses façons de s'opposer aux mouvements du bassin nous permettent de résoudre aisément ces difficultés.

Il suffit, en effet, de fixer l'ischion du côté opposé d'une part, et l'aile iliaque du côté ankylosé d'autre part, pour que la bascule du bassin soit rendue complètement impossible (fig. 325). Il sera donc nécessaire de faire pour chaque malade une ceinture

pelvienne modelée sur le bassin où l'on s'appliquera à obtenir
une contention rigoureuse de l'ischion du côté opposé au membre
ankylosé et à l'aile iliaque du côté malade. Cette ceinture sera
fixée elle-même sur une planche rigide et l'on aura réalisé les
conditions rigoureuses de l'immobilisation du bassin.

La flexion. — Du côté du membre inférieur, la question ne supporte aucune difficulté, les liens passent sur
la partie antérieure du genou, mais dès qu'on place le membre

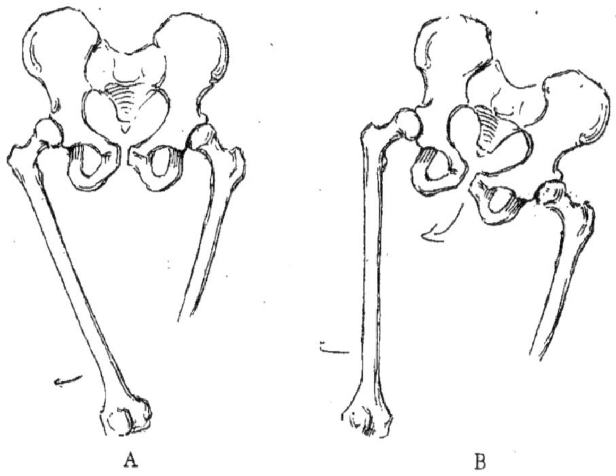

A   B

Fig. 324.

A. Le fémur droit est ankylosé en adduction.
B. La traction amène une bascule du bassin et abaisse tout le bassin, le
redressement produit n'est que factice.

en extension on s'aperçoit que cette attitude n'est obtenue
que d'une façon apparente, comme tout à l'heure les rapports
entre les deux segments osseux se sont conservés, l'apparente
extension n'est due qu'à un mouvement de bascule du bassin
d'arrière en avant à la partie supérieure et d'avant en arrière à la
partie inférieure : le bassin bascule autour d'un axe bi-trochantérien. Tout notre effort consiste à empêcher ce mouvement de
bascule. D'après nos lois générales, la fixation de l'épine iliaque
antéro-supérieure d'une part, et de l'angle sacré, d'autre part,
suffit à le rendre impossible. Au point de vue pratique, on fera

C. DUCROQUET.   23

donc une ceinture pelvienne analogue à celle employée pour
l'adduction, à cette différence près que les points de modelage et
de résistance seront ici représentés par l'angle sacré, d'une part,
et l'épine iliaque antéro-supérieure d'autre part. Le reste du dispositif ne subit aucune modification.

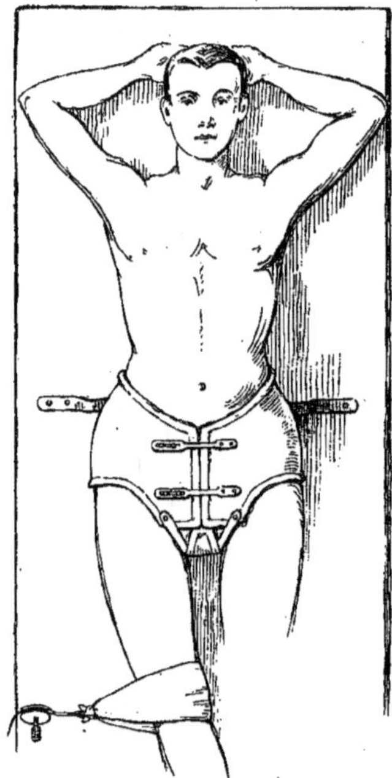

Fig. 325. — Le bassin solidement fixé, une sangle embrasse le genou
et le tire en dehors.

La rotation externe. — Pour lutter ccntre l'attitude vicieuse
en rotation, il faut obéir à des indications spéciales à la fois
du côté du membre inférieur et du côté du bassin.

Du côté du membre inférieur : Il serait absolument illusoire de vouloir opérer sur un membre inférieur en état d'extension complète. Au contraire, en plaçant le genou en une demi-
flexion comme pour un Hennequin, on exerce une action très
énergique et très facile sur la rotation fémorale pour des raisons

que nous avons expliquées ailleurs. Il suffit donc de maintenir le genou sur lequel on exerce des tractions longitudinales en position de flexion, d'une part, et, d'autre part, d'exercer, au moyen d'un lien placé à la partie inférieure de la jambe, des tractions perpendiculaires à l'axe du membre pour obtenir le degré de rotation fémorale désirée.

Mais, du côté du bassin, nous nous trouvons en présence d'un déplacement en masse. Quand nous voulons réduire une rotation externe, l'épine iliaque supérieure du même côté subit un mouvement de translation en haut pendant que l'épine iliaque du côté opposé subit le même mouvement en sens inverse. Bref, nous nous trouvons en présence d'un mouvement de rotation du bassin autour de l'épine iliaque postérieure du côté opposé à l'articulation malade. Les deux points essentiels sont donc l'épine iliaque antérieure du côté malade et l'épine iliaque postérieure du côté opposé qui seront modelés dans une ceinture pelvienne et le reste de la technique est identique à ce que nous avons déjà dit.

3°. *Les positions vicieuses anciennes*.

Pour obvier à ces déformations, il faut faire le redressement du membre sous chloroforme. Ce redressement reste possible pendant très longtemps, parce qu'il y a rarement ankylose osseuse dans la coxalgie.

Toute coxalgie qui présente quelque mouvement du fémur sur le bassin, quelque limité soit-il, peut toujours être redressée. Pour se rendre compte si l'ankylose n'est pas absolue, s'il reste possibilité de produire un peu de flexion de la cuisse, il faut coucher le malade sur un plan résistant dans le décubitus dorsal. La paume de la main embrassant le pubis qu'elle presse contre ce plan, immobilise le bassin, alors que l'autre main placée sous la cuisse essaie d'amener le fémur en avant. C'est le moyen le plus sûr d'arriver à se rendre compte s'il y a ankylose complète. Lorsque l'examen le plus attentif ne décèle aucun mouvement de la hanche, on doit faire la radiographie, et si l'on voit une ankylose osseuse nette unissant le bassin au fémur, le cas ne relèvera pas du redressement, mais de l'ostéotomie.

1º *Technique du redressement.* — On doit d'abord s'appliquer à immobiliser le bassin. Nous avons pour cela deux procédés : la fixation manuelle et la fixation par un appareil spécial.

a) Fixation manuelle du bassin. — Un aide saisit la jambe saine et met la cuisse en hyperflexion sur le bassin, le malade étant dans le décubitus dorsal. L'une de ses mains maintient ainsi le bassin en appuyant fortement sur la cuisse pendant que l'autre main appuie fortement sur le pubis. Si l'enfant est tout jeune, le pouce suffit à maintenir le pubis, tandis que les autres doigts prennent point d'appui sur la partie inférieure du sacrum et du coccyx.

b) Fixation du bassin par le pelvi-fixateur. — Nous allons maintenant chercher à immobiliser le bassin au moyen d'un appareil et voir les points osseux qui sont nécessaires.

Plaçons le malade dans le décubitus dorsal sur un plan horizontal. Le bassin touche ce plan, nous le savons, au niveau de ses trois points d'appui postérieurs : les deux épines iliaques postérieures et supérieures et l'angle sacré. Nous avons (fig. 326) représenté un bassin en vue latérale. Nous voyons en A l'angle sacré touchant le plan de la table, en B l'épine iliaque postérieure et supérieure, l'autre épine que nous ne pouvons voir touche également le plan de la table, comme nous l'avons dit. Nous avons le fémur ankylosé en flexion dans la position (F') où il est représenté par des pointillés ; il fait corps avec le bassin auquel il est uni, par exemple, par une ankylose fibreuse très serrée. Si nous voulons l'amener dans la position (F) où il est représenté en traits pleins (fig. 327), le bassin suit le mouvement que nous venons de lui imprimer, il tourne autour de son point d'appui sacré, alors que le point d'appui iliaque B quitte le plan de la table sur lequel il reposait. Dans ce mouvement de bascule, l'épine iliaque antérieure se lève (fig. 327) également en s'éloignant du plan sur lequel le bassin repose. Pour empêcher le bassin de venir en antéversion pendant que nous cherchons à diminuer la flexion du fémur, fixons au moyen d'un crochet l'épine iliaque dans l'encoche qu'elle présente à sa partie inférieure : immédiatement au-dessous d'elle, il se trouve être fixé d'autre part dans le plan de la table. Il est alors possible d'amener le fémur de F en F' si l'ankylose n'est pas trop serrée (fig. 328) ; les épines iliaques antéro-supérieures ne peuvent plus

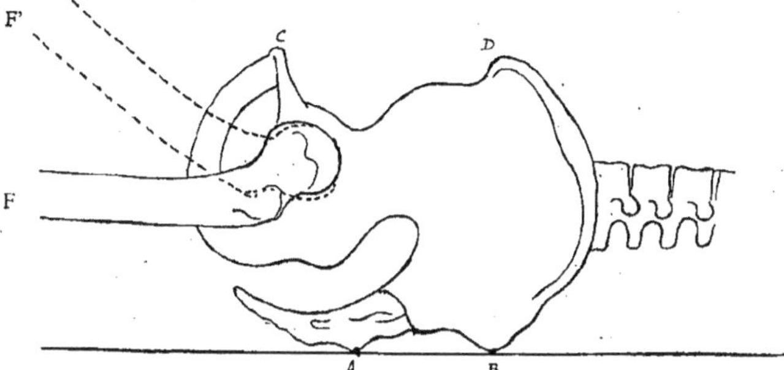

Fig. 326. — Le pointillé représente le fémur F';
les traits pleins le fémur F.

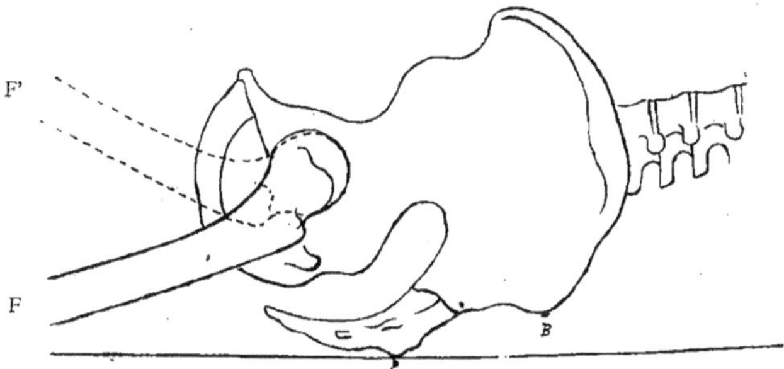

Fig. 327. — Les épines iliaques non fixées, amenées en extension,
entraînent le bassin en antéversion.

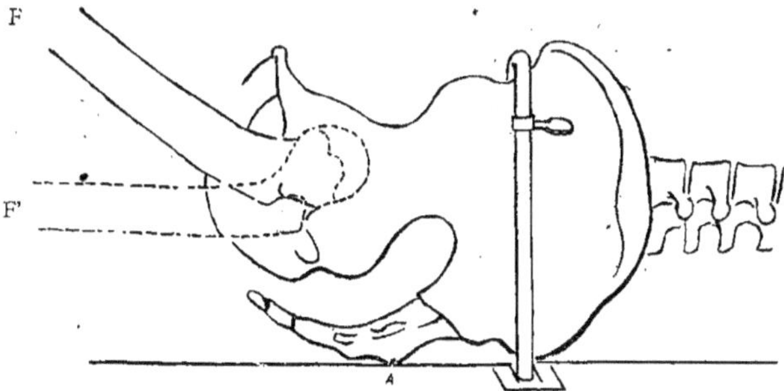

Fig. 328. — La fixation des épines iliaques permet de passer de la
position de flexion à celle d'extension.

basculer en avant, ni les épines iliaques postérieures quitter le plan de la table.

Nous arrivons ainsi à formuler cette première loi : « *Pour empêcher l'antéversion du bassin pendant la mobilisation de la cuisse ankylosée en flexion, il est nécessaire de bien fixer les épines iliaques antérieures.* »

La fixation des épines iliaques antérieures et supérieures a également pour résultat de fixer le bassin au moment où on veut mobiliser la rotation vicieuse du fémur. Il est clair en effet que si l'on veut ramener par exemple un fémur ankylosé en rotation externe, l'épine iliaque du côté malade se soulèvera et le bassin basculera avec l'épine iliaque postérieure du côté sain comme pivot. Si, au contraire, le fémur se trouve en rotation interne, le bassin basculera en sens inverse, l'épine iliaque du côté sain s'élevant selon le même mécanisme. La fixation des deux épines iliaques antérieure et postérieure est donc une condition suffisante pour fixer le bassin pendant les manœuvres de réduction d'une ankylose en rotation externe et interne.

Si l'antéversion et la rotation sont empêchées par cette fixation des épines iliaques antérieures, il n'en est pas de même de sa rétroversion. Si nous supposons que nous voulions amener le fémur (fig. 326) de la position (F) où il est représenté en traits pleins, à la position (F') où il est représenté par des pointillés, le bassin suit le mouvement et bascule sur la table autour de ses deux épines iliaques postérieures, le point d'appui sacré quitte le plan sur lequel il reposait, et, dans ce mouvement, le pubis se lève, comme on le voit dans la fig. 329. Plaçons une tige coudée que nous enfonçons dans la table ; le coude qui la termine appuie contre le pubis et met obstacle à son élévation ; nous pouvons donc maintenant chercher à rompre l'ankylose du fémur avec le bassin et l'amener de F en F', le bassin ne pourra plus être entraîné dans ce mouvement et se placer en rétroversion (fig. 330).

La fixation des épines iliaques, antérieures et supérieures ne sert à rien dans ce mouvement, comme nous pouvons nous en rendre compte par la fig. 329. Si nous essayons d'amener le fémur de F en F', le bassin suit ce mouvement, comme nous l'avons vu précédemment ; l'épine iliaque antéro-supérieure s'abaisse et se trouve ainsi soustraite à l'action de la tige qui la fixe contre le plan postérieur; le pubis, lui, peut librement s'élever. Nous dirons donc comme deuxième loi : « *Dans les manœuvres de mobilisation du fémur, pour empêcher la rétroversion du bassin pendant les tentatives de flexion de la cuisse ankylosée, il est nécessaire de bien fixer le pubis.* »

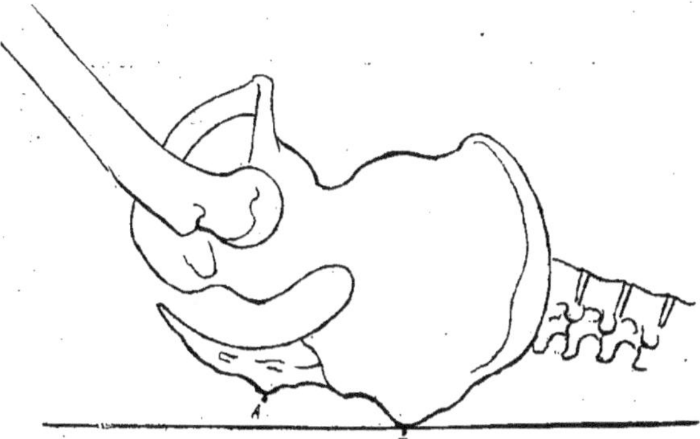

Fig. 329. — Le pubis non fixé, le fémur amené en flexion entraîne le bassin en rétroversion.

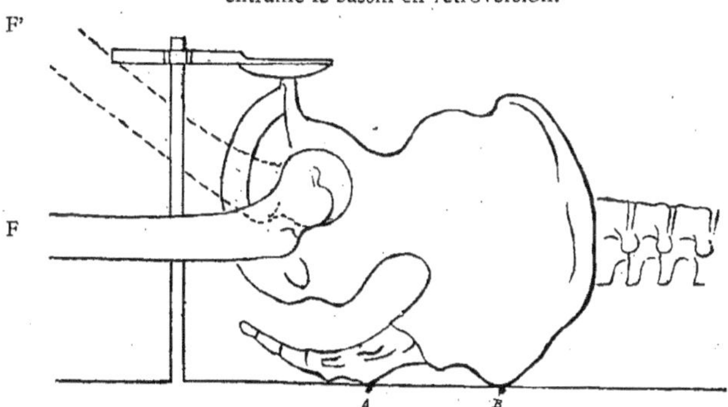

Fig. 330. — La fixation du pubis permet de mobiliser le fémur.

La fixation du bassin, comme nous venons de l'indiquer, permet la mobilisation de la cuisse en flexion et extension : les mouvements de latéralité sont empêchés par les tiges fixant les épines iliaques antéro-supérieures. Nous avons réalisé un appareil fixateur du bassin fondé sur ces principes.

La fig. 331 représente l'enfant fixé par l'appareil; une tige verticale terminée par une autre tige à angle droit, munie d'une pelote de pression, appuie sur le pubis qu'elle empêche de se soulever. Cette tige servant à fixer le pubis peut être levée ou abaissée et ainsi s'adapter à des bassins de grandeurs différentes, de l'enfant à l'adulte. Pour les mêmes raisons la tige horizontale qui la termine peut être avancée plus ou moins, de façon à permettre à la pelote de venir se fixer sur le pubis ; cette tige est de section carrée et ne peut pas tourner sur elle-même.

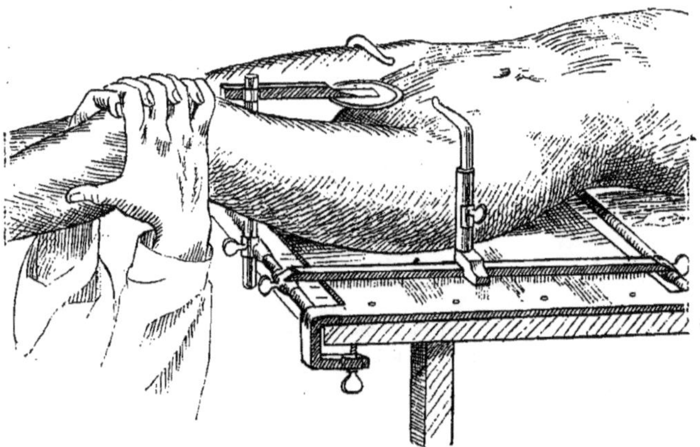

Fig. 331. — Enfant placé dans le pelvi-fixateur.

Sur les côtés, nous voyons donc deux tiges horizontales de section carrée sur lesquelles coulissent deux bobéchons qui présentent à leur extrémité une tige coudée, rembourrée dans sa partie horizontale et qui vient fixer les épines iliaques antérieures et supérieures dans l'encoche qu'elles présentent à leur partie inférieure. Cette partie du bobéchon peut être montée ou descendue pour s'adapter à des bassins de tailles différentes ; une vis coulissant dans une mortaise permet de l'arrêter à différentes hauteurs. Les deux bobéchons pressant contre l'aile iliaque, empêchent tout mouvement de latéralité du bassin. De cette façon on assure une fixation absolue de celui-ci. Tous les appareils de fixation du bassin qui ont été imaginés jusqu'à présent n'avaient cherché qu'à réaliser la fixation des épines iliaques antéro-supérieures, et par suite réalisaient une contention très insuffisante et nulle lorsqu'il s'agissait de fléchir la cuisse sur le bassin. On ne risque aucune meurtrissure de la peau si l'on a soin de fixer toutes les parties de l'appareil ; on ne doit laisser aucun vide entre le bassin et les diverses pièces du pelvi-fixateur qui doivent le maintenir. Deux agrafes rendent le pelvi-fixateur solidaire de la table sur laquelle repose l'enfant.

c) Mobilisation de la hanche. — L'opérateur saisit la cuisse le plus haut possible et tire fortement à lui en même temps qu'il pratique des mouvements de circumduction d'amplitude progressivement croissante. Si l'on a à lutter contre la rotation externe, il faut le faire avec une prudence extrême, afin d'éviter la fracture par torsion de l'extrémité supérieure du fémur. Les fractures, pendant la mobilisation, sont à redouter si l'on opère chez des enfants dont le membre a été immobilisé pendant longtemps, ou bien s'il s'agit d'enfant obèse. Souvent, pendant la mobilisation, on sent les adducteurs former une corde très résistante qui s'oppose aux mouvements d'abduction. Pour avoir raison de cet obstacle, le mieux est de les rompre avec le poing par un véritable myorrhexis.

2° *L'appareil plâtré, sa technique.* — On mettra à l'enfant deux maillots superposés, les jambes s'enfilant dans les manches.

Le siège du malade sera placé sur le pelvi-fixateur de Cusco, les épaules et la tête reposant sur un petit banc. Un aide fixe les épaules, tandis qu'un autre maintient les jambes dans la position indiquée.

L'emploi du pelvi de Cusco n'est pas sans entraîner de nombreux inconvénients. C'est ainsi que très souvent, au cours de l'application de l'appareil plâtré, le bassin chavire, le pelvi est trop bas et recouvre trop le sacrum laissant du jeu dans l'appareil : les épaules ne sont pas maintenues d'une façon constante par l'aide, de même qu'il est très difficile de maintenir les jambes en bonne position. Pour toutes ces raisons nous avons construit un appareil qui permet de mettre la jambe dans la position d'abduction ou de rotation nécessaire.

Nous utilisons ici l'appareil que nous avons déjà décrit pour la fixation du malade pendant l'application de l'appareil plâtré d'une coxalgie. La partie qui supporte les épaules ne subit aucune modification (fig. 332-333). La partie qui supporte le bassin est armée d'une tige verticale qui vient faire butoir sur l'ischion du côté sain, afin de réduire les ankyloses de la hanche par une bascule appropriée du bassin.

La seule partie de l'appareil qui soit ici différente est la partie podale pour le cas où il s'agit d'un redressement difficile à maintenir; au lieu de simples étriers où les pieds sont posés, nous avons installé un système qui permet d'opérer méthodiquement et mécaniquement les tractions sur le membre à réduire.

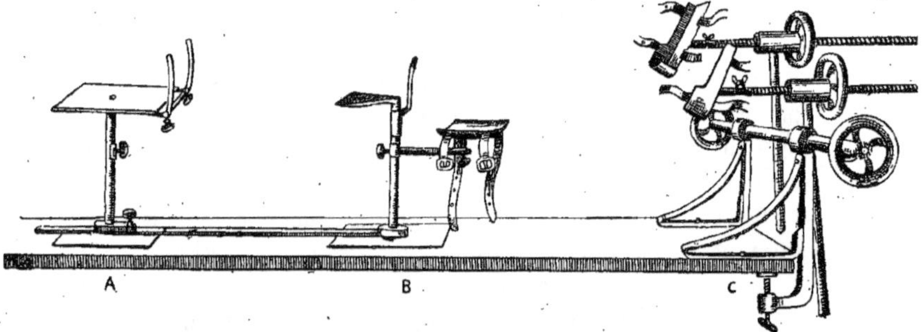

Fig. 332. — Table orthopédique avec vis pour la réduction des attitudes vicieuses de la hanche.

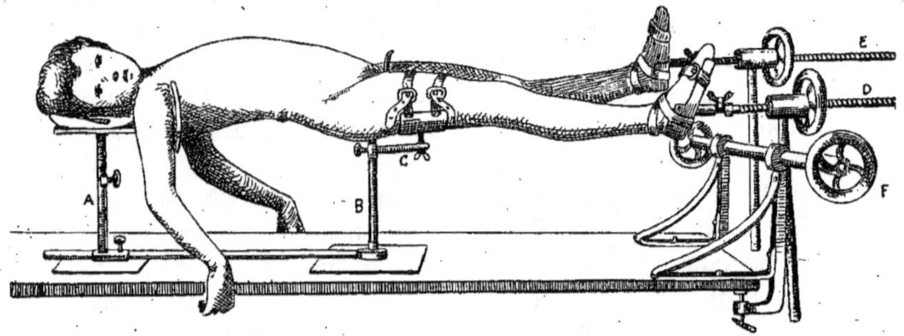

Fig. 333. — Table orthopédique avec vis pour la réduction des attitudes vicieuses de la hanche. Sujet en place.

Cette partie se compose d'une tige verticale présentant une chape munie à sa partie inférieure de deux vis destinées à la fixer au bord de la table. A la partie supérieure de cette tige verticale se trouve fixée, en son milieu, une barre horizontale de section rectangulaire sur laquelle coulissent deux masses destinées à recevoir une tige verticale qui peut être élevée ou abaissée à volonté et qui présente à son extrémité supérieure une longue vis à pas très rapide que l'on peut faire avancer ou reculer à volonté au moyen d'un volant, sans qu'elle tourne sur elle-même. A l'extrémité de cette tige se trouve une semelle destinée à recevoir le pied. Cette semelle présente une rainure circulaire ; une vis placée dans l'extrémité de la tige permet de mettre le pied dans n'importe quelle position de rotation et de l'y maintenir d'une façon fixe (fig. 332-333).

Lorsque, ce qui est de beaucoup le cas le plus fréquent, c'est contre une attitude vicieuse en adduction que l'on a à lutter, c'est uniquement sur le pied de la jambe malade que s'exercent les tractions. L'autre pied est simplement fixé à l'étrier et résiste à la force transmise par le bassin pivotant sur notre butoir, qui tend à l'éloigner de l'étrier.

La position vicieuse convenablement corrigée, on commence l'application de l'appareil (fig. 332-333).

Dans l'application des bandes plâtrées, on devra avoir soin de faire, à la partie externe de la hanche, des retournés qui formeront des attelles de renforcement.

3° *Durée de l'immobilisation*. — Nous avons supposé, en nous occupant des attitudes vicieuses, que nous avions affaire à des foyers tuberculeux éteints ou presque éteints. Dans ces conditions, l'immobilisation a pour seul but de fixer la jambe en bonne posture et l'y maintenir.

La durée nécessaire pendant laquelle devra être porté l'appareil varie dans des proportions assez grandes. Elle devra être calculée d'après : l'âge du malade et le rapport des extrémités articulaires.

Age du malade. — Plus l'enfant est jeune, plus l'ankylose se produit lentement. Il faut donner à l'articulation le temps de refaire une ankylose fibreuse serrée, qui mettra le malade à l'abri de nouvelles attitudes vicieuses. Un an suffit chez l'adulte, deux ans sont souvent nécessaires chez l'enfant.

Rapports articulaires. — Si la tête fémorale plus ou moins détruite se trouve en rapport avec une partie du cotyle ou de l'aile iliaque atteinte par l'ulcération compressive, l'ankylose se produira beaucoup plus vite que si la tête fémorale est franchement luxée et repose sur une partie saine de l'aile iliaque.

CHAPITRE V

La marche dans les ankyloses de la hanche.

Les diverses positions vicieuses que l'on peut observer dans l'articulation de la hanche ont des conséquences très variables au point de vue de la fonction marche. Il est donc nécessaire de posséder au moins des notions précises sur la physiologie pathologique de la marche pour pouvoir décider : 1° si une intervention est nécessaire, 2° quel devra être le but de cette intervention. Cette question est essentielle dans les cas qui nous occupent, et dans lesquels l'articulation est vouée fatalement à l'ankylose.

Nous appelons *ankyloses en bonne position* une ankylose en position telle qu'elle entraîne un minimum de pertubations dans la fonction de la marche. Cette position devra donc être recherchée toutes les fois que faire se pourra.

Mais parmi les autres positions, les mauvaises positions, il y a encore à considérer des degrés de plus et de moins.

Les mauvaises conditions dans lesquelles s'effectue la marche, se traduisent cliniquement par deux signes : la difficulté de progression du sujet et la forme disgracieuse de sa progression.

En fait ces deux signes sont toujours associés, et il n'existe point de malade ayant une difficulté réelle à marcher qui ne se traduise extérieurement par la disgrâce même de sa démarche. Cette dernière n'est point une conception élastique, ni vague : toute démarche disgracieuse se traduit par un mouvement anormal des épaules qui frappe l'œil le moins averti. *C'est aux mouvements des épaules que se trahissent les perturbations de la marche.*

Voyons donc rapidement en quoi consistent les différentes perturbations de la marche observées dans les ankyloses de la hanche en différentes positions.

Ankyloses en bonne position.

Nous appelons ankylose en bonne position une ankylose telle que la jambe se trouve en extension correcte et en rotation indifférente, la pointe du pied légèrement tournée en dehors comme dans la marche normale. Un sujet atteint d'une telle ankylose peut progresser avec un minimum de troubles. En effet, la flexion de la cuisse sur le bassin, devenue impossible, est remplacée par une déflexion de la partie inférieure de la colonne lombaire, et la progression peut ainsi s'accomplir. Le bassin faisant corps avec le membre inférieur est donc animé, comme celui-ci, d'un mouvement alternatif de rétro et d'anté-version. Il en résulte une raideur caractéristique de la marche. C'est à peine si l'amplitude du mouvement normal des épaules est un peu exagérée.

Naturellement les muscles extenseurs ou fléchisseurs de la cuisse sur le bassin ne peuvent ici coopérer à la fonction de la marche ; ils sont remplacés par les muscles lombaires d'une part, et les muscles antérieures de l'abdomen d'autre part, d'où une notable hyperthrophie de ceux-ci.

Les sujets atteints d'ankylose en bonne position présentent assez souvent un raccourcissement du membre dans sa totalité : tant que ce raccourcissement n'atteint pas 1 à 2 centimètres, les fonctions de la marche ne subissent pas de pertubations nou-velles ; mais dès que le raccourcissement devient plus notable, les conditions de la progression se trouvent changées.

Suivant que le raccourcissement est faible ou fort, le sujet a recours à deux procédés différents pour le compenser :

a) Quand le raccourcissement est faible, le sujet se contente de marcher en flexion continuelle de la jambe saine.

b) Quand le raccourcissement est plus prononcé et que la flexion de la jambe saine s'exagérant deviendrait la cause d'une fatigue excessive, le sujet marche sur la pointe du pied du côté malade.

Cette marche en flexion de la jambe saine réclame en effet un travail considérable de la part des muscles, quadriceps fémoraux et grand fessier, et l'on constate chez les sujets qui s'y livrent une *hyperthrophie considérable de ces masses musculaires*. Les épaules traduisent cette infirmité par une chute de l'épaule correspondante au moment où pose le pied raccourci.

On est souvent appelé à corriger le raccourcissement. On y arrive en exhaussant la chaussure du pied malade au moyen d'une semelle de liège que l'on place à l'intérieur de la chaussure.

Toutes corrections faites, il doit rester un bon centimètre de différence, la marche est beaucoup plus facile que si le raccourcissement était complètement compensé. La correction du raccourcissement fait disparaître la marche en flexion du côté sain.

Ankylose en flexion.

Au moment où le pied correspondant au côté ankylosé se pose à terre, le sujet qui ne peut redresser le torse suffisamment se trouve obligé de suivre le mouvement, et de projeter en avant toute la partie supérieure de son corps, puisque l'angle de flexion de la cuisse sur le bassin ne saurait s'ouvrir lui-même, et puisque, d'autre part, la colonne lombaire est incapable de suppléer complètement à cette flexion.

Cette projection du torse s'accomplit pendant le déroulement sur le sol du pied correspondant au côté malade. Il résulte donc de là que, toutes les fois que la jambe ankylosée en position de flexion devient portante, le sujet exécute des *mouvements de salutations* d'une amplitude d'autant plus grande que l'angle de flexion devient plus petit (fig. 334 et 335). D'autre part, le sujet cherche bien à empêcher autant que possible cette projection du torse en avant au moyen d'une flexion de sa colonne lombaire : nous avons vu que cette flexion n'était pas suffisante pour empêcher les mouvements de salutations ; par contre elle détermine une saillie *très exagérée de toute la partie postérieure du bassin, les fesses sont très proéminentes* à la fin de l'appui sur le membre malade. Si la flexion est prononcée, le malade n'arrive jamais à redresser le torse qui garde une position inclinée, même au moment de l'appui sur la jambe saine.

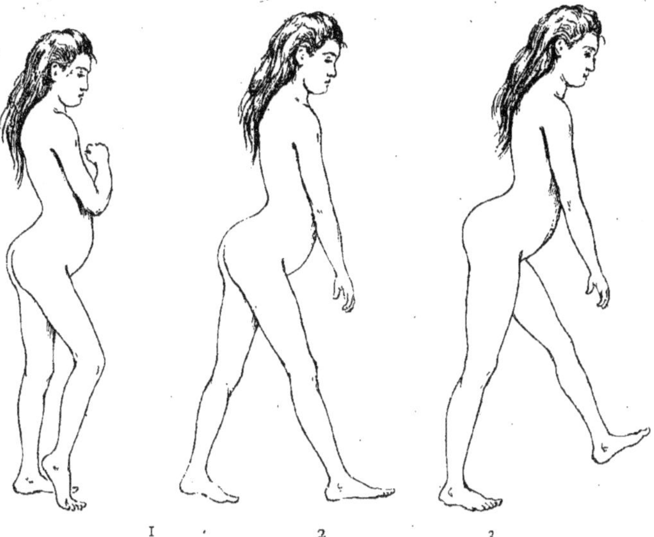

Fig. 334. Ankylose en flexion : 1. Malade en station unilatérale sur la jambe saine ; 2. Elle commence l'appui unilatéral sur la jambe malade. 3. Elle le termine. Le torse est de plus en plus incliné.

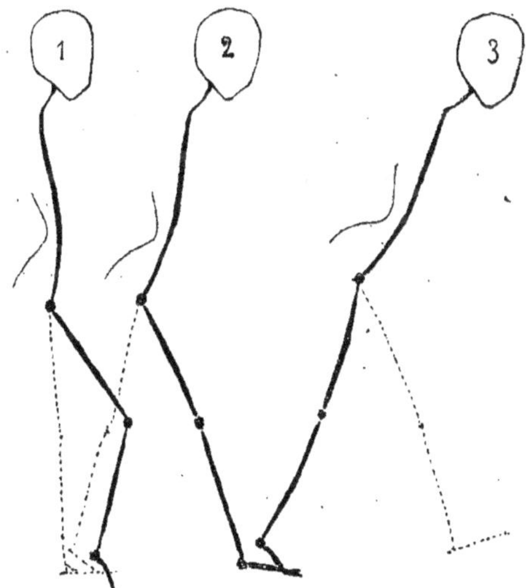

Fig. 335. — Montrant que dans l'appui sur la jambe malade le tronc (1, 2 et 3) s'incline de plus en plus en avant.

Ankylose en adduction.

Cette forme d'ankylose détermine peu de troubles de la marche : il n'y a pour ainsi pas de mouvements d'épaules anormaux. En effet, le sujet corrige facilement sa position vicieuse en surélevant simplement son bassin du côté correspondant au membre ankylosé. Nous savons, en effet, que, pour que la marche soit

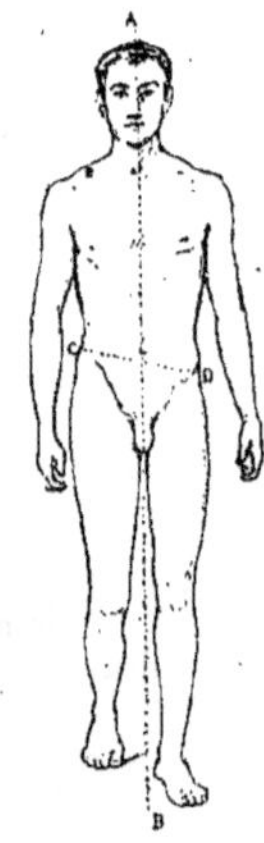
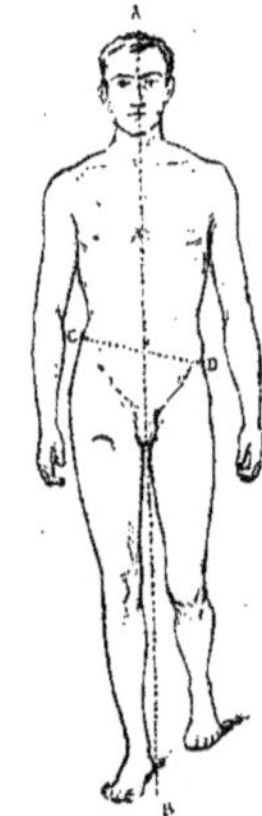

Fig. 336. — Appui sur la jambe saine (gauche). L'épine iliaque du côté non portant C est plus élevée que celle D du côté portant.

Fig. 337. — Appui sur la jambe malade (en adduction); le bassin garde la même orientation C D.

possible, il faut que les deux membres inférieurs aient une direction sensiblement parallèle. Ainsi corrigé, le sujet se trouve dans la condition d'une ankylose en bonne position avec un raccourcissement proportionnel au degré d'adduction (raccourcissement apparent).

Cette position détermine deux gros signes cliniques :

a) L'hypertrophie des muscles élévateurs du bassin du côté opposé au membre malade (moyens et petits fessiers) ;

b) Une position de l'épine iliaque correspondant au côté malade, telle qu'elle est constamment plus élevée que l'autre, à quelque temps de la marche qu'on la considère (fig. 336 et 337).

Cette ankylose en adduction serait donc en somme très favorable si elle ne donnait lieu dans certains cas à des conséquences statiques sur lesquelles il nous faut insister. Ces conséquences sont la scoliose et surtout le genu-valgum.

Le genu-valgum apparaît comme conséquence statique de l'attitude en adduction selon deux mécanismes nettement différents :

1° Chez les enfants lourds ou très grands (adolescents).

En effet, dès que l'enfant ne possède plus une musculature suffisante pour amener le parallélisme de ses membres inférieurs et maintenir constante la surélévation de l'épine iliaque correspondante au côté malade, le sujet trouve une solution très simple de son problème statique en demandant au ligament interne de son genou, le déplacement en dehors de son pied que lui refusent les muscles élévateurs du bassin du côté sain. Ainsi se produit le genu-valgum.

2° Le genu-valgum apparaît encore dans un autre cas très nettement différent, c'est lorsqu'on veut faire marcher un sujet porteur d'un appareil plâtré (possédant une plaque de contre-abduction par exemple) qui ne lui permet pas la surélévation de son bassin. La contention thérapeutique arrive ici au même résultat qu'avait déterminé tout à l'heure l'insuffisance musculaire, et le genu-valgum se produit par un mécanisme identique.

D'autre part, la scoliose peut apparaître comme conséquence mécanique du redressement compensatoire du bassin. Assurément tout sujet atteint d'une ankylose en adduction ne fait pas fatalement de la scoliose. Tous cependant présentent pendant la marche une attitude scoliotique à faible concavité lombaire et à grande convexité dorsale : les épaules du sujet restent en effet horizontales et la surélévation du bassin trouve sa résultante mécanique dans l'apparition de nouvelles courbes rachidiennes.

Ankylose en abduction.

Cette attitude vicieuse est rare sans raccourcissement. On peut dire que l'abduction est souvent un produit thérapeutique déterminé par un facteur général, le raccourcissement ; que ce raccourcissement soit lui-même dû à une résection de la hanche, à la production d'une luxation pathologique ou à toute autre cause.

En effet, le chirurgien qui se trouve en présence d'un raccourcissement, avec attitude vicieuse, croit n'avoir rien de mieux à faire lorsqu'il détermine la position à donner au membre malade, que de choisir une position d'abduction de façon à mas-

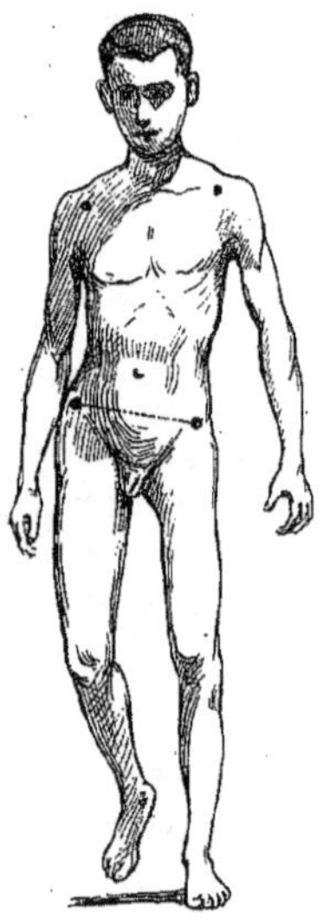

Fig. 338. — D'après chrono-photographie. Jambe gauche ankylosée en abduction. Le malade au moment de l'appui unilatéral sur la jambe saine (droite).

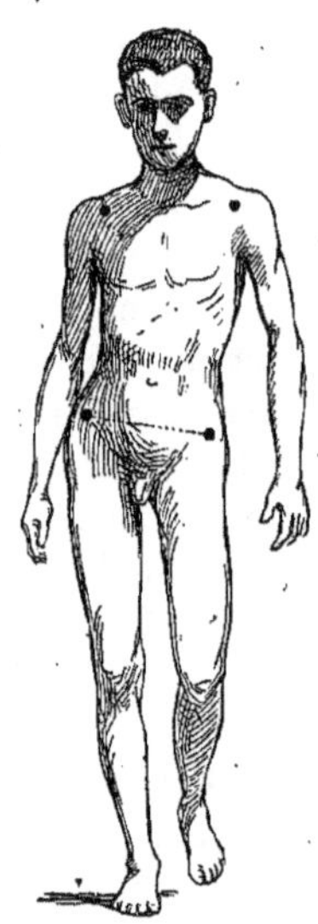

Fig. 339. — D'après chrono-photographie. Le malade au moment de l'appui unilatéral sur la jambe malade (gauche).

quer, par un allongement apparent, le raccourcissement réel du membre. En effet, la cuisse étant en abduction, il suffit que le malade abaisse son bassin du côté correspondant pour que le membre se trouve allongé d'autant, en même temps qu'il devient parallèle à l'axe du tronc (fig. 312-313 et 338-339). La marche s'effectuera donc lorsque le malade sera sur la jambe portante avec un bassin incliné du côté de celle-ci. C'est à ce point de vue exactement l'inverse de celle qui a lieu dans la marche normale et dans l'ankylose en adduction. Au moment de l'appui sur la jambe malade (fig. 339), il est nécessaire que le centre de gravité soit violemment rejeté de son côté, afin de tomber dans la base de sustentation. C'est pourquoi la marche s'accompagne d'une forte projection latérale du tronc, en même temps que du bras du côté de la jambe malade portante. Nous constatons en outre que l'épaule du côté opposé s'élève fortement. L'axe des épaules et l'axe du bassin sont orientés en sens inverse. Le malade dans l'appui sur la jambe saine (fig. 338) garde en grande partie la position inclinée de tout le torse, le bassin diminue son inclinaison, sans toutefois arriver à l'horizontale, les épaules au contraire reviennent à l'horizontale, si l'adduction n'est pas trop prononcé (fig. 338). Ce fait d'avoir le tronc constamment incliné avec augmentation au moment de l'appui sur la jambe malade, donne à la marche une allure très disgracieuse.

La marche dans la luxation pathologique.

Les sujets atteints de luxation présentent une démarche extrêmement disgracieuse et d'ailleurs nettement caractéristique. Elle est déterminée par trois faits qui se présentent au moment où la jambe luxée devient portante :

1° Déjettement en dehors de l'épaule correspondante ;

2° Recul des deux épaules plus accentué pour l'épaule du côté malade ;

3° Torsion du bassin autour d'un axe vertical, c'est-à-dire mouvement en avant de l'épine iliaque du côté malade, en arrière de l'épine iliaque de l'autre côté, lorsqu'il s'agit d'une luxation antérieure.

1° Le déjettement en dehors de l'épaule est dû à ce fait que la jambe luxée, au moment où elle devient portante, est incapable de maintenir le bassin horizontal ; le sujet doit avoir recours, pour obvier à cet inconvénient, à l'action des muscles abdominaux latéraux du côté opposé. Le déjettement de l'épaule ne fait que traduire l'élévation de l'insertion supérieure de ces muscles qui est absolument indispensable.

On sait que dans la marche exécutée par un sujet anormal, le bassin reste sensiblement horizontal, malgré la suppression alternative de chacun de ces points d'appui fémoraux. Ce maintien du bassin est dû à une action musculaire complexe. Examinons un sujet en période d'appui sur la jambe droite par

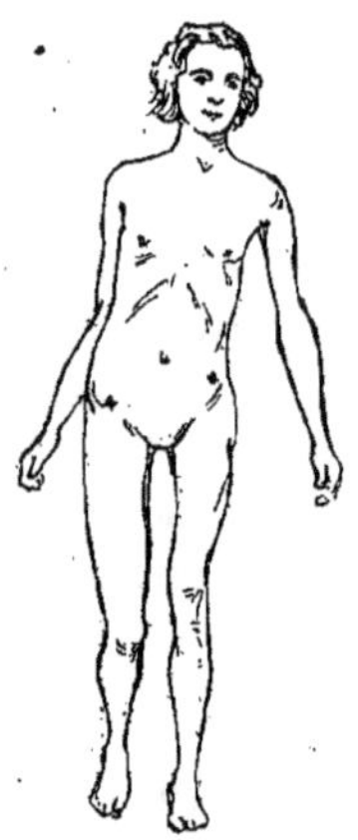 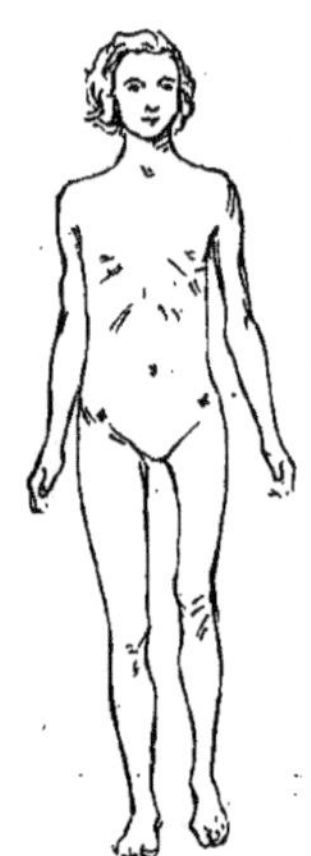

Fig. 340. — D'après chrono-photographie. Bascule du bassin pendant l'appui sur la jambe malade.

Fig. 341. — D'après chrono-photographie. Appui sur la jambe saine, le bassin reste horizontal.

exemple, la jambe gauche étant en l'air, les muscles moyen et petit fessier du côté droit contribuent fortement à empêcher le bassin de basculer du côté non portant (côté gauche). Mais ils sont aidés dans cette action par d'autres groupes musculaires. En effet, les muscles spinaux lombaires et les muscles abdominaux latéraux du côté droit prenant point d'appui sur le bassin maintiennent le thorax sensiblement vertical, pendant que les mêmes muscles spinaux lombaires et abdominaux latéraux du côté gauche prenant point d'appui sur le thorax, tendent à élever le bassin, c'est-à-dire concourent à le maintenir horizontal. Le rôle de ces derniers muscles a été bien établi par Gerdy (Journal de Magendie).

Or, la connaissance de cette action synergique normale nous explique très bien ce qui peut survenir à l'état pathologique : deux groupes musculaires concourent à une même action, les pelvi-trochantérien d'une part, les spinaux lombaires et les abdominaux latéraux d'autre part. Si l'un de ces groupes vient à faire défaut, il est légitime de penser que l'autre groupe fera tous ses efforts pour suppléer à cette défection ; le balancement caractéristique du torse dans le cas de défection des muscles pelvi-trochantériens (luxation) en est un excellent exemple. En effet, pour augmenter leur action, les muscles actifs sont obligés de surélever leur point d'appui supérieur, ce qui se traduit par un mouvement de l'épaule en haut et en dehors (fig. 340-341).

2° Le recul des épaules prononcé surtout du côté de l'épaule malade est dû à ce fait que le bassin, de par la luxation même, a déplacé en avant le centre de gravité du sujet d'une façon d'autant plus nette que la luxation est plus postérieure. Il en résulte que le sujet, pour récupérer son équilibre, doit rejeter en arrière la partie supérieure du torse.

3° La torsion du bassin. — Lorsque le sujet se trouve en appui unilatéral sur la jambe saine, son bassin se présente à peu près normalement à la direction de la marche ; mais, dès que la jambe du côté luxé devient portante, le bassin exécute un mouvement de torsion de façon à se présenter de trois quarts à la direction de la marche ; en effet, les deux fémurs restent sur le même plan frontal (perpendiculaire à la direction de la marche) et c'est le bassin qui subit le mouvement de torsion dû au déplacement de la tête fémorale. Cela a lieu surtout dans les cas de luxation sus-cotyloïdiennes.

Ankylose en rotation externe.

Les malades ankylosés en rotation sont presque toujours immobilisés en rotation externe avec un degré plus ou moins considérable d'abduction. C'est donc de cette position vicieuse spéciale que nous allons nous occuper, les autres positions étant des raretés cliniques dont il n'y a pas lieu pour nous de tenir compte.

L'étiologie la plus fréquente de l'ankylose en rotation externe avec abduction est l'immobilisation au premier stade de la coxalgie. On la rencontre principalement chez les sujets très gras. Une autre cause de cette ankylose, que nous avons étudiée ailleurs, est la luxation antéro-supérieure qui apparaît au cours d'une coxalgie mal immobilisée contre la rotation externe. Cette seconde cause nous fournit un raccourcissement réel du membre et une ankylose fibreuse imparfaite, tandis que les ankyloses dues à l'immobilisation de la première période de coxalgie sont des ankyloses serrées sans raccourcissement du membre.

Cependant, la marche, dans ces conditions, est extrêmement défectueuse ; ce qui en détermine toute l'irrégularité est la nécessité où le malade se trouve d'amener l'articulation du genou en position telle que la flexion soit possible, c'est là une nécessité absolue dont les conséquences mécaniques vont déterminer toutes les autres irrégularités. En premier lieu, ce redressement de la jambe ne peut se faire qu'en entraînant en masse le bassin ankylosé, d'où une position de trois quarts de celui-ci. De telle sorte que l'épine iliaque du côté malade se trouve très exactement occuper une position antérieure relativement à l'épine iliaque du côté sain, au lieu que la face antérieure du bassin soit tournée en avant ; elle se dirige d'une façon oblique, selon un angle qui varie avec le degré de rotation lui-même (fig. 342 à 345).

A l'état normal, le bassin regarde dans la direction même de la marche, ce sont les conditions d'équilibre de celle-ci ; conformément à cette règle, l'ankylosé qui porte en avant la jambe saine serait amené à marcher obliquement, il ne peut redresser le sens de la marche qu'en rejetant fortement en dedans la pointe du pied sain.

On peut considérer la marche comme composée d'une série d'appuis unilatéraux, la jambe droite et la jambe gauche étant appelées alternativement au rôle de jambe portante.

Le malade atteint d'une ankylose en rotation externe acquiert de par ce fait une marche défectueuse.

Les troubles de la fonction de la marche apparaissent au moment de chaque appui unilatéral, que ce soit la jambe saine

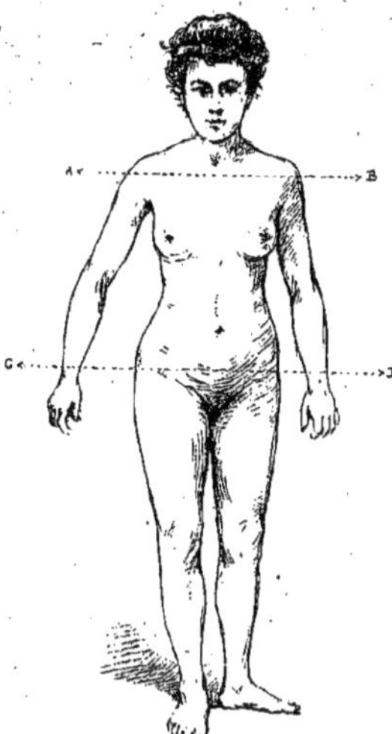

Fig. 342. — Ankylose en rotation externe de la hanche gauche. Sujet en station verticale.

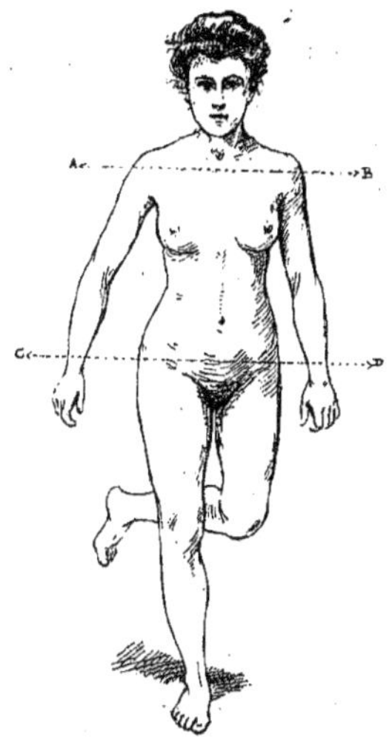

Fig. 343. — Direction que prend le membre malade lorsque le sujet exécute la flexion du genou.

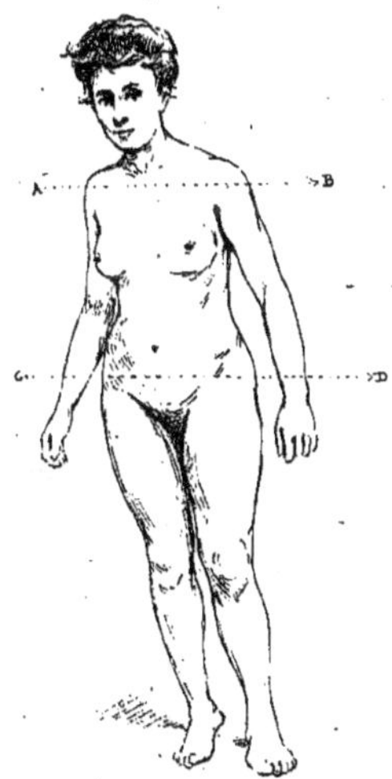

Fig. 344. — Position qu'adopte le sujet pour la marche. Le plan frontal du corps n'est pas perpendiculaire à la direction de la marche. Le torse apparaît de trois quarts. L'épaule malade vient en avant.

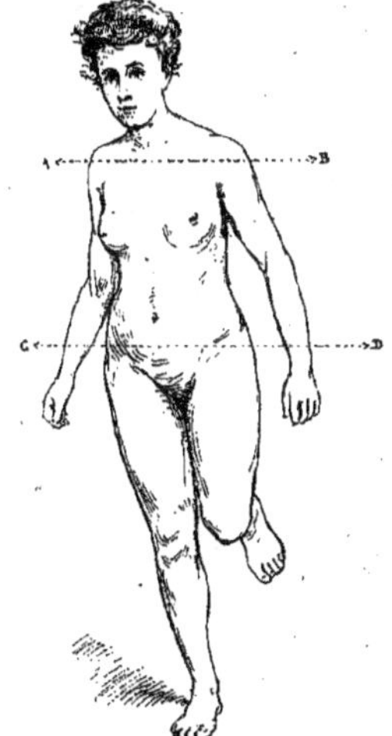

Fig. 345. — Grâce à cette correction d'attitude, la flexion du genou se fait dans des conditions qui rendent la marche possible.

ou la jambe malade qui devienne jambe portante. Nous avons donc à examiner l'attitude du sujet dans l'appui unilatéral :

a) Sur la jambe saine,

b) Sur la jambe malade.

a) *Sur la jambe saine*. — Dans beaucoup de cas il y a exagération du mouvement latéral de l'épaule saine qui s'écarte plus qu'elle ne doit de la ligne de marche. Le malade, ne l'oublions pas, se trouve en position de trois quarts. La cuisse est ankylosée avec le bassin du côté non portant, elle doit passer du pas postérieur au pas antérieur. Or, la flexion de la cuisse sur le bassin est devenue impossible dans le cas d'ankylose en bonne position, ce mouvement est remplacé par une déflexion de la partie inférieure de la colonne lombaire, mais ici cette déflexion ne servirait à rien, puisque le bassin et le torse sont de trois quarts. La déflexion du rachis déterminerait un mouvement dans un plan autre que celui de la marche. Le malade use d'un artifice tout autre, il fait pivoter d'arrière en avant son bassin autour *de l'articulation saine* ; à cause de la nécessité de faire fléchir son bassin et d'élever l'épine iliaque du côté malade, pendant la première partie de ce mouvement, il est obligé de contracter les muscles qui élèvent le bassin, c'est-à-dire les moyens et petits fessiers du côté portant, et les muscles abdominaux latéraux du côté opposé : *le déplacement latéral de l'épaule saine* reportant en dehors l'insertion supérieure de ces muscles, les aident dans leur action. Nous avons ainsi expliqué la raison de l'augmentation du déplacement latéral de l'épaule saine. Voyons maintenant à analyser les mouvements sur la jambe malade devenue jambe portante.

b) *Appui unilatéral sur la jambe malade*. — A l'état normal, le bassin est légèrement orienté du côté de la jambe non portante dans le pas postérieur et du côté de la jambe portante dans le pas antérieur.

Il nous faut ici ouvrir une parenthèse pour préciser les mouvements respectifs de l'axe du bassin et de l'axe des épaules dans la marche normale. Ces deux axes présentent pendant la marche des mouvements dans un plan sensiblement horizontal. En réalité, l'axe des épaules et l'axe du bassin présentent encore bien d'autres mouvements, mais nous ne nous occupons que de ceux qui se passent dans un plan horizontal.

On sait que l'homme marche comme le cheval court, à cela près que les deux membres supérieurs ne portent pas sur le sol. La progression comporte en effet une synergie du membre inférieur d'un côté avec le membre antérieur du côté opposé.

Il y a à tel point synergie entre la projection du membre inférieur d'un côté, et la projection du membre supérieur du côté opposé qui se font simultanément, que l'énergie déployée dans les deux mouvements croît ou décroît selon des rapports constants : on voit le soldat lancé son bras droit en avant avec non moins d'énergie qu'il fait sa jambe gauche pour effectuer un départ vigoureux. On peut même dire que le travail de la marche se fait avec autant d'énergie à chacune des extrémités du torse (extrémité inférieure la jambe, extrémité supérieure le bras), bien qu'en réalité l'extrémité inférieure seule paraisse comporter une importance mécanique.

Dans la marche normale l'homme qui part du pied gauche projette en même temps son bras droit en avant ; quand c'est le pied droit qui est projeté en avant, c'est l'épaule gauche et la main gauche qui effectuent le même mouvement.

En réalité, la propulsion des membres supérieurs ne se fait aussi nettement que dans une marche énergique. Toutefois, le piéton qui déambule sans hâte effectue encore les mouvements des épaules bien que les bras restent immobiles.

L'axe du bassin et l'axe des épaules représentant les deux extrémités du torse subissent donc dans un plan horizontal des mouvements exactement contraires dont la contrariété même a pour effet de redresser la direction du torse et de lui conserver son orientation en avant dans le sens de la marche. (fig. 346).

Les phénomènes pathologiques que nous voulons étudier maintenant prennent leur origine dans une perturbation de ce fonctionnement normal par suite d'une ankylose qui empêche le bassin de subir les changements d'orientation réguliers que nous venons de voir.

Prenons le cas d'un malade dont la hanche droite est ankylosée en forte rotation externe. Il est bien évident que la perturbation des mouvements que nous allons étudier, perturbation qui intéresse les mouvements de l'axe des épaules et mouvements de l'axe du bassin, prend son origine dans la perturbation de l'axe du bassin seul. C'est là le trouble primitif dû aux conditions spéciales de marche que crée l'ankylose elle-même. Les troubles des mouvements des épaules n'existent que comme conséquence des troubles du mouvement de l'axe du bassin, c'est une conséquence mécanique par laquelle l'axe des épaules cherche à corriger, à rendre possible la marche dans les conditions nouvelles qui lui sont imposées.

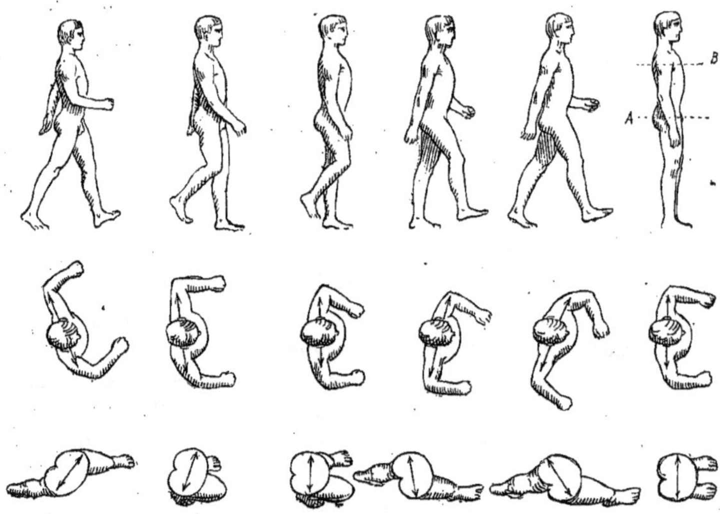

Fig. 346. — Marche d'un sujet normal (première rangée).
Deuxième rangée : sujet vu de haut, l'axe des épaules est alternativement incliné à droite et à gauche.
Troisième rangée : on y voit le mouvement alternatif du bassin et en sens inverse de celui des épaules. Le sujet est vu de haut, le torse a été supprimé.

L'ankylose de la hanche droite en rotation externe prive le bassin du mouvement qui aurait pour centre à l'état normal cette articulation : le bassin ankylosé ne peut donc avoir des mouvements de torsion qu'autour d'un seul axe, celui de la hanche saine. C'est dire qu'au lieu des mouvements alternatifs tantôt dans un sens, tantôt dans l'autre que nous constatons dans la marche normale, notre bassin ne dispose plus que de mouvements dans un seul sens qui se traduiront par une obli-

quité plus ou moins grande du bassin, avec la hanche saine
pour centre.

Nous avons remarqué que chez l'homme normal il se produit
pendant la marche des mouvements en sens inverse, selon un
plan horizontal de la ligne des épaules et de la ligne du bassin.
Nous avons reconnu que ce balancement alternatif était dû à des
conditions de statique et de redressement de l'orientation du
corps.

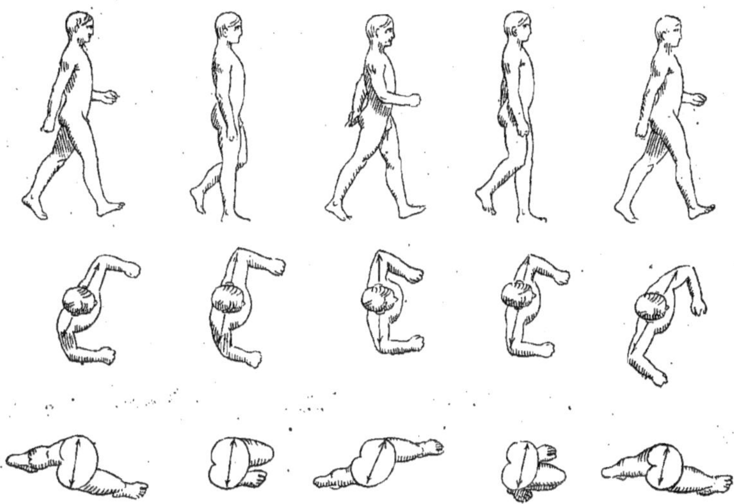

Fig. 347. — Marche d'un sujet atteint d'ankylose en rotation externe.
Deuxième rangée : les épaules vues de haut sont toujours orientées
dans le même sens.
Troisième rangée : le torse enlevé, le bassin et les jambes vus de
haut. Le bassin est toujours orienté dans le sens de l'axe des épaules,
mais dans une inclinaison différente.

Dans le cas actuel où de par les conditions pathologiques le
bassin se trouve avoir augmenté l'inclinaison de son orientation,
la même compensation tendra à se produire du côté de l'axe des
épaules. Mais la colonne vertébrale ne comporte que des mouvements de torsion assez restreints et l'amplitude de torsion dont
elle dispose est insuffisante, non seulement pour permettre à la
ligne des épaules de prendre une inclinaison en sens inverse du

bassin (lorsque cette orientation du bassin est exagérée), mais encore à redresser même la ligne des épaules, suivant une ligne qui serait perpendiculaire à la direction de la marche. L'orientation du bassin, je le répète, étant excessive, détermine une orientation en masse de tout le torse dans le même sens et l'amplitude de rotation du rachis permet seulement à la ligne des épaules d'adopter une orientation moindre, mais tourné encore dans le même sens (fig. 347). Ainsi, la marche du côté du bassin consistant en une exagération ou une diminution d'orientation latérale toujours dans le même sens, la compensation fournie par les épaules ne pourra jamais aboutir qu'à une diminution ou une augmentation d'orientation latérale, mais toujours dans le même sens que l'orientation latérale du bassin.

Toutefois, l'examen de la marche de ces malades frappe du premier coup par un fait paradoxal qui semble en contradiction avec ce que nous disons ici : c'est que le maximum de la déviation de l'orientation latérale des épaules coïncide avec le minimum de déviation de l'orientation latérale du bassin et, inversement, le minimum des épaules correspond au maximum du bassin.

Pour expliquer ce fait, il est nécessaire de se rappeler que la marche est un phénomène physiologique, que lorsque le malade porte sur sa jambe ankylosée, il ne peut acquérir une certaine amplitude de pas qu'en tiraillant très fortement sur les ligaments rétractés. C'est à ce moment que le bassin devrait pivoter sur l'articulation immobilisée ; si nous avons admis tout à l'heure qu'il ne se passe alors aucun mouvement dans l'articulation ankylosée, ce n'est là qu'une vue théorique ; en réalité, le malade est amené à tirailler sur ses articulations.

Nous voyons donc physiologiquement que le malade à ce moment veut faire travailler une articulation qui s'y refuse : il y a là un maximum d'effort de la marche. Comme nous savons d'autre part que dans la marche la propulsion du membre inférieur d'un côté est synergique de la propulsion du membre supérieur de l'autre côté, il est facile de comprendre qu'au moment où le malade déploie le plus grand effort (la jambe ankylosée étant portante et le membre sain étant propulsé), le membre supérieur synergique de la jambe saine déploiera lui aussi l'effort le plus grand. C'est ainsi que nous nous trouvons en présence de ce résulat paradoxal mais légitime, que le mouvement qui détermine la moindre amplitude de l'axe du bassin détermine au contraire la plus grande amplitude de l'axe des épaules.

C'est ce mouvement de propulsion de l'épaule du même côté de la hanche ankylosée au moment où le pied de la hanche saine quitte le sol pour commencer son pas, qui crée une difformité énorme de la marche à cause de l'amplitude exagérée de son mouvement et de la violente irrégularité qu'il introduit dans le rythme de la marche; au contraire, au moment où le sujet appuyé sur la jambe saine fait accomplir un pas à sa jambe ankylosée, le bassin qui pivote sur l'articulation saine réalise le maximum d'amplitude de son mouvement. A ce moment, nous l'avons dit tout à l'heure, correspond le minimum de l'orientation de l'axe des épaules. Nous disons que l'axe des épaules est à son minimum de déviation, parce que c'est là que son orientation se rapproche le plus de la direction du plan frontal de marche du sujet. A ce point de vue, au point de vue de l'écart du plan frontal de marche, la ligne des épaules est véritablement à ce moment à son minimum de déviation.

Mais il faut dire que ce n'est là qu'une façon de parler abusive. En réalité, en effet, l'axe du bassin présentant la torsion maxima, il faut que la ligne des épaules s'éloigne au maximum de la direction de l'orientation de l'axe du bassin ; il faut que le torse présente son maximum de torsion pour que la ligne des épaules arrive à se rapprocher le plus possible de la direction du plan frontal de marche. Ce que nous avons dit au point de vue plan de la marche représentant le minimum de déviation des épaules est au point de vue physiologique de la torsion du rachis un maximum de déviation.

En résumé, on voit, de par l'étude des troubles de la marche dans les ankyloses vicieuses de la hanche, que l'adduction et la flexion légère ne se traduisent pas extérieurement par une très grande disgrâce de la démarche. Les autres positions amènent au contraire des troubles fonctionnels importants.

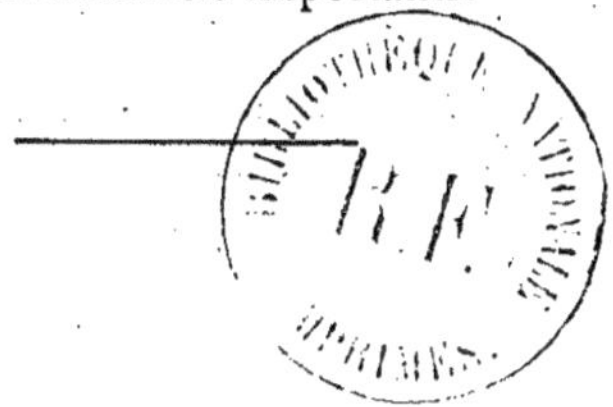

TABLE DES MATIÈRES

LIVRE III

Tuberculose du pied.

LIVRE IV

Tuberculose du genou.

LIVRE V

Coxalgie.

BIBLIOTHÈQUE NATIONALE DE FRANCE
3 7511 001752214 9

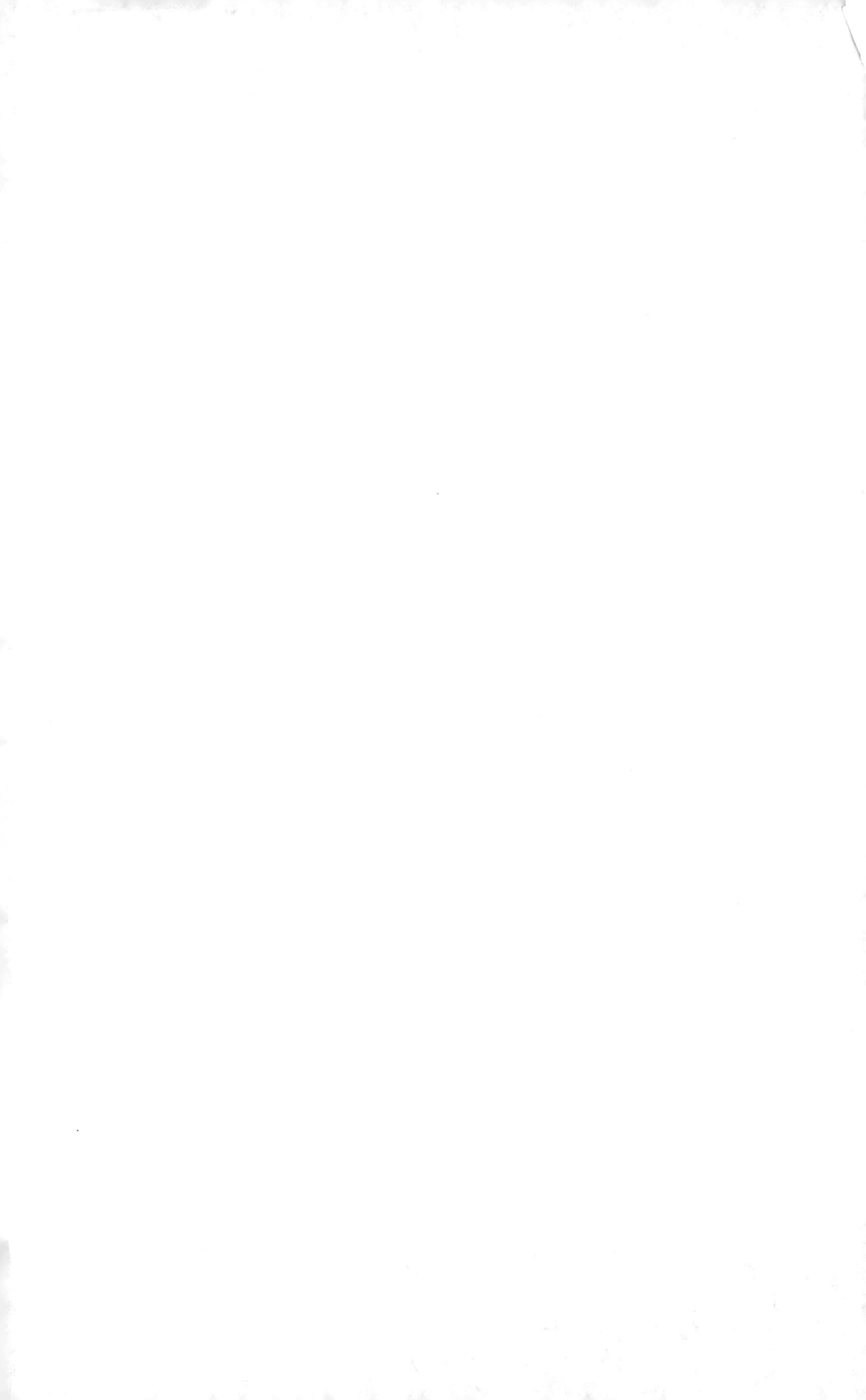

www.ingramcontent.com/pod-product-compliance
Lightning Source LLC
LaVergne TN
LVHW010104070726
842525LV00017B/265